PEDIATRIA

INSTITUTO DA CRIANÇA
HOSPITAL DAS CLÍNICAS

EDITORES DA COLEÇÃO

BENITA G. SOARES SCHVARTSMAN
PAULO TAUFI MALUF JR.
MAGDA CARNEIRO-SAMPAIO

Doenças Reumáticas na Criança e no Adolescente

Clovis Artur Almeida da Silva
Lúcia Maria de Arruda Campos
Adriana Maluf Elias Sallum

3ª

EDIÇÃO
revisada e
atualizada

EDITORES DA COLEÇÃO

BENITA G. SOARES SCHVARTSMAN

Doutora em Pediatria pela FMUSP. Médica Assistente da Unidade de Nefrologia do Instituto da Criança do HCFMUSP.

PAULO TAUFI MALUF JR.

Professor Livre-docente em Pediatria pela FMUSP. Médico Assistente da Unidade de Onco-Hematologia do Instituto da Criança do HCFMUSP. Responsável pelo Serviço de Pediatria do Hospital Nove de Julho, São Paulo, SP.

MAGDA CARNEIRO-SAMPAIO

Pediatra Especialista em Imunoalergologia, Professora Titular do Departamento de Pediatria da FMUSP e Presidente do Conselho Diretor do Instituto da Criança do HCFMUSP.

Doenças Reumáticas na Criança e no Adolescente

Clovis Artur Almeida da Silva

Professor Livre-Docente em Pediatria pela FMUSP. Professor Colaborador do Departamento de Pediatria da FMUSP. Responsável pela Unidade de Reumatologia Pediátrica do Instituto da Criança do HCFMUSP. Presidente da Comissão de Reumatologia Pediátrica da Sociedade Brasileira de Reumatologia.

Lúcia Maria de Arruda Campos

Mestre e Doutora em Ciências. Médica Assistente e Responsável Administrativa da Unidade de Reumatologia Pediátrica do Instituto da Criança (ICr) do HCFMUSP.

Adriana Maluf Elias Sallum

Doutora pela FMUSP. Médica Assistente da Unidade de Reumatologia Pediátrica do Instituto da Criança (ICr) do HCFMUSP.

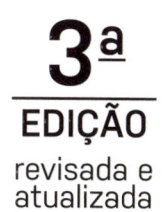

3ª EDIÇÃO
revisada e atualizada

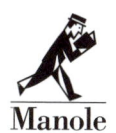

Manole

Copyright © Editora Manole Ltda., 2018, por meio de contrato com a Fundação Faculdade de Medicina da Universidade de São Paulo (HCFMUSP).

Logotipos: *Copyright* © Hospital das Clínicas – FMUSP
             Copyright © Faculdade de Medicina da Universidade de São Paulo
             Copyright © Instituto da Criança – HCFMUSP

Este livro contempla as regras do Acordo Ortográfico da Língua Portuguesa de 1990, que entrou em vigor no Brasil.

Editora gestora: Sônia Midori Fujiyoshi
Editora: Patrícia Alves Santana
Editora de arte: Anna Yue
Capa: Hélio de Almeida
Projeto gráfico: Departamento de Arte da Editora Manole
Editoração eletrônica: Luargraf Serviços Gráficos
Ilustrações: Mary Yamazaki Yorado

CIP-BRASIL. CATALOGAÇÃO NA PUBLICAÇÃO
SINDICATO NACIONAL DOS EDITORES DE LIVROS, RJ

D672
3. ed.

Doenças reumáticas na criança e no adolescente / organização Clovis Artur Almeida da Silva , Lúcia Maria de Arruda Campos , Adriana Maluf Elias Sallum. - 3. ed. - Barueri [SP]: Manole, 2018.
        il. ; 23 cm. (Pediatria do Instituto da Criança do HCFMUSP ; 2)

    Inclui bibliografia e índice
    ISBN 978-85-204-5280-6

    1. Reumatologia pediátrica. I. Silva, Clovis Artur Almeida da. II. Campos, Lúcia Maria de Arruda. III. Sallum, Adriana Maluf Elias. IV. Série.

18-49436   CDD: 618.92723
                                  CDU: 616-002.77-053.2

        Leandra Felix da Cruz - Bibliotecária - CRB-7/6135

1ª edição – 2008
2ª edição – 2010
3ª edição – 2018

Editora Manole Ltda.
Avenida Ceci, 672 – Tamboré
06460-120 – Barueri – SP – Brasil
Tel.: (11) 4196-6000
www.manole.com.br
info@manole.com.br

Impresso no Brasil | *Printed in Brazil*

Autores

Adriana Almeida de Jesus

Médica e Doutora em Ciências pela FMUSP. Pesquisadora do National Institute of Arthritis and Musculoskeletal and Skin Diseases – National Institute of Health (NIH) – Washington, Bethesda/EUA.

Adriana Maluf Elias Sallum

Doutora pela FMUSP. Médica Assistente da Unidade de Reumatologia Pediátrica do Instituto da Criança (ICr) do HCFMUSP.

Ana Júlia Pantoja de Moraes

Professora Adjunta da Universidade Federal do Pará. Responsável pelo Ambulatório de Reumatologia Pediátrica do CASMUC-UFPA.

Ana Lúcia de Sá Pinto

Pós-doutorado em Medicina. Coordenadora do Ambulatório de Medicina Esportiva do HCFMUSP. Coordenadora do Laboratório de Atividade Física do HCFMUSP. Médica Assistente da Disciplina de Reumatologia da FMUSP. Pediatra e Médica do Esporte.

Ana Paola Navarrette Lotito

Mestre e Doutora em Ciências pela USP. Médica Colaboradora da Unidade de Reumatologia Pediátrica do Instituto da Criança (ICr) do HCFMUSP.

Ana Paula Vecchi

Doutora em Ciências Médicas pela USP. Reumatologista Pediatra pela USP. Professora Adjunta da Escola de Ciências Médicas da Pontifícia Universidade Católica de Goiás (PUC-Goiás) e da UniEvangélica de Anápolis. Reumatologista Pediatra do Hospital Materno Infantil de Goiânia.

Bernadete Lourdes Liphaus
Doutora em Ciências pela FMUSP. Médica do Laboratório de Investigação Médica (LIM) 36 do Instituto da Criança (ICr) do HCFMUSP.

Bruno Gualano
Professor Associado da USP.

Clarissa Carvalho de Miranda Valões
Médica Pediatra pela FMUSP. Complementação Especializada em Reumatologia Pediátrica pelo Instituto da Criança (ICr) do HCFMUSP. Pediatra da Emergência do Hospital Geral do Estado Professor Osvaldo Brandão Vilela. Pediatra Colaboradora do Departamento de Reumatologia do Hospital Universitário da Universidade Federal de Alagoas.

Clarissa Harumi Omori
Doutora em Ciências pelo Instituto da Criança (ICr) do HCFMUSP.

Cláudia Goldenstein Schainberg
Professora Colaboradora Assistente Doutora da Disciplina de Reumatologia da FMUSP.

Clovis Artur Almeida da Silva
Professor Associado e Livre-docente do Departamento de Pediatria da FMUSP. Responsável Técnico-Científico das Unidades de Reumatologia Pediátrica e de Adolescente do Instituto da Criança (ICr) do HCFMUSP.

Danilo Marcelo Leite do Prado
Especialista em Condicionamento Físico Aplicado à Prevenção Cardiológica Primária e Secundária do Instituto do Coração (InCor) do HCFMUSP. Mestre em Ciências; área de concentração Endocrinologia pelo HCFMUSP. Doutor em Ciências, área de concentração Processos Imunes e Infecciosos, pelo HCFMUSP.

Elisabeth Gonzaga Canova Fernandes
Mestre e Doutora em Ciências Médicas pela FMUSP. Médica Reumatologista Pediátrica Preceptora da Residência de Pediatria da Faculdade de Medicina do ABC. Professora do curso de graduação em Medicina da Universidade Nove de Julho (Uninove), em São Bernardo do Campo.

Erica Naomi Naka Matos
Doutora em Ciências da Saúde pela Fundação Universidade Federal de Mato Grosso do Sul. Responsável pelo Ambulatório de Reumatologia Pediátrica do Hospital Universitário da Faculdade de Medicina da Fundação Universidade Federal de Mato Grosso do Sul (HU-FAMED-FUFMS).

Glaucia Vanessa Novak

Médica Pediatra pela FMUSP. Especialista em Reumatologia Pediátrica pelo Instituto da Criança (ICr) do HCFMUSP. Docente de Pediatria do Centro Universitário de Várzea Grande (UNIVAG). Docente de Pediatria da Universidade Federal do Mato Grosso (UFMT).

Jozélio Freire de Carvalho

Professor Adjunto do Instituto de Ciências da Saúde da Universidade Federal da Bahia. Livre-docente do Departamento de Clínica Médica da FMUSP.

Juliana Barbosa Brunelli

Médica Pediatra pela FMUSP e Complementação Especializada em Reumatologia Pediátrica pelo Instituto da Criança (ICr) do HCFMUSP.

Katia Tomie Kozu

Doutora em Ciências pela FMUSP. Médica Assistente da Unidade de Reumatologia Pediátrica do Instituto da Criança (ICr) do HCFMUSP.

Lúcia Maria de Arruda Campos

Mestre e Doutora em Ciências. Médica Assistente e Responsável Administrativa da Unidade de Reumatologia Pediátrica do Instituto da Criança (ICr) do HCFMUSP.

Luciana Brandão Paim Marques

Reumatologista Pediátrica do Hospital Infantil Albert Sabin. Membro Titular da Sociedade Brasileira de Reumatologia.

Maria Beatriz Moliterno Perondi

Médica Pediatra do Pronto-Socorro do Instituto da Criança (ICr) do HCFMUSP. Médica do Exercício e Esporte. MBA em Administração Hospitalar e Sistemas de Saúde pela FGV.

Marília Vieira Febrônio

Doutora em Ciências pela FMUSP. Professora Auxiliar do Departamento de Medicina da Universidade Federal de Sergipe. Responsável pelo Ambulatório de Reumatologia Pediátrica do Centro de Especialidades da Criança e do Adolescente da Prefeitura de Aracaju.

Mercia Maria Moreira Campello

Reumatologista Pediátrica. Mestre em Ciências Médicas pela FMUSP.

Nádia Emi Aikawa

Doutora em Ciências. Médica Assistente da Unidade de Reumatologia Pediátrica do Instituto da Criança (ICr) do HCFMUSP. Disciplina de Reumatologia do HCFMUSP.

Paulo Sérgio Milan Robazzi
Preceptor e Médico Ortopedista do Serviço de Ortopedia do Hospital Professor Edgar Santos da UFBA e do Hospital São Rafael, em Salvador/BA. Ortopedista e Especialização em Ombro e Cotovelo pela USP.

Ricardo Fuller
Assistente Doutor e Coordenador do Ambulatório do Serviço de Reumatologia do HCFMUSP.

Roberta Oriana A. L. de Sousa
Responsável pelo Ambulatório de Reumatologia Pediátrica do Hospital Infantil Lucidio Portela, em Teresina/PI. Professora de Pediatria da Faculdade de Medicina da Facid Wyden, em Teresina/PI.

Rosa Maria Rodrigues Pereira
Professora Titular da Disciplina de Reumatologia da FMUSP. Responsável pelo Laboratório de Metabolismo Ósseo da Disciplina de Reumatologia da FMUSP (LIM-17). Responsável pelo Ambulatório de Doenças Reumáticas Iniciadas na Infância do Serviço de Reumatologia do HCFMUSP. Responsável pelo Ambulatório de Osteoporose do Serviço de Reumatologia do HCFMUSP.

Teresa Cristina Martins Vicente Robazzi
Professora Adjunta do Departamento de Pediatria da Faculdade de Medicina da Universidade Federal da Bahia (UFBA). Pediatra e Reumatologista Pediátrica pela USP. Responsável pelo Setor de Reumatologia Pediátrica do Hospital Professor Edgar Santos da UFBA.

Sumário

Seção I – Avaliação clínica e laboratorial das doenças reumáticas

Seção II – Diagnóstico diferencial de artralgia e artrite

Prefácio da 1ª edição

A Reumatologia Pediátrica é reconhecida como uma área específica do conhecimento desde os anos 1950, destacando-se como seus pioneiros Barbara Ansell, no Reino Unido, e Earl J. Bewer e John T. Cassidy, nos Estados Unidos, este último ainda em atividade. O Instituto da Criança do Hospital das Clínicas da FMUSP tem uma tradição de cerca de três décadas de grande pujança na área, tendo sido a Unidade de Reumatologia oficialmente estabelecida em 1982 pela Profa. Dra. Maria Helena Kiss, que também fundou o departamento da subespecialidade na Sociedade Brasileira de Pediatria, em 1984, e formou e/ou contribuiu para a formação de grande parte das lideranças médicas de nosso país. A pujança e o entusiasmo pela Reumatologia são mantidos hoje na nossa Instituição por um grupo de quatro jovens médicas (Adriana Maluf Elias Sallum, Ana Paola Navarrette Lotito, Bernadete de Lourdes Liphaus e Lúcia Maria de Arruda Campos), lideradas pelo Prof. Dr. Clovis Artur Almeida da Silva. Com a colaboração de alguns de seus próprios discípulos e de reumatologistas da Clínica Médica, esse grupo mostra parte da significativa experiência institucional neste livro, *Doenças reumáticas na criança e no adolescente*, o segundo volume da Coleção Pediatria do Instituto da Criança HCFMUSP. O texto foi elaborado visando ao pediatra geral, assim como, a ortopedistas e outros especialistas que lidam com crianças com doenças articulares e musculoesqueléticas e doenças inflamatórias sistêmicas.

A febre reumática tem sido a doença mais impactante dentro da área em nosso país e, embora com nítida tendência à redução, ainda persiste com cifras significativas no Brasil e em outros países em desenvolvimento. Por sua vez, as doenças de caráter autoimune no âmbito da Pediatria (sendo a artrite idiopática juvenil e o lúpus eritematoso sistêmico as mais frequentes) são de interesse especial pelas diferenças etiopatogênicas em relação às doenças reumáticas do adulto e também pelo maior impacto de fatores de natureza genética na sua fisiopatologia. Além dessas entidades, o livro contém capítulos sobre situações de diagnóstico difícil, como as vasculites (com especial destaque para a púrpura de Henoch-Schönlein) e as dores musculoesqueléticas crônicas ou recorrentes, além de informações fundamentais sobre a investigação laboratorial e sobre as principais armas terapêuticas disponíveis em Reumatologia. Destaca-se, ainda, o capítulo sobre as doenças autoinflamatórias, também conhecidas como febres periódicas, cujas bases genéticas e fisiopatológicas começaram a ser definidas nos últimos anos, e que podem ser consideradas decorrentes de reações de autoagressão pela imunidade inata, em contraste com as "clássicas" doenças autoimunes, cuja alteração fundamental encontra-se nas células T e/ou B.

Cabe, ainda, fazer um destaque especial para o capítulo sobre as osteopenias, elaborado pela Profa. Rosa Maria Rodrigues Pereira, no qual também é discutida a questão da detecção precoce de risco para osteoporose, o que vem ao encontro de um programa especial do Departamento de Pediatria da FMUSP intitulado "Uma nova Pediatria para crianças que vão viver 100 anos ou mais".

Dessa forma, sinto-me honrada e muito orgulhosa em apresentar este livro elaborado por amigos muito caros e colaboradores valorosos do nosso Instituto da Criança. Desejo que a obra contribua para que crianças e adolescentes portadores de doenças reumáticas possam ser precocemente identificados e mais bem tratados.

Magda Carneiro-Sampaio
Profª Titular do Departamento de Pediatria da FMUSP
Presidente do Conselho Diretor do Instituto da Criança

Prefácio à 2ª edição

Recebo como uma distinção muito especial mais esse convite da Unidade de Reumatologia do Instituto da Criança para prefaciar a 2ª edição do seu livro *Doenças reumáticas na criança e no adolescente*, como aconteceu na 1ª edição, lançada em 2008. Em primeiro lugar, gostaria de cumprimentar os autores pelo sucesso da 1ª edição que, como os demais livros da Coleção Pediatria do Instituto da Criança do HCFMUSP, rapidamente se esgotou.

Trata-se de um texto escrito para pediatras gerais e baseado fundamentalmente na extraordinária experiência clínica acumulada pela Unidade de Reumatologia do Instituto da Criança, com base nos protocolos pioneiramente implantados na Instituição pela sua fundadora, no final dos anos 1970, Profa. Dra. Maria Helena Bittencourt Kiss. Hoje sua missão continua a ser desempenhada e expandida por um grupo de jovens médicos-pesquisadores, liderados pelo Prof. Dr. Clovis Artur Almeida da Silva, um conterrâneo por quem tenho especial apreço e admiração, em particular pelo seu gosto em ensinar.

A pujança e o grau de envolvimento desse grupo com a especialidade podem ser facilmente vistas neste livro: abrangente, prático, de leitura fácil e agradável. Após a inclusão de um excelente capítulo introdutório sobre a propedêutica reumatológica, as principais manifestações reumatológicas pediátricas são discutidas nos capítulos seguintes, abordando-se o diagnóstico diferencial e a conduta inicial para as apresentações clínicas mais comuns das doenças reumatológicas pediátricas: monoartrite e poliartrite, artrite séptica e osteomielite, febre de origem indeterminada e febres periódicas e dor musculoesquelética idiopática e recorrente. Nos capítulos subsequentes, os autores abordam com mais profundidade cada uma das doenças reumáticas mais frequentes na infância: febre reumática, artrite idiopática juvenil, lúpus eritematoso sistêmico, esclerodermia juvenil, vasculites e miopatias inflama-tórias. Em dois dos últimos capítulos, aprofundam-se os aspectos já bem estabele-cidos e outros ainda controversos do diagnóstico laboratorial e da terapêutica das doenças reumatológicas. Há ainda um capítulo muito oportuno sobre a questão da osteopenia na infância e adolescência e sua prevenção. Este é um ponto fundamen-tal para a Disciplina de Pediatria Clínica, que tem, de forma pioneira, assumido o desafio da prevenção, na infância e adolescência, das doenças crônicas do adulto e do idoso, e, nesse contexto, são fundamentais as medidas para garantir a aquisição de uma boa massa óssea nos primeiros anos de vida. Cabe ainda destacar o outro capítulo introduzido na 2ª edição, sobre esportes e atividades físicas.

Também não posso deixar de falar da atualidade deste livro e aqui gostaria de destacar dois pontos em particular para caracterizar seu caráter inovador. O pri-meiro é a extensão com que as doenças autoinflamatórias são tratadas (em espe-cial, dentro do capítulo de febres periódicas), atestando a liderança e o pioneirismo do Instituto da Criança dentro dessa nova visão e sistematização de doenças há muito conhecidas, que permaneciam, porém, mal definidas na sua caracterização. Outro aspecto inovador é aquele dedicado aos chamados agentes imunobiológi-cos, tratados em inúmeros capítulos. Considero que o desenvolvimento dos vários agentes imunobiológicos representa a mais importante aplicação prática de todos os conhecimentos científicos adquiridos pela investigação experimental dentro da Imunologia, para o tratamento dos doentes. É certo dizer que os imunobiológicos constituem um verdadeiro produto da Medicina Translacional.

Dessa forma, considero que este livro representa uma leitura obrigatória para os jovens residentes de Pediatria e um material valioso de consulta para todos nós, pediatras, que buscamos garantir aos nossos pequenos pacientes os melhores pa-drões de assistência médica.

Cumprimento e agradeço a todos os autores dos quinze capítulos que com-põem este livro, alguns dos quais ex-estagiários da nossa Instituição, além dos co-legas da Disciplina de Reumatologia do Departamento de Clínica Médica da nossa Faculdade e dos médicos do próprio Instituto da Criança, já mencionados.

Concluo agradecendo esta oportunidade ímpar de apresentar uma obra tão va-liosa e significativa.

Magda Carneiro-Sampaio
Profª Titular do Departamento de Pediatria da FMUSP
Presidente do Conselho Diretor do Instituto da Criança

Prefácio à 3ª edição

Sinto-me muito honrada com o convite para prefaciar a 3ª edição do livro *Doenças reumáticas na criança e no adolescente*, coordenada pelo Prof. Dr. Clovis Artur Almeida da Silva e pelas Dras. Adriana Sallum Maluf e Lúcia Maria de Arruda Campos, em razão do meu longo envolvimento com a área da Imunologia aplicada à Pediatria, com particular interesse pela autoimunidade de início precoce, origem de quase todas as doenças reumáticas das primeiras duas décadas de vida.

A Unidade de Reumatologia, fundada no final dos anos de 1970 pela Profa. Dra. Maria Helena B. Kiss e liderada há 20 anos pelo Prof. Dr. Clovis Artur Almeida da Silva, representa um grande orgulho não apenas para o Instituto da Criança como para o Complexo Hospital das Clínicas da FMUSP como um todo, sobretudo pela liderança nacional e internacional que vem conquistando. Além de ter se notabilizado pela intensa geração de conhecimentos divulgados em periódicos de grande impacto na literatura, vem se destacando como um centro formador de especialistas para todo o país e alguns países latino-americanos e sobretudo pela excepcional capacidade de agregar especialistas de outros serviços em torno do estudo de algumas doenças importantes para a área – sobretudo o lúpus eritematoso sistêmico – juntando assim enormes casuísticas, o que tem permitido avanços significativos no esclarecimento da fisiopatologia e sobretudo na melhor abordagem terapêutica dos pacientes.

Dessa forma, os 16 capítulos que compõem as 4 seções do presente livro, escritos essencialmente para o pediatra, assim como os demais volumes desta Coleção, contemplam i) a propedêutica clínica, laboratorial e imagenológica da criança e do adolescente com suspeita de ou com doença reumática, ii) o diagnóstico diferencial de algumas manifestações comuns, mas não exclusivas das doenças reumáticas, como dores nos membros inferiores, febre persistente ou recorrente e dedicam, iii) uma especial atenção às mono e às poliartrites e às doenças reumáticas sistêmicas. A última seção é centrada nos aspectos preventivos e no tratamento das doenças reumáticas, em que são apresentadas a terapia farmacológica e com imunobiológicos, assim como outras formas de abordagem, com destaque para os exercícios físicos. Há que se destacar aqui a notável experiência do grupo na administração das terapêuticas com os imunobiológicos, adquirida sobretudo pela participação diária do atendimento dos pacientes no CEDMAC (Centro de Medicamentos de Alta Complexidade), alocado no Instituto Central do Hospital das Clínicas da FMUSP.

Concluo recomendando que este livro passe a integrar a biblioteca dos colegas pediatras, ao mesmo tempo em que parabenizo os coordenadores e agradeço em nome dos editores da Coleção Pediatria do Instituto da Criança a todos aqueles que colaboraram para a 3ª edição deste livro.

Cordialmente,

Magda Carneiro-Sampaio
Profª Titular do Departamento de Pediatria da FMUSP
Presidente do Conselho Diretor do Instituto da Criança

Introdução

A Reumatologia Pediátrica vem evoluindo expressivamente nos últimos 20 anos. Os conhecimentos da fisiopatologia, com ênfase na imunologia e na genética, e os novos medicamentos utilizados vêm modificando a morbidade e mortalidade das doenças. Além disso, o diagnóstico e o tratamento precoces possibilitam uma melhor qualidade de vida às crianças e aos adolescentes com doenças reumatológicas.

A Unidade de Reumatologia Pediátrica do Instituto da Criança do HCFMUSP tem uma experiência acumulada de quase 30 anos em atendimento, ensino e pesquisa. Agradeço a disponibilidade, o carinho e o empenho dos colegas do Brasil que formam a "grande família" da nossa Unidade e da Disciplina de Reumatologia da FMUSP.

Este livro tem como objetivo descrever as principais doenças reumáticas e seus diagnósticos diferenciais, assim como exames complementares e tratamentos utilizados. Nesta terceira edição, dois novos capítulos foram acrescentados: "Propedêutica reumatológica" e "Exercício físico na infância e na adolescência".

A abordagem prática e atualizada desta edição ajudará pediatras, reumatologistas e ortopedistas que acompanham esses pacientes diariamente.

Prof. Dr. Clovis Artur Almeida da Silva

Coleção Pediatria do
Instituto da Criança do HCFMUSP

Avaliação clínica e laboratorial
das doenças reumáticas

1 Propedêutica reumatológica

Ricardo Fuller
Nádia Emi Aikawa
Clovis Artur Almeida da Silva

Após ler este capítulo, você estará apto a:

1. Identificar os principais aspectos da história clínica reumatológica.
2. Reconhecer as principais manifestações articulares e extra-articulares em crianças e adolescentes com doenças reumatológicas.

INTRODUÇÃO

História clínica detalhada, exame físico geral e exame específico do sistema musculoesquelético são fundamentais para a formulação das hipóteses diagnósticas iniciais de crianças e adolescentes com doenças reumatológicas, pois servem como base para a solicitação de exames complementares e da prescrição terapêutica[1,2].

HISTÓRIA CLÍNICA

Sexo e idade

As doenças difusas do tecido conjuntivo acometem predominantemente o gênero feminino, particularmente adolescentes[1-3]. A febre reumática (FR) acomete crianças e adolescentes de ambos os sexos, entre 5 e 15 anos[4]; e a artrite idiopática juvenil (AIJ) ocorre em todas as faixas etárias, especialmente em pré-escolares[3]. O lúpus eritematoso sistêmico juvenil (LESJ) incide preferencialmente no sexo feminino e na puberdade[5]. A púrpura de Henoch-Schönlein (PHS) acomete essencialmente escolares[6,7]; e a síndrome de Kawasaki, crianças com menos de 5 anos de idade[3]. A fibromialgia juvenil acomete adolescentes do sexo feminino[3].

Didaticamente, as manifestações das doenças reumatológicas podem se dividir em articulares e extra-articulares.

MANIFESTAÇÕES ARTICULARES

A artralgia é definida pela presença de dor difusa na articulação sem alterações no exame físico. É, via de regra, inespecífica e ganha significado se estiver presente na mesma articulação por período prolongado. Pode sugerir etiologia viral, distúrbios mecânicos (trauma e hipermobilidade articular benigna) e até mesmo doenças difusas do tecido conjuntivo nas fases iniciais.

A artrite é definida pela presença de edema, acompanhado de calor e/ou eritema e eventualmente derrame articular. O comprometimento periarticular (tendinites, bursites, entesites, lesões ligamentares ou meniscais) pode simular artralgia ou artrite[3].

A artrite é um processo evidente e passível de identificação ao exame físico, e é mais valorizada na elaboração diagnóstica[2]. É mais específica do que a artralgia e permite o diagnóstico de doenças como AIJ, FR, LESJ, PHS, espondiloartropatias juvenis, infecções ou artrites infecciosas[1-3].

Na avaliação articular, é conveniente estabelecer-se um roteiro para a obtenção de todos os dados possíveis.

Número de Articulações Envolvidas

- Monoarticular: uma articulação (p. ex., pioartrite, artrite traumática, AIJ oligoarticular).
- Oligoarticular ou pauciarticular – entre duas e quatro articulações (p. ex., PHS, AIJ oligoarticular).
- Poliarticular: mais de cinco articulações (p. ex., FR, LESJ, AIJ poliarticular)[1,3].

Simetria do Envolvimento Articular

A simetria é observada na AIJ e nas doenças difusas do tecido conjuntivo, enquanto a assimetria pode ocorrer na artrite associada a neoplasias (especialmente leucemia linfoide aguda) e nas espondiloartropatias juvenis, como artrite psoriásica[1,3].

Duração do Envolvimento Articular

- Aguda (tempo de duração inferior a 5 semanas). Os quadros agudos sugerem artropatias relacionadas a trauma, FR, LESJ, PHS e artrites infecciosas.
- Crônica (tempo de duração superior a 6 semanas). Os quadros crônicos sugerem artropatias inflamatórias crônicas, ou seja, AIJ e espondiloartropatias juvenis[1,3].

Topografia

- Envolvimento axial: coluna, articulações interapofisárias, intervertebrais, costo-vertebrais, esternoclavicular, esternocostais e sacroilíacas. O acometimento axial sugere espondiloartropatias juvenis e, eventualmente, casos de AIJ com envolvimento cervical.
- Envolvimento periférico: as demais articulações[1,3].

Tipos de Sinais Flogísticos

- Derrame articular (líquido intra-articular). O derrame apresenta consistência cística à palpação. No joelho, produz o sinal da tecla que é o movimento que a patela faz quando pressionada para baixo até impactar no fêmur (Figura 1.1).
- Espessamento sinovial que se caracteriza por apresentar consistência de borracha macia à palpação.
- Eritema e calor: geralmente presentes em casos mais graves, como pioartrite, mas não são necessários para o diagnóstico de artrite na faixa etária pediátrica[1,3].

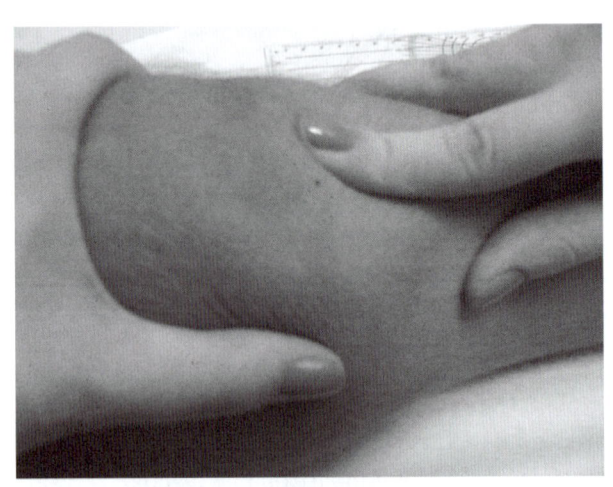

Figura 1.1 Sinal da tecla para detecção de derrame articular no joelho. Nota-se o volume do derrame abaixo da patela. (Veja imagem colorida no encarte.)

Rigidez Matinal

É a sensação de lentificação da articulação e pode ser observada após o repouso, como ao acordar, e após levantar da cadeira na escola durante o recreio. Ocorre, predominantemente, nas doenças inflamatórias articulares crônicas, como AIJ, e é aferida em minutos.

Tipo de Dor

- Inflamatória: tende a ser mais contínua e pode acontecer no repouso noturno. É característica das artropatias inflamatórias crônicas, como na AIJ e nas espondiloartropatias juvenis.
- Mecânica: relacionada ao movimento. Ocorre no início do movimento ou quando ele é executado de modo mais prolongado. Tende a ser mais frequente após longos períodos de permanência na mesma posição. Outra característica marcante é a melhora completa ou bastante significativa ao repouso. Ocorre principalmente nas articulações de carga (joelhos, coxofemorais e coluna). Nesse caso, o paciente queixa-se de dor e rigidez ao levantar-se após longo período sentado[1,3].

Tempo de Duração do Envolvimento Articular

Os quadros agudos sugerem FR, LESJ, PHS e artrites infecciosas e neoplásicas. Os crônicos sugerem artropatias inflamatórias crônicas, ou seja, AIJ e espondiloartropatias juvenis[1,3].

Intensidade da Dor/Artrite

A dor habitualmente apresenta relação com o grau de inflamação, sendo, portanto, mais intensa na artrite ou na artralgia por FR, pioartrite e neoplasias[1,3].

Evolução do Envolvimento Articular

Algumas doenças reumáticas apresentam curso articular progressivo (AIJ e espondiloartropatias juvenis), e outras evoluem em surtos (FR, LESJ)[1,3].

Localização

Dores difusas sugerem processo não articular, como miopatias, fibromialgia juvenil e síndromes miofasciais. Dores localizadas ocorrem nas artrites e reumatismo de partes moles. Dores regionais do tipo queimação, ou acompanhadas de parestesias, sugerem envolvimento neurológico (vasculites)[1,3].

MANIFESTAÇÕES EXTRA-ARTICULARES

Pele e Mucosas

São os tecidos mais afetados nas doenças reumáticas, provavelmente em razão da abundância de conjuntivo.

- Fotossensibilidade: consiste em um eritema de rápida instalação e persistente. Ocorre nas doenças difusas do tecido conjuntivo (DDTC), principalmente no LESJ e na dermatomiosite juvenil (DMJ). O eritema malar do LESJ é uma lesão infiltrada e eritematosa fotossensível na região malar.
- Alopecia: difusa ou em placas (habitualmente no LESJ).
- Esclerodermia: espessamento da pele, com diminuição de rugas, e um aspecto infiltrado na fase edematosa e endurativa. Quando ocorre nos dedos, cursa com afilamento das polpas digitais e reabsorção distal da falange. Causa afilamento do nariz e das orelhas (esclerose sistêmica [ES]).
- Fenômeno de Raynaud: é a mudança de cor dos dedos em resposta ao frio ou ao estresse. Ocorre em três fases: inicia-se com palidez intensa, seguida de cianose e hiperemia reacional. É comum em todas as DDTC, principalmente na ES e na doença mista do tecido conjuntivo (DMTC).
- Vasculite cutânea: máculas, nódulos ou placas eritematosas dolorosas que por vezes necrosam e ulceram. Ocorrem em todas as DDTC.
- Eritema nodoso: são nódulos eritematosos e dolorosos, que ocorrem geralmente nos membros, especialmente na superfície anterior da tíbia, e representam uma manifestação cutânea de doenças reumáticas, infecciosas, neoplásicas, endócrinas, erupção a drogas etc. (Figura 1.2).
- Lúpus discoide: máculas hipocromicoatróficas, circundadas por um halo hipercrômico, com perda definitiva dos anexos cutâneos. São decorrentes do envolvimento cutâneo profundo do lúpus.
- Livedo reticular: é um eritema reticulado observado nos membros. Pode ocorrer em indivíduos sadios e nas DDTC, principalmente no LESJ, na síndrome do anticorpo antifosfolípide e na poliangiíte microscópica (Figura 1.3)[8,9].
- Nódulos subcutâneos: ocorrem na AIJ poliarticular fator reumatoide positivo, FR e algumas vasculites.
- Calcinose: caracteriza-se por nódulos e placas de consistência rígida no subcutâneo, principalmente em pacientes com DMJ.

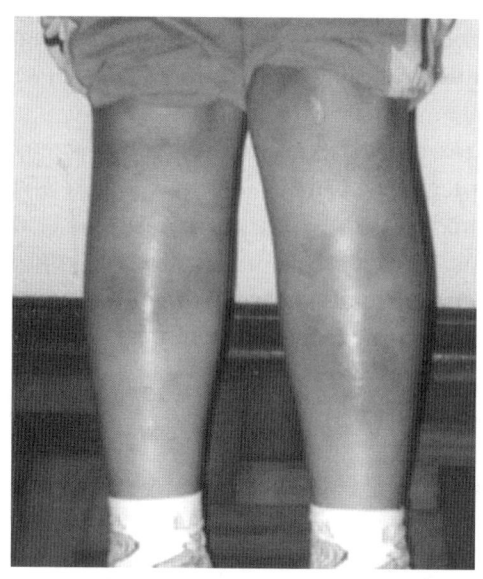

Figura 1.2 Nódulos eritematosos e dolorosos nos membros inferiores compatível com eritema nodoso. (Veja imagem colorida no encarte.)

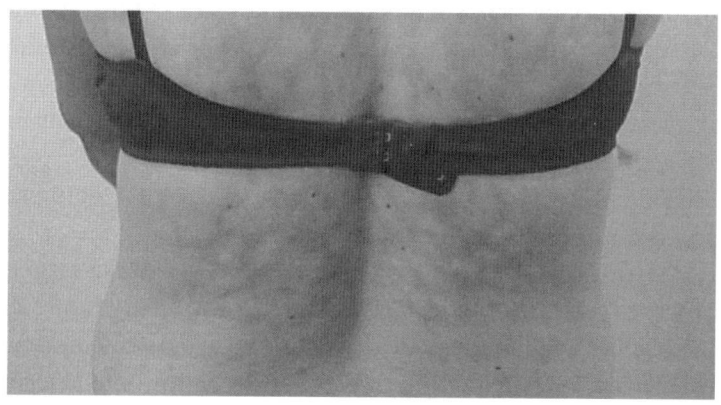

Figura 1.3 Livedo reticular nas costas. (Veja imagem colorida no encarte.)

- Telangiectasias: na ES, elas distribuem-se na face e nas mãos, com aspecto de pequenas máculas purpúricas, que desaparecem à digitopressão.
- Lesões psoriásicas: placas eritematosas com descamação lamelar e distrofia ungueal.
- Púrpura, equimoses e hematomas: ocorrem nas DDTC e nas vasculites como consequência da atividade de doença, plaquetopenia, distúrbio da coagulação e uso de corticoide.

- Úlceras mucosas: decorrem de vasculite. São dolorosas e persistentes, presentes no LESJ, na doença de Behçet e na doença inflamatória intestinal.
- Eritema palmar e plantar: ocorre no LESJ.
- Heliotropo (coloração eritematoviolácea nas pálpebras e edema periorbitário) e Gottron (pápulas eritematodescamativas na face dorsal das articulações das mãos e dos cotovelos). Ocorrem na DMJ e o heliotropo é evidenciado raramente no LESJ.
- Exantema reumatoide: máculas ou maculopápulas rosa-salmão evanescentes, distribuídas em tronco e extremidades proximais. Frequentemente associado aos períodos febris e às situações de estresse.

Coração e Pulmões

- Pleurite e pericardite nas DDTC, principalmente no LESJ e na AIJ forma sistêmica.
- Pneumonite intersticial nas DDTC, principalmente ES, DMJ e LESJ. Pode cursar assintomática por longos períodos, sendo fundamental a avaliação por meio da tomografia de alta resolução.
- Valvulites: ocorrem na FR e, eventualmente, no LESJ.
- Cardite: FR, LESJ, DMJ e síndrome de Kawasaki.
- Hipertensão arterial: decorre geralmente da insuficiência renal causada por nefropatias de origem reumática, vasculite, uso de corticoide e crise esclerodérmica.
- Hipertensão pulmonar: ocorre nas DDTC, principalmente na ES e na doença mista do tecido conjuntivo. Na suspeita diagnóstica, deve ser avaliada inicialmente por meio de ecocardiograma[1,3].

Sistema Geniturinário

- Nefrites: ocorrem principalmente no LESJ, mas também em outras DDTC e vasculites. São identificadas por hematúria, espuma na urina, proteinúria, cilindrúria e por meio da urina I (sendo que a presença de hemácias dismórficas sugere sangramento renal).
- Cistites, uretrites e cervicites podem ocorrer em artrites reativas, como na síndrome de Reiter[1,3].

Sistema Gastrointestinal

- Disfagia, refluxo gastroesofágico por alterações de motilidade esofágica e obstipação por megacólon ocorrem na ES.
- Diarreia nas artrites reativas, como a síndrome de Reiter e as doenças inflamatórias intestinais.

- Xerostomia na síndrome de Sjögren.
- Hepatomegalia e esplenomegalia na AIJ, na forma sistêmica e no LESJ[1,3].

Olhos

- Conjuntivite e iridociclite na AIJ, espondiloartropatias juvenis, principalmente nas síndromes de Reiter e de Kawasaki.
- Xeroftalmia na síndrome de Sjögren.
- Episclerite na AIJ[1,3].

Sistema Nervoso

- Neuropatias: ocorrem nas DDTC e nas vasculites.
- Convulsões: LESJ e vasculites.
- Coreia: FR, LESJ e síndrome do anticorpo antifosfolípide[1,3].

Gânglios

- Adenomegalia generalizada: AIJ forma sistêmica e LESJ. Importante afastar doenças linfoproliferativas.
- Adenomegalia cervical: síndrome de Kawasaki[1,3].

CONCLUSÕES

A propedêutica reumatológica inclui história clínica minuciosa, exame físico geral e específico do sistema musculoesquelético. A partir daí, é feita a formulação das hipóteses diagnósticas e será fundamental para o diagnóstico etiológico e definitivo da criança e do adolescente com sinais e sintomas reumatológicos. Além disso, a semiologia adequada permitirá a solicitação precisa dos exames complementares e a prescrição terapêutica inicial[10].

REFERÊNCIAS BIBLIOGRÁFICAS

1. Robazzi TCMV, Silva CA. Semiologia do paciente pediátrico com afecções reumatológicas. In: Silva LR, editor. Diagnóstico em Pediatria. Rio de Janeiro: Guanabara Koogan; 2009. p. 625-40.
2. Fuller R. Propedêutica reumatológica básica. In: Fuller R, editor. Manual de reumatologia para graduação em Medicina. 2ª ed. São Paulo: Pontes; 2016. p. 13-20.
3. Silva CA, Len CA, Terreri MT, Lotito AP, Hilário MO. Artrite no paciente pediátrico. Recomendações – Atualização de condutas em pediatria. Departamentos Científicos da SPSP. Gestão 2001-2003. n. 11. p. 2-8.

4. Silva CH. Rheumatic fever: a multicenter study in the State of São Paulo. Rev Hosp Clin Fac Med S Paulo. 1999;54(3):85-90.

5. Silva CA. Lúpus eritematoso sistêmico juvenil. Rev Bras Reumatol. 2006;46(2):26-7.

6. Silva CA, Campos LM, Liphaus BL, Kiss MH. Púrpura de Henoch-Schönlein na criança e no adolescente. Rev Bras Reumatol. 2000;40(3):128-36.

7. de Almeida JL, Campos LM, Paim LB, Leone C, Koch VH, Silva CA. Renal involvement in Henoch-Schonlein purpura: a multivariate analysis of initial prognostic factors. J Pediatr (Rio J). 2007;83(3):259-6.

8. Szer IS, Kimura Y, Malleson PN, Southwood TR. Arthritis in children & adolescents. Juvenile idiopathic arthritis. Oxford: Oxford University Press; 2006. p. 1-456.

9. Malleson PN. Management of childhood arthritis. Part 1: acute arthritis. Arch Dis Child. 1997;76(5):460-2.

10. Silva CA, Terreri, MT. Laboratório em reumatologia. In: Terreri MT, Sacchetti SB, editors. Reumatologia para o pediatra. São Paulo: Atheneu; 2008. p. 13-9.

Dor musculoesquelética idiopática e recorrente em pediatria

Clovis Artur Almeida da Silva
Lúcia Maria de Arruda Campos

Após ler este capítulo, você estará apto a:

1. Descrever o histórico clínico e os exames complementares iniciais para pacientes com dor musculoesquelética idiopática e recorrente.
2. Reconhecer os principais diagnósticos diferenciais de dor musculoesquelética idiopática recorrente em crianças e adolescentes.

INTRODUÇÃO

Na faixa etária pediátrica, a dor musculoesquelética idiopática recorrente e crônica (DMI) constitui uma das principais causas de dor crônica e recorrente. A prevalência em crianças e adolescentes varia de 6 a 61%[1-4]. Habitualmente, DMI recorrente inclui doenças com excelente prognóstico. No entanto, podem ser detectadas pelo diagnóstico diferencial doenças que precisam ser tratadas urgentemente, como as infecções (como osteomielite) e neoplasias (como leucemias, linfomas e neuroblastoma). As principais causas de dor musculoesquelética na faixa etária pediátrica são apresentadas na Tabela 2.1.

No diagnóstico diferencial, a dor musculoesquelética pode ser classificada em cinco grupos distintos: doenças inflamatórias, doenças mecânico/degenerativas, doenças onco-hematológicas, doenças metabólicas/endócrinas/nutricionais e síndromes de amplificação dolorosa crônica. Dessa forma, é imprescindível a realização de anamnese adequada, exame físico cuidadoso e exames laboratoriais para o diagnóstico definitivo[5].

Tabela 2.1 Diagnóstico diferencial da dor musculoesquelética na faixa etária pediátrica

Alterações ortopédicas	Osteocondrose/osteocondrite
	Fraturas de estresse
	Síndrome patelofemoral
	Lesões de ligamentos/meniscos
	Sinovite vilonodular
	Sinovite transitória do quadril
	Necrose/epifisiolistese da cabeça do fêmur
Neoplasias	Leucemias
	Linfomas
	Tumores ósseos
	Tumores de partes moles
	Neuroblastoma
Doenças hematológicas	Anemia de células falciformes
	Hemofilia
	Talassemia
Doenças metabólicas	Doenças lisossômicas de depósito
	Gota/pseudogota
	Hiperlipoproteinemia
	Doença de Fabry
	Mucopolissacaridoses
Transtornos endocrinológicos	Hipo/hipertireoidismo
	Diabete melito
	Hipo/hiperparatireoidismo
Doenças nutricionais	Raquitismo
	Escorbuto
	Hipervitaminose A
	Fluorose
Etiologia infecciosa	Artrite ou osteomielite sépticas
	Artrite reativa
	Discites
	Miosite viral ou bacteriana
Doenças reumatológicas	Febre reumática
	Artrite idiopática juvenil
	Dermatomiosite juvenil
	Lúpus eritematoso sistêmico juvenil
	Púrpura de Henoch-Schönlein (nefrite por IgA)
Síndromes dolorosas idiopáticas	Fibromialgia juvenil
	Síndromes de dor regional complexa
	Síndrome miofascial
	Dor de crescimento
	Síndrome de hipermobilidade articular benigna
Outros	Dor e síndromes associadas ao uso de mídias digitais
	Dor de origem psicossomática
	Osteoporose idiopática juvenil

Neste capítulo, será abordada a DMI, que possui etiologia idiopática, recorrente e habitualmente crônica (com duração acima de 3 meses), que inclui as síndromes de amplificação dolorosas.

O diagnóstico diferencial da DMI da criança e do adolescente inclui as síndromes de amplificação dolorosa, que são caracterizadas por dor sem causa orgânica identificável ou associada à sintomatologia dolorosa, habitualmente desproporcional aos achados do exame físico. As principais DMI que serão elucidadas neste capítulo são: dor de crescimento (ou dor recorrente nos membros), fibromialgia juvenil (FJ), síndrome miofascial (SMF), síndrome de hipermobilidade articular benigna (SHAB), síndrome de dor regional complexa (SDRC – também conhecida como distrofia simpática reflexa), dor e síndromes dolorosas associadas às mídias digitais.

ANAMNESE

A anamnese dos pacientes com DMI deve incluir: tempo de duração (em dias, meses ou anos), localização e irradiação da dor, tipo de dor (pontada, queimação etc.), horário predominante no dia (matutino, vespertino ou noturno), frequência (no dia, semana ou mês), fatores de modulação (fatores de melhora e piora, como calor, frio, atividade física, estresse etc.), intensidade (dor leve, moderada ou intensa), interferência nas atividades de vida diária (higiene, deambulação, alimentação, escolares etc.) e necessidade de uso de medicamentos.

Dor, como experiência subjetiva, deve ser valorizada sempre pelo pediatra e especialista. Ela deve ser descrita pelo paciente, preferencialmente naqueles com mais de 6 anos de idade, por serem melhores informantes. Em pediatria, devem-se utilizar instrumentos apropriados à faixa etária e ao estágio cognitivo do paciente (p. ex., escalas visuais analógicas de números ou faces) (Quadro 2.1) e também se deve ouvir a opinião dos pais e cuidadores[5,6].

É mandatório esclarecer se as características da dor sugerem etiologia inflamatória ou mecânica. A dor de origem inflamatória apresenta-se geralmente quando a criança ou o adolescente acorda (dor matutina), melhora ao longo do dia, piora com o repouso e pode associar-se com rigidez matutina (p. ex., na dor articular inflamatória associada à artrite idiopática juvenil). A dor de origem mecânica apresenta-se ao longo do dia, habitualmente com dor vespertina ou noturna, piora com a atividade física e melhora com o repouso (p. ex., dor relacionada a lesões de ligamentos do joelho)[5].

Outras questões que devem ser observadas no paciente com DMI são: presença atual de outros sinais e sintomas sugestivos de doença orgânica (febre, anorexia, vômitos, diarreia, perda de peso, lesões cutâneas, artrite, entre outros), antecedentes pessoais (como a participação em uma ou mais atividades esportivas, uso de mídias digitais) e antecedentes familiares de doenças reumatológicas ou doenças que cursem com dor crônica, como fibromialgia e SMF.

Quadro 2.1 Escalas de dor para faixa etária pediátrica[7]

Crianças com menos de 3 anos

Avaliar expressão facial, movimentação, resposta à manipulação, padrão respiratório, pressão arterial, frequência cardíaca, oximetria, choro, postura, tônus e padrão de sono

Crianças de 3 a 7 anos

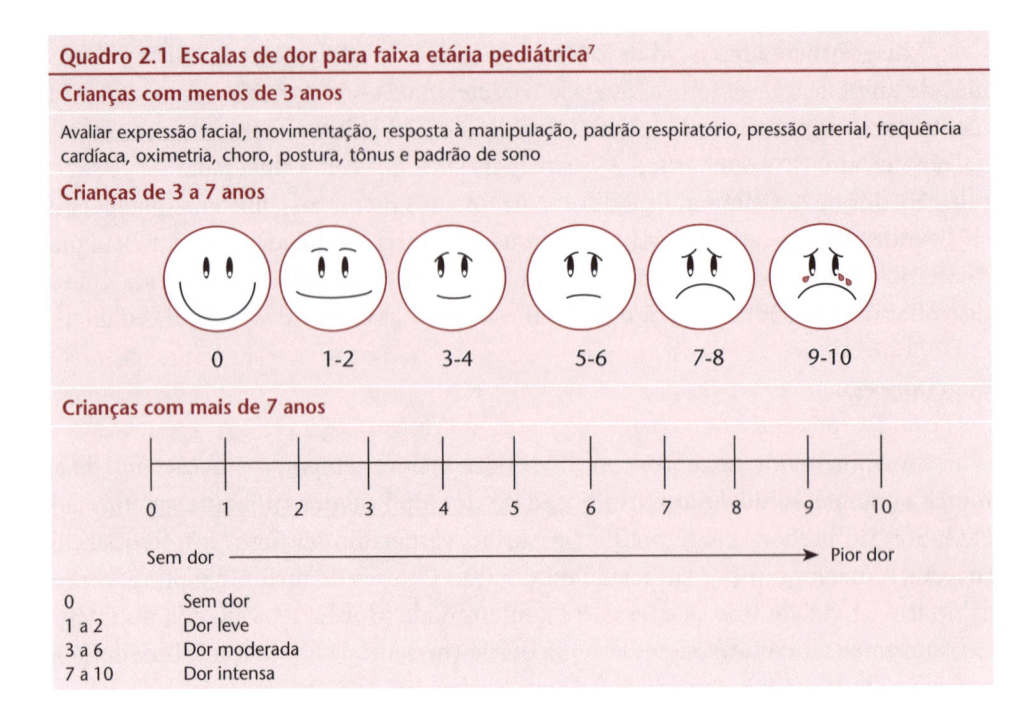

| 0 | 1-2 | 3-4 | 5-6 | 7-8 | 9-10 |

Crianças com mais de 7 anos

0   1   2   3   4   5   6   7   8   9   10

Sem dor ——————————————————————→ Pior dor

0	Sem dor
1 a 2	Dor leve
3 a 6	Dor moderada
7 a 10	Dor intensa

EXAME FÍSICO

Na avaliação da criança e do adolescente com DMI, é essencial realizar o exame físico completo, com destaque para o sistema musculoesquelético. Marcha, postura e articulações, incluindo esqueleto axial, músculos, tendões, ligamentos e enteses, devem ser sistematicamente avaliados. As enteses consistem na inserção ligamentar ou tendínea no osso subcondral ou cartilagem articular e localizam-se preferencialmente em joelho, tuberosidade anterior da tíbia, tendão calcâneo e calcanhar. Além disso, devem-se pesquisar os critérios de HA e os pontos dolorosos associados com fibromialgia. Da mesma forma, o pediatra precisa estar atento aos sinais de alerta, não relacionados a síndromes de amplificação dolorosa, e deve obrigatoriamente pensar em etiologia orgânica e solicitar exames complementares conforme os sugeridos no Quadro 2.2.

EXAMES COMPLEMENTARES

Exames laboratoriais e radiográficos podem não ser requeridos na abordagem inicial da criança e do adolescente com DMI. Entretanto em alguns casos, os exames sugeridos na primeira avaliação são: hemograma completo, provas de fase aguda (velocidade de hemossedimentação e/ou proteína C-reativa) e radiografia simples da re-

Quadro 2.2 Sinais de alerta para doença orgânica[8]
1. Dor localizada
2. Dor intensa, persistente e noturna
3. Manifestações sistêmicas (febre, perda de peso, astenia, anorexia, hepatoesplenomegalia etc.)
4. Dor à palpação muscular/óssea
5. Fraqueza muscular
6. Alteração da marcha
7. Outras alterações ao exame físico

gião comprometida. As pesquisas de anticorpos antinucleares (FAN), fator reumatoide (FR) e anticorpos antiestreptolisina O (ASLO) são apenas indicadas se forem suspeitadas doenças autoimunes e febre reumática. Esses testes podem desviar a atenção do pediatra ou especialista do real problema e gerar angústias na família e no paciente[5].

DOR MUSCULOESQUELÉTICA E NEOPLASIAS

Dor musculoesquelética pode ser uma manifestação inicial de neoplasia. Habitualmente, a dor é intensa, noturna, sem resposta adequada a analgésicos. Essa dor pode ser difusa ou localizada (especialmente na região metafisária) e é habitualmente desproporcional com achados do exame físico[9-11].

A presença de sintomas gerais (febre, astenia/adinamia, perda de peso), sangramentos, comprometimento neuropsiquiátrico, infecções recorrentes ou achados ao exame físico (palidez cutânea-mucosa, hepatoesplenomegalia, linfadenopatias e tumoração) podem sugerir essa etiologia. Deve-se ressaltar que o exame físico inicial pode ser absolutamente normal, apenas com a queixa dolorosa[9,10]. Algumas alterações dos exames complementares podem sugerir uma neoplasia, dessas, destacam-se: alterações do hemograma completo (anemia, leucopenia ou leucocitose, linfopenia ou linfocitose, plaquetopenia); elevações da desidrogenase láctica ou ácido úrico e alterações dos exames de imagem (radiografia, tomografia computadorizada, ressonância magnética de corpo inteiro, tomografia computadoriza por emissão de pósitrons – PET-CT –, entre outros).

Leucemias são as neoplasias mais comuns da faixa etária pediátrica. Dor musculoesquelética tem sido evidenciada entre 20 e 60% das crianças e dos adolescentes com leucemias linfoides ou mieloides agudas ou crônicas. A dor pode ser difusa ou localizada, intermitente ou persistente, porém geralmente é intensa. A presença de artrite inicial como manifestação isolada pode ocorrer nos pacientes com leucemias, e estes podem também ter teste de FAN positivo[10,11].

Podem ser encontradas alterações em qualquer parâmetro do hemograma, como anemia e/ou leucopenia (em especial se associadas a aumento de linfócitos;

ou mesmo leucocitoses acima de 20.000 leucócitos/mm³) e/ou plaquetopenia. Além disso, as provas de atividade inflamatória (conhecidas também com provas de fase aguda) estão aumentadas e pode estar elevada a desidrogenase láctica ou o ácido úrico. O aumento nas provas de fase aguda desproporcional ao número de articulações afetadas e sem aumento de plaquetas pode sugerir doença neoplásica, e alguns pacientes podem apresentar inicialmente exames laboratoriais normais. Se houver forte suspeita clínica de neoplasias, esses exames devem ser realizados de forma seriada[9-12].

A radiografia simples da região pode ajudar no diagnóstico, em aproximadamente 50 a 70% dos casos no início da doença[12] (Figuras 2.1 e 2.2). Outras neoplasias na faixa etária pediátrica, como linfomas e neuroblastomas, podem apresentar dor, artralgia e artrite como manifestações iniciais.

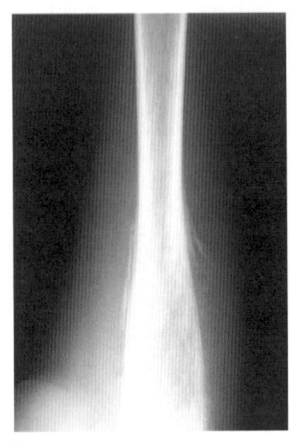

Figura 2.1 Lesão lítica do sarcoma de Ewing.

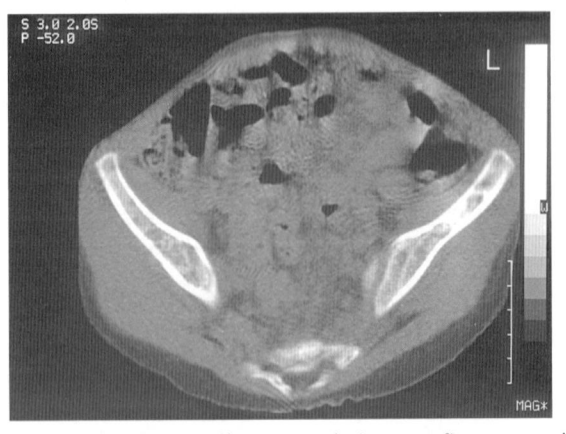

Figura 2.2 Neuroblastoma – lesão de crista ilíaca esquerda (tomografia computadorizada).

DOR DE CRESCIMENTO

A dor de crescimento, também conhecida como dor recorrente nos membros, é a principal causa de DMI na faixa etária pediátrica. Cerca de 4 a 20% das crianças apresentam dor de crescimento, o que a torna uma das principais causas de dor na faixa etária pediátrica, juntamente com dor abdominal e cefaleia recorrentes[1,8]. Ela ocorre mais frequentemente no sexo feminino e em idade escolar, sendo raramente iniciada na faixa etária de lactentes e adolescentes. Apresenta curso prolongado, é caracterizada por episódios agudos, de caráter recorrente, com duração, intensidade e frequências variáveis. Habitualmente, a dor localiza-se em membros inferiores (coxa, face anterior da tíbia, cavo poplíteo, panturrilhas etc.), apesar de poder acometer também membros superiores e tronco[13]. Essa dor é bilateral, com crises predominantemente vespertinas ou noturnas, podendo alternar os membros, interromper o sono e mesmo interferir nas atividades de vida diária. Claudicação, edema e fraqueza muscular não são evidenciados.

Fatores de piora da dor incluem frio, atividade física e estresse. Os fatores de melhora são calor, massagem local e repouso. Dor recorrente em outras localizações (cefaleia e dor abdominal) pode ser evidenciada em até 70% das crianças e adolescentes, assim como histórico de dor de crescimento é relatado em até 50% dos progenitores[1,8].

Alguns sinais de alerta, que podem sugerir uma doença orgânica, indicam a necessidade de investigação laboratorial e/ou radiológica no paciente com dor recorrente em membros. Pediatra e especialistas devem estar atentos para esses sinais de alerta (Quadro 2.2)[8].

Habitualmente, não é preciso realizar exames complementares[1,11,13]. O hemograma completo e as provas de atividade inflamatórias são normais. A radiografia do membro acometido deverá ser solicitada em caso de dor unilateral ou localizada. Se houver algum sinal de alerta é imprescindível aprofundar a investigação com outros exames complementares[1].

Inicialmente, deve-se tranquilizar pais, cuidadores e pacientes quanto à natureza benigna e o excelente prognóstico da dor em membros[11]. Com relação ao tratamento e para o alívio da dor, são indicados massagem local, alongamento/relaxamento muscular e/ou analgésicos (como paracetamol). Raramente a abordagem psicológica é necessária. A prática de exercícios físicos com regularidade, como a natação, deve ser incentivada em todos os pacientes com dor de crescimento, pois auxilia na atenuação ou na resolução dos sintomas[1].

FIBROMIALGIA JUVENIL

A FJ é uma síndrome de amplificação dolorosa, sem acometimento inflamatório e sem evolução para deformidade. Pode interferir na qualidade de vida relacionada à saúde, com fadiga constante, distúrbio de sono, ansiedade ou depressão, síndrome do colo irritável, cefaleia, entre outras queixas[1,13-15]. A prevalência ocorre entre 1 e 6% em crianças e adolescentes, com predomínio no sexo feminino. No Brasil, foi encontrada a prevalência de 1% em adolescentes[3].

Dor difusa e pontos anatômicos dolorosos à pressão digital são característicos da FJ[13,16]. O diagnóstico é baseado nos critérios do American College of Rheumatology (ACR) de 1990[13] (Figura 2.3 e Quadro 2.3). Na literatura médica, este ainda é o critério mais utilizado na faixa etária pediátrica, entretanto alguns autores têm utilizado o critério modificado do ACR de 2010[14].

A fisiopatologia da FJ inclui múltiplos fatores, como mecanismos neuro-hormonais, alterações do padrão do sono (como sono não repousante), histórico familiar, distúrbio do sistema nervoso autônomo e fatores psicológicos. Alterações específicas das fibras musculares também têm sido postuladas como fatores fisiopatogênicos da FJ, por exemplo, as alterações da microcirculação, do metabolismo muscular e do colágeno. Esses fatores podem predispor a microtraumas nos acometidos[13,16,17].

O tratamento dessa entidade em crianças e adolescentes deve ser individualizado. Trata-se de procedimento multidisciplinar e compreende medicações, orientação de atividade física aeróbica, reabilitação, suporte psicológico e abordagem do sono. Entre os medicamentos mais utilizados encontram-se os analgésicos comuns, antidepressivos tricíclicos e medicamentos serotoninérgicos. Para alguns autores, a terapia cognitivo-comportamental ou psicoterapia é fundamental no tratamento[13].

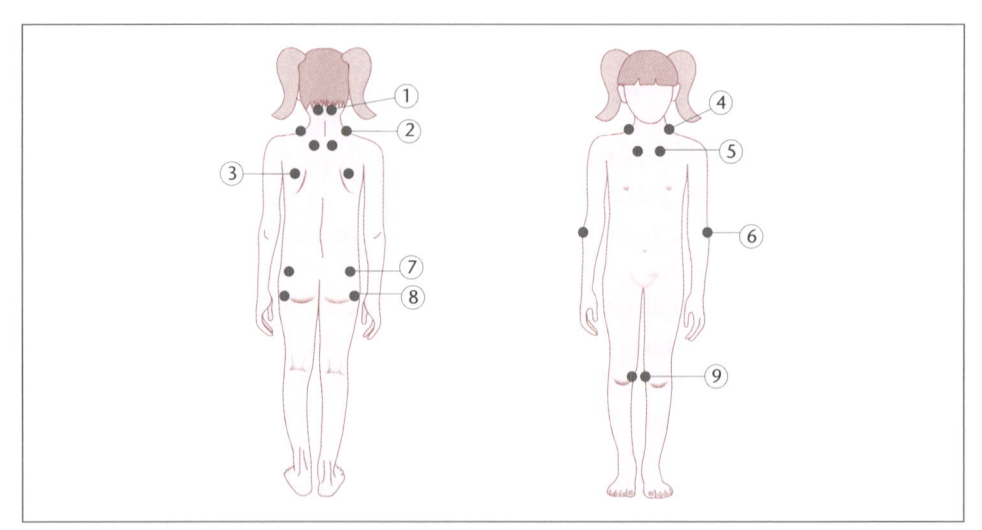

Figura 2.3 Pontos dolorosos na fibromialgia juvenil. 1: occipital (inserção do músculo suboccipital); 2: cervical inferior (espaço entre C5-C7); 3: trapézio (metade da borda superior); 4: supraespinhoso (na origem, perto da borda medial da escápula); 5: segunda costela (segunda junção costocondral); 6: epicôndilo lateral do cotovelo (2 cm distal); 7: glúteo (quadrante superoexterno); 8: grande trocanter (posterior à proeminência trocantérica); 9: joelho (gordura medial do joelho).

Quadro 2.3 Critérios do American College of Rheumatology para o diagnóstico de fibromialgia[4]
Presença de dor difusa
Dor acima e abaixo da região umbilical, nos lados direito e esquerdo, no esqueleto axial
Duração da dor
Mínimo 3 meses
Dor em 11 dos 18 pontos bilaterais (Figura 2.3)
Palpação digital bilateral com força de aproximadamente 4 kg/cm²   1. Occipital (inserção do músculo suboccipital)   2. Cervical inferior (espaço intertransverso entre C5-C7)   3. Trapézio (metade da borda superior)   4. Supraespinhoso (na origem, perto da borda medial da escápula)   5. Segunda costela (segunda junção costocondral)   6. Epicôndilo lateral do cotovelo (2 cm distal)   7. Glúteo (quadrante superoexterno)   8. Grande trocanter (posterior à proeminência trocantérica)   9. Joelho (gordura medial do joelho)

Um recente estudo evidenciou que a pregabalina (75 a 450 mg) pode ser alternativa no tratamento da FJ em adolescentes com 12 a 17 anos, embora os resultados não tenham alcançado os desfechos primários[18].

SÍNDROME MIOFASCIAL

A SMF é uma doença muscular regional que pode cursar com dor aguda ou crônica. Pode ser limitante e intensa, caracterizada por um ou mais "pontos-gatilho" (PG) que deflagram um padrão de dor relatada, específica para cada músculo acometido[1,3]. Os mecanismos fisiopatológicos são similares aos da FJ, tendo sido considerada uma forma localizada desta. A SMF parece estar relacionada com redução do condicionamento muscular, sobrecarga muscular aguda ou crônica e microtraumas repetitivos[3].

Na faixa etária pediátrica, descrições da SMF têm sido raramente publicadas. Em 1958, Bates e Grunwaldt[14] estudaram uma série de 62 casos, com predomínio da síndrome nos seguintes músculos: vasto lateral da coxa, trapézio e esternocleidomastoideo. Em 2006, Zapata et al.[3] examinaram 359 adolescentes de uma escola particular da cidade de São Paulo e evidenciaram SMF em 5%. Os principais músculos acometidos foram trapézio, bíceps, músculos flexores do carpo, musculatura intrínseca da mão e musculatura própria do polegar.

O tratamento da SMF é multifatorial e inclui inativação do PG, reabilitação muscular, remoção e prevenção dos fatores mantenedores da dor, como os computadores e jogos eletrônicos[3].

SÍNDROME DE HIPERMOBILIDADE ARTICULAR BENIGNA

A HA também tem sido associada com dor e lesões musculoesqueléticas[13]. A frequência da HA na faixa pediátrica varia entre 7 e 34%, segundo a população avaliada e os critérios utilizados, sendo mais frequente no sexo feminino.

Entre os critérios clínicos mais frequentemente empregados para o reconhecimento de HA, encontram-se os de Beighton e os de Carter e Wilkinson. Segundo os critérios de Beighton, para o diagnóstico da HA é necessária a presença de seis dos nove critérios[3,13] (Quadro 2.4). Além disso, segundo os critérios de Carter e Wilkinson – cuja diferença entre a classificação de Beighton é que o primeiro critério do Quadro 2.4 corresponde à hiperextensão dos dedos à face posterior do antebraço (o restante é igual) –, para o diagnóstico da HA são necessários três dos cinco critérios, não distinguindo-se lados direito e esquerdo[13] (Figura 2.4).

A associação da HA com dor e/ou lesões do sistema musculoesquelético (dor musculoesquelética e/ou artrite) define a SHAB[3,13]. Um estudo na cidade de São Paulo encontrou a frequência de SHAB de 10% em adolescentes[3].

Para o diagnóstico de SHAB, deve-se excluir doenças genéticas com HA. Entre elas destacam-se síndromes de Marfan e de Ehlers-Danlos, homocistinúria, entre outras. Embora as crianças e os adolescentes com HA sejam capazes de tornar-se exímios ginastas olímpicos, dançarinos profissionais e ter excelente desempenho em esportes que necessitam hipertensão articular, eles poderão apresentar mais frequentemente lesões musculoesqueléticas. O tratamento compreende medidas de proteção articular, analgésicos (como paracetamol), anti-inflamatórios não hormonais, orientações sobre atividade física e fisioterapia[13].

SÍNDROME DE DOR REGIONAL COMPLEXA

A SDRC, também conhecida como distrofia simpática reflexa, apresenta-se mais frequentemente como dor persistente de forte intensidade em uma extremidade, geralmente desproporcional ao evento desencadeante. A dor é associada a descritores de dor neuropática (queimação, disestesia, parestesia, alodínia e hiperalgesia ao frio) acompanhada de sinais clínicos ao exame físico de disfunção autonômica (cianose, edema, frio, alteração de transpiração e pilificação local diminuída)[1,19].

A criança ou o adolescente apresenta um perfil peculiar, geralmente perfeccionista e empreendedor, e o quadro pode ser precedido ou agravado por fatores estressantes, como desavenças escolares, morte de familiares, início da vida escolar etc. Muitas vezes o quadro de SDRC está associado a outras doenças com disfunção autonômica: enxaqueca, síncope e dor abdominal[19].

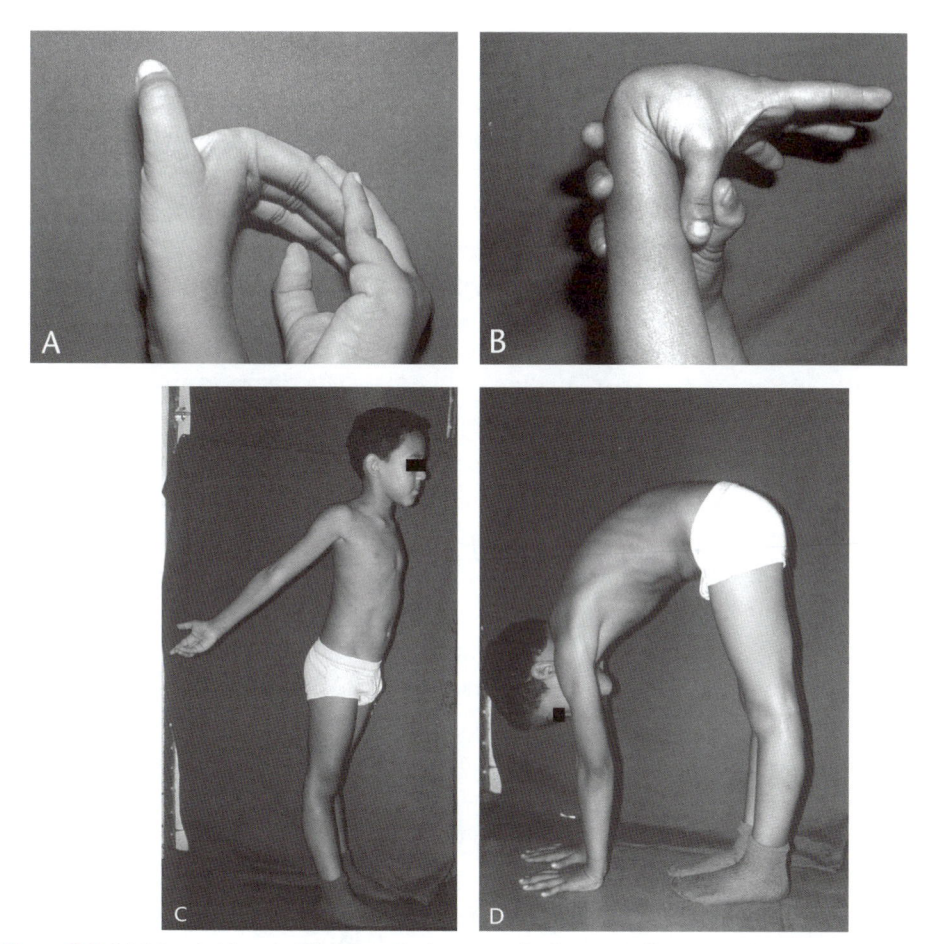

Figura 2.4 Critérios de hipermobilidade articular, segundo Carter e Wilkinson. A: hiperextensão dos dedos à face extensora (posterior) dos antebraços; B: oposição do polegar até a face flexora (anterior) dos antebraços; C: hiperextensão do cotovelo acima de 10 graus; D: hiperextensão do joelho acima de 10 graus e flexão do tronco, com joelhos em extensão, apoiando as palmas das mãos no chão.

Quadro 2.4 Critérios de Beighton de hipermobilidade articular[13]

Com exceção do critério 5, os lados direito e esquerdo equivalem, cada um, a um critério

1. Hiperextensão do quinto dedo das mãos igual ou acima de 90 graus

2. Hiperextensão do cotovelo acima de 10 graus

3. Oposição do polegar até a face flexora dos antebraços

4. Hiperextensão do joelho acima de 10 graus

5. Flexão do tronco, com joelhos em extensão, apoiando as palmas das mãos no chão

A cintilografia esquelética pode auxiliar o diagnóstico de SDRC, apresentando sensibilidade superior à radiografia (72 contra 36%). A tomografia computadorizada ou a ressonância magnética pode auxiliar no diagnóstico da SDRC[19].

O tratamento da SDRC baseia-se fundamentalmente na fisioterapia (particularmente cinesioterapia para reduzir a atrofia muscular) e no alívio da dor (analgésicos, anti-inflamatórios não hormonais, antidepressivos tricíclicos e/ou acupuntura). A abordagem psicológica é muito importante no tratamento da SDRC, pois fatores psicológicos podem contribuir ou piorar a doença em até 25% dos casos[19].

DOR E SÍNDROMES DOLOROSAS ASSOCIADAS ÀS MÍDIAS DIGITAIS

Os distúrbios osteomusculares relacionados ao trabalho (DORT, tradução de *work related musculoskeletal disorders*) – e as lesões de esforços repetitivos (LER), habitualmente relacionadas ao trabalho cotidiano, são um conjunto de afecções que podem envolver um ou mais dos seguintes: músculos, tendões, enteses, ligamentos, articulações, nervos e, mais raramente, vasos sanguíneos e tegumentos. A dor constitui o principal sintoma dos DORT, e habitualmente os membros superiores e a coluna são mais frequentemente acometidos. A principal causa de DORT ou LER nos adultos é o uso de mídias digitais[20].

As terminologias DORT ou LER habitualmente são inadequadas para crianças e adolescentes, pois a maioria não trabalha. Assim sendo, na faixa etária pediátrica, são sugeridos os termos dor e síndromes dolorosas associadas às mídias digitais (videogames, computador, *tablet* e telefone celular, todos com acesso à internet)[1].

Zapata et al.[17] estudaram 791 adolescentes de uma escola privada da cidade de São Paulo. O computador era utilizado por 99% dos alunos e 67% usaram-no no dia anterior à pesquisa. As principais atividades realizadas no computador foram: uso da internet em 69%, comunicadores instantâneos em 60%, jogos eletrônicos em 30% e tarefas escolares em 25%. Dor musculoesquelética foi relatada por 312 (40%) alunos: 23% queixaram-se de dor na coluna vertebral, 9% nos membros superiores, 4% no músculo trapézio e 4% dor difusa.

Recentemente, Queiroz et al.[1] avaliaram 299 adolescentes saudáveis de uma escola particular da cidade de São Paulo. Dor musculoesquelética e síndromes musculoesqueléticas foram encontradas em 183 de 299 (61%) e 60 de 183 (33%), respectivamente. A dor musculoesquelética foi relatada em idade mais avançada, sobretudo entre as meninas, e os alunos que usavam telefone celular e dispositivos eletrônicos simultaneamente. O sexo feminino e o uso reduzido de jogos eletrônicos foram associados a síndromes musculoesqueléticas.

Particularmente para computadores e outras mídias digitais, a orientação sobre o uso adequado deve ser priorizada nas consultas ambulatoriais a pediatra, hebiatra, ortopedista e reumatologista. A melhor forma de prevenção das lesões na adolescência é a utilização de uma ergonomia adequada com flexibilidade corporal (exercícios de alongamento e relaxamento de braços, punhos, mãos e coluna) em média 10 minutos a cada uma ou duas horas e postura correta em frente aos computadores[20,21] (Figura 2.5).

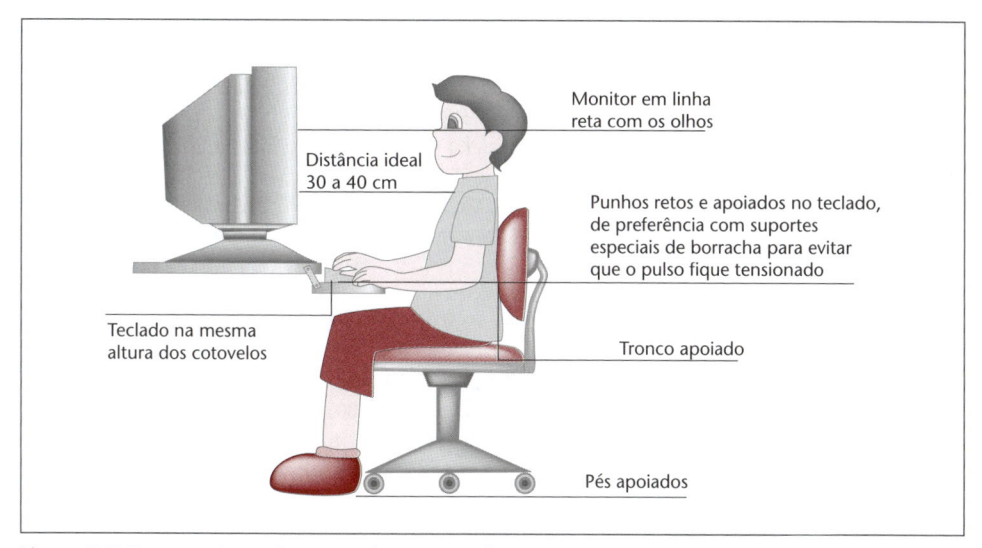

Figura 2.5 Postura adequada no uso do computador.

Crianças e adolescentes estão em franco crescimento físico e puberal e a maior parte dessas lesões tem cura, desde que o diagnóstico e a terapêutica sejam instituídos precocemente. Deve-se orientar o repouso com retirada ou redução da exposição ao computador, assim como a utilização da ergonomia adequada e prescrição de analgésicos (como paracetamol) e/ou anti-inflamatórios não hormonais, se necessário[20,21].

CONCLUSÕES

DMI é frequente na faixa etária pediátrica, tendo a maioria dos casos excelente prognóstico. No entanto, o especialista deve estar alerta à possibilidade de doença orgânica ou grave (como infecções e neoplasias) que necessitem de pronto diagnóstico e tratamento.

Anamnese completa, exame físico cuidadoso e, eventualmente, alguns exames laboratoriais definirão o diagnóstico. Os principais diagnósticos são dor de crescimento, FJ, SMF, SHAB, distrofia simpática reflexa e dor e síndromes dolorosas associadas às mídias digitais.

REFERÊNCIAS BIBLIOGRÁFICAS

1. Queiroz LB, Lourenço B, Silva LEV, Lourenço DMR, Silva CA. Musculoskeletal pain and musculoskeletal syndromes in adolescents are related to electronic devices. J Pediatr (Rio J). 2017 Nov 21. pii: S0021-7557(17)30565-X. doi: 10.1016/j.jped.2017.09.006. [Epub ahead of print].
2. Mikkelsson M, Salminen JJ, Kautiainen H. Non-specific musculoskeletal pain in preadolescents: prevalence and 1-year persistence. Pain. 1997;73(1):29-35.

3. Zapata AL, Moraes AJ, Leone C, Doria-Filho U, Silva CA. Pain and musculoskeletal pain syndromes in adolescents. J Adolesc Health. 2006;38(6):769-71.
4. Rossato LM, Angelo M, Silva CA. Care delivery for the child to grow up despite the pain: the family's experience. Rev Lat Am Enfermagem. 2007;15(4):556-62.
5. Junnila Jl, Cartwright VW. Chronic musculoskeletal pain in children. Part I: Initial evaluation. Am Fam Physician. 2006;74(1):115-22.
6. Beyer JE, Wells N. The assessment of pain in children. Pediatr Clin North Am. 1989;36(4):837-54.
7. Diniz EMA, Okay Y, Tobaldini R, Vaz FAC, editors. Manual do médico residente de pediatria. São Paulo: Atheneu; 2004.
8. Zuccolotto SM, Sucupira AC, Silva CA. Dores recorrentes nos membros. In: Sucupira AC, Bricks LF, Kobinger ME, Saito MI, Zuccolotto SM, editors. Pediatria em consultório. 4ª ed. São Paulo: Sarvier; 2000. p. 468-91.
9. Gonçalves M, Terreri MT, Barbosa CM, Len CA, Lee L, Hilario MO. Diagnosis of malignancies in children with musculoskeletal complaints. São Paulo Med J. 2005;123(1):21-3.
10. Campos LM, Goldstein S, Santiago RA, Jesus AA, Cristofani LM, Odone Filho V, Silva CA. Musculoskeletal involvement as a first manifestation of neoplasm disease. Rev Assoc Med Bras. 2008;54(2):132-8.
11. Tamashiro MS, Aikawa NE, Campos LM, Cristofani LM, Odone-Filho V, Silva CA. Discrimination of acute lymphoblastic leukemia from systemic-onset juvenile idiopathic arthritis at disease onset. Clinics (Sao Paulo). 2011;66(10):1665-9.
12. Rogalsky RJ, Black GB, Reed MH. Orthopaedic manifestations of leukemia in children. Bone Joint Surg Am. 1986;68(4):494-501.
13. Jannini SN, Dória-Filho U, Damiani D, Silva CA. Musculoskeletal pain in obese adolescents. J Pediatr (Rio J). 2011;87(4):329-35.
14. Bates T, Grunwaldt E. Myofascial pain in childhood. J Pediatr. 1958;53(2):198-209.
15. Maia MM, Gualano B, Sá-Pinto AL, Sallum AM, Pereira RM, Len CA, et al. Juvenile fibromyalgia syndrome: Blunted heart rate response and cardiac autonomic dysfunction at diagnosis. Semin Arthritis Rheum. 2016;46(3):338-43.
16. Liphaus BL, Campos LM, Silva CA, Kiss MH. Síndrome da fibromialgia juvenil em crianças e adolescentes. Estudo de 34 casos. Rev Bras Reumatol. 2001;41(2):71-4.
17. Zapata AL, Moraes AJ, Leone C, Doria-Filho U, Silva CA. Pain and musculoskeletal pain syndromes related to computer and videogame use in adolescents. Eur J Pediatr. 2006;165(6):408-14.
18. Arnold LM, Schikler KN, Bateman L, Khan T, Pauer L, Bhadra-Brown P, et al. Safety and efficacy of pregabalin in adolescents with fibromyalgia: a randomized, double-blind, placebo-controlled trial and a 6-month open-label extension study. Pediatr Rheumatol Online J. 2016;14(1):46.
19. Lotito AP, Campos LM, Dias MH, Silva CA. Distrofia simpática reflexa em crianças. J Pediatr (Rio J). 2004;80(2):159-62.
20. Silva CA. Dores e lesões musculoesqueléticas associadas a computadores e videogames em crianças e adolescentes. Pediatria (São Paulo). 1999;21(4):298-301.
21. Silva CA, Zapata AL, Moraes AJ, Doria-Filho U, Leone C. Utilização do computador e jogos eletrônicos, e avaliação da ergonomia com uso do computador em adolescentes. Rev Paul Pediatr. 2006;24(2):104-10.

Laboratório na reumatologia pediátrica 3

Lúcia Maria de Arruda Campos
Jozélio Freire de Carvalho

Após ler este capítulo, você estará apto a:

1. Descrever os principais exames laboratoriais utilizados na investigação das diversas doenças reumatológicas.
2. Descrever a metodologia aplicada nos diferentes exames e respectivos valores de referência.
3. Avaliar as aplicações clínicas de cada exame laboratorial.
4. Analisar criticamente as limitações e controvérsias referentes a cada procedimento.
5. Reconhecer as peculiaridades da interpretação dos exames na faixa etária pediátrica.

INTRODUÇÃO

Apesar de amplamente utilizada, a investigação laboratorial das doenças reumatológicas deve ser analisada de modo crítico e principalmente como um complemento ao conjunto de sinais e sintomas clínicos de cada paciente. Raros são os exames laboratoriais ditos específicos de determinada doença. A presença ou a ausência de determinada alteração laboratorial dificilmente definirá ou excluirá um diagnóstico e a interpretação deverá ser feita individualizando cada caso. A seguir serão descritos os principais exames laboratoriais utilizados em reumatologia.

HEMOGRAMA (HMG)

Técnica

O sangue do paciente é coletado em tubo com anticoagulante (sal dipotássico de etilenodiamino tetra-acético [EDTA]) e submetido à contagem manual em lâminas de esfregaço ou por técnica automatizada.

Valores Normais

Os valores de referência para hematócrito, hemoglobina, eritrócitos, índices hematimétricos (HCM, VCM, CHCM, RDW), leucócitos totais, contagem diferencial de leucócitos e contagem de plaquetas variam de acordo com a idade do paciente; devem ser consultadas tabelas próprias.

Aplicações Clínicas

Apesar de extremamente inespecífico, o hemograma pode corroborar para a suspeita clínica do paciente, assim como auxiliar no diagnóstico diferencial das doenças reumatológicas, como leucoses ou infecções.

Na série vermelha, frequentemente se observa anemia característica de doenças crônicas (hipocrômica, normocítica), cuja intensidade varia de acordo com a gravidade do processo inflamatório. Em pacientes com artrite idiopática juvenil (AIJ), pode-se encontrar desde anemias leves, na forma pauciarticular, até anemias moderadas na forma poliarticular, podendo atingir valores de hemoglobina de até 7 e 10 g/dL na forma sistêmica da doença. Cerca da metade dos pacientes com lúpus eritematoso sistêmico (LES) apresenta anemia normocítica e hipocrômica, em níveis leves a moderados, e apenas 5% dos casos desenvolvem anemia hemolítica, caracterizada por Coombs diretos positivos ou aumento de reticulócitos, bilirrubina indireta e/ou DHL.

Em relação à série branca, a maior parte das doenças reumatológicas inflamatórias cursa com leucocitoses leves a moderadas, com predomínio neutrofílico. No entanto, pacientes com a forma sistêmica da AIJ podem cursar com intensas leucocitoses, de até 30.000 a 50.000 células/mm^3, muitas vezes com importante desvio à esquerda, o que auxilia no diagnóstico diferencial com leucoses. Em portadores de LES, por sua vez, predomina a leucopenia. Aproximadamente 40% dos pacientes desenvolvem leucopenia abaixo de 4.500 células/mm^3 e 10% dos casos apresentam leucopenia grave, abaixo de 2.000 células/mm^3. Chama a atenção no LES a presença de linfopenia, com níveis inferiores a 1.500 células/mm³, particularmente encontrada nos casos com doença ativa.

A plaquetose é um achado comum nas doenças inflamatórias, funcionando como prova de fase aguda. É frequentemente observada em casos de AIJ poliarticular ou sistêmica em atividade, podendo atingir níveis bastante elevados.

Na doença de Kawasaki, a contagem de plaquetas se eleva abruptamente durante a fase subaguda da doença, podendo atingir níveis de 1.000.000 plaquetas/mm³ ou mais, sendo um dos parâmetros utilizados para a manutenção do uso do ácido acetilsalicílico. No LES, mais uma vez se observa diminuição dos níveis das células hematológicas. Cerca de 30% dos pacientes lúpicos apresentam menos de 150.000 plaquetas/mm³, e em 5% dos casos, a plaquetopenia está abaixo de 100.000/mm³, considerada como um sinal de atividade da doença. A plaquetopenia também é achado frequente em pacientes com síndrome do anticorpo antifosfolípide, primária ou secundária[1-3].

PROVAS DE FASE AGUDA

Velocidade de Hemossedimentação

Técnica

A velocidade de hemossedimentação (VHS) é a prova de fase aguda mais utilizada, por ser bastante simples do ponto de vista técnico e de rápido resultado. Consiste na coleta de sangue em tubo com anticoagulante e colocação do material em pipetas graduadas (Wintrobe ou Westergren). Após uma hora com o tubo na vertical e em repouso, em condições ambientes, é lida a distância percorrida pela sedimentação das hemácias, ou seja, faz-se a leitura do sobrenadante. A precipitação das hemáceas é mais rápida quanto maior a quantidade de proteínas inflamatórias presentes no soro do paciente, pois essas proteínas interferem com a carga elétrica das hemáceas, promovendo sua agregação. O resultado é expresso em mm/hora, sendo recomendada e padronizada exclusivamente a leitura realizada na primeira hora.

Valores normais

Pelo método de Wintrobe, os valores de referência aceitos como normais variam de 0 a 20 mm/hora para qualquer idade ou sexo. Pelo método de Westergren, os valores aceitos estão descritos na Tabela 3.1.

Aplicações clínicas

A VHS é diretamente proporcional à quantidade de proteínas de fase aguda presentes no plasma, essencialmente proteínas assimétricas como fibrinogênio e

Tabela 3.1 Velocidade de hemossedimentação pelo método de Westergren[4]		
Idade	Gênero feminino	Gênero masculino
0 a 50 anos	0 a 20 mm/1ª hora	0 a 15 mm/1ª hora
51 a 85 anos	0 a 30 mm/1ª hora	0 a 20 mm/1ª hora
Acima de 85 anos	0 a 42 mm/1ª hora	0 a 30 mm/1ª hora

imunoglobulinas[4]. Assim, apesar de se tratar de um exame inespecífico, com alta sensibilidade para detectar tanto processos inflamatórios como infecciosos e neoplásicos, é de grande utilidade no acompanhamento de doenças reumatológicas como AIJ, vasculites primárias e espondiloartropatias, guardando relação com a atividade da doença e com a resposta ao tratamento.

Algumas condições podem elevar falsamente a VHS: uso de estrógeno, pós-parto, gravidez, anemia, insuficiência cardíaca e hipervolemia. Por outro lado, as condições que reduzem falsamente a VHS são: alterações do número (p. ex., policitemia) e do formato das hemácias (p. ex., anemia falciforme) e desidratação.

Proteína C-Reativa (PCR)

Técnica

Habitualmente é realizada pelos métodos de imunonefelometria ou turbidimetria. Apesar de ser uma técnica mais complexa e dispendiosa, quando comparada a VHS, tem a vantagem de poder ser detectada em soro estocado, com adequada confiabilidade dos resultados. Apresenta a vantagem adicional de detectar valores muito baixos, denotando processos inflamatórios subclínicos, como a aterosclerose, sendo, nessa condição, denominada PCR de alta sensibilidade ou ultrassensível.

Valores normais

O valor de normalidade em indivíduos saudáveis varia com o método utilizado por cada laboratório, oscilando entre 0,3 a 5 mg/L.

Aplicações clínicas

Trata-se da prova de fase aguda considerada padrão-ouro em reumatologia. Guarda relação temporal mais precisa com o processo inflamatório, pois inicia a ascensão já no começo do processo e com a melhora do paciente, a redução também é paralela, diferentemente do que acontece com a VHS, cuja queda demora vários dias. É extremamente útil no acompanhamento de condições reumatológicas, como a AIJ, nas formas poliarticular e sistêmica, febre reumática, doença de Kawasaki e outras vasculites primárias, tanto para monitorar a atividade das doenças como a resposta ao tratamento.

Eletroforese de Proteínas (EFP)

Técnica

A EFP é realizada por meio da análise eletroforética das proteínas de fluidos biológicos, principalmente soro, que é aplicado em um suporte de celulose ou agarose e submetido a uma corrente elétrica contínua. O resultado é a precipitação das proteínas séricas em cinco bandas, que variam de acordo com a carga elétrica e o peso molecular de cada tipo de proteína, na seguinte ordem de migração eletroforética: albumina, alfa-1, alfa-2, betaglobulina e gamaglobulina.

Valores normais

Albumina: 3,5 a 5 g/dL; alfa-1: 0,2 a 0,4 g/dL; alfa-2: 0,4 a 0,7 g/dL; betaglobulina: 0,6 a 1,2 g/dL e gamaglobulina: 0,7 a 1,6 g/dL.

Aplicações clínicas

A fração alfa-2, e menos comumente alfa-1, pode representar aumentos relacionados a reagentes de fase aguda, como a alfa-1-glicoproteína ácida[5,6].

Para avaliação de doenças reumatológicas, a fração mais estudada é a gamaglobulina, cujo aumento pode indicar aumento policlonal de autoanticorpos. Encontra-se comumente elevada na síndrome de Sjögren, no LES, na doença mista do tecido conjuntivo e na febre reumática.

Em condições de grande inflamação sistêmica crônica, como na forma sistêmica da AIJ, os níveis séricos de albumina podem diminuir, demonstrando o caráter consumptivo dessa condição.

Anticorpo Antiestreptolisina O (ASLO)

Técnica

Utiliza-se o método imunonefelométrico de aglutinação do látex para a detecção desses anticorpos no soro, o resultado é fornecido de modo quantitativo em unidades internacionais (UI). Os resultados obtidos por essa técnica são comparáveis aos de ensaios de neutralização com inibição de hemólise, ou seja, 1 UI = 1,04 U Todd[7,8].

A sensibilidade desse teste para a evidência de infecção estreptocócica recente é de 80%. A pesquisa concomitante de três ou mais testes contra outros produtos extracelulares do estreptococo beta-hemolítico do grupo A – por exemplo, a dosagem dos anticorpos anti-hialuronidase, antiestreptoquinase, anti-DNase B – eleva a sensibilidade da pesquisa para cerca de 95%[9]. No entanto, esses testes não estão disponíveis no Brasil.

Valores normais

O limite de normalidade varia de acordo com fatores como idade, época do ano, localização geográfica e prevalência de infecções estreptocócicas. Esses limites já foram estudados por diferentes autores em diversas partes do mundo. No Brasil, os estudos de Francescantonio e Silva[10], realizado em Goiânia, e de Quaresma, Leser e Ferraz[11], realizado em São Paulo, apontam como valores de normalidade aqueles até 320 UI/mL.

Alguns dias depois da infecção estreptocócica, os níveis séricos do ASLO começam a se elevar, ultrapassando o valor de corte de 320 UI/mL após cerca de duas semanas, atingindo o pico de elevação entre 4 e 6 semanas. Ocorre então declínio gradual dos títulos, negativando-se no intervalo de 4 a 6 meses. Na prática, considera-se indicativo de infecção estreptocócica recente, em uma amostra isolada, valores acima de 640 UI/mL. Quando o valor aferido está próximo ao da normalidade, sugere-se a repetição do teste com intervalo de 15 dias, na tentativa de identificar a ascensão dos títulos de ASLO[12].

Aplicações clínicas

A pesquisa do teste de ASLO deve ser interpretada criticamente. A sensibilidade do teste é de 80% e, portanto, pacientes com febre reumática podem apresentar teste negativo. Por outro lado, a positividade do teste indica tão somente a infecção estreptocócica recente e não tem significado na ausência de sintomas clínicos característicos de febre reumática aguda. Deve-se lembrar, ainda, que pacientes com outras causas de artrite, que não a febre reumática, podem apresentar valores elevados de ASLO como resultado de infecção estreptocócica recente (coincidência temporal), mas não relacionados à doença.

Estudos recentes sugerem que o estreptococo beta-hemolítico do grupo A também possa estar envolvido como fator desencadeante de outras doenças reumatológicas, como a púrpura de Henoch-Schönlein e a poliarterite nodosa[13-16].

Complemento

Técnica

O sistema complemento pode ser avaliado por meio de testes funcionais e da dosagem quantitativa individual dos elementos. Os testes funcionais de verificação da integridade do sistema complemento são CH50 ou CH100, para mensuração da integridade da via clássica, e o AH50, para aferir a via alternativa. Eles utilizam a técnica de imuno-hemólise.

Os elementos individuais podem ser mensurados quantitativamente por meio de técnicas de imunonefelometria, turbidimetria e imunodifusão radial. Aqueles utilizados na rotina são C3 e C4, mas em situações específicas pode-se dosar também as frações C1q e C2.

Valores normais

CH100: 150 a 350 U; CH50: 170 a 330 unidades/mL; C3: 90 a 180 mg/dL (nefelometria) e 84 a 167 mg% (imunodifusão radial) e C4: 10 a 40 mg/dL (nefelometria) e 16 a 31 mg% (imunodifusão radial).

Aplicações clínicas

A redução de valores de C3, C4 e CH50 ou CH100 denota ativação da via clássica do complemento e, portanto, representam uma doença com formação de imunocomplexos, como o LES. Essa alteração está particularmente associada à nefrite nesta patologia. A redução de CH50/CH100, com níveis normais de C3 e C4, pode significar deficiência de outras frações do sistema complemento.

A vasculite urticariforme, a crioglobulinemia, a síndrome de Sjögren e a vasculite reumatoide são alguns outros exemplos de doenças que cursam com consumo dos elementos do complemento.

Por outro lado, o aumento dos níveis séricos do complemento total e/ou frações pode representar uma de prova de fase aguda em situações de inflamação[17].

Fator Antinuclear (FAN)

Técnica

A técnica para a pesquisa dos anticorpos antinucleares é a imunofluorescência indireta (IFI). Mais recentemente, as células HEp-2 (células de carcinoma epidermoide de laringe humana) foram padronizadas como substrato para o teste, inferindo maior sensibilidade ao método, uma vez que conseguem detectar anticorpos que se ligam a antígenos presentes no núcleo, na membrana nuclear, no nucléolo e em outros locais do citoplasma[18].

De acordo com o IV Consenso Nacional para Padronização dos Laudos de Fator Antinuclear[18], foram estabelecidos quatro padrões principais: padrões nucleares, nucleolares, relacionados com o aparelho mitótico e citoplasmáticos. Aceitam-se ainda, por este consenso, padrões mistos, ou seja, padrões que se encaixem em mais de um dos itens classificados. Cada padrão inclui os respectivos subtipos, perfazendo o total de 28 padrões. O consenso tem como objetivo associar cada padrão observado com um ou mais antígenos celulares, assim como listar as possíveis associações de cada padrão/autoanticorpo com patologias específicas.

Podem ser citados os seguintes exemplos: padrão homogêneo sugere a presença de anticorpos anti-DNA nativo, anti-histona ou anticromatina; padrão nuclear pontilhado grosso sugere a presença de anticorpos anti-Sm ou anti-RNP; padrão nuclear pontilhado fino indica a presença de anticorpos anti-Ro ou anti-La. O padrão nuclear pontilhado fino denso é o mais frequentemente encontrado em indivíduos saudáveis, apesar de poder estar associado a doenças autoimunes, processos inflamatórios, dermatite atópica, psoríase e asma. Por outro lado, o padrão nuclear pontilhado pleomórfico/PCNA indica a presença de anticorpos contra núcleo de células em proliferação e é encontrado especificamente em pacientes com LES, porém em menos de 1% desta população.

Valores normais

Títulos detectados em soros diluídos até 1/40 são considerados negativos (não reagentes) para todos os padrões. Títulos iguais ou maiores a 1/80 são considerados reagentes.

Aplicações clínicas

A pesquisa dos anticorpos antinucleares auxilia no diagnóstico de doenças autoimunes, reumatológicas ou não, mas os títulos não guardam relação com a atividade da doença. É um excelente exame de triagem para LES, uma vez que a pesquisa negativa praticamente exclui o diagnóstico. Por outro lado, doenças autoimunes, como síndrome de Sjögren, AIJ, esclerodermia, dermatomiosite, entre outras, podem cursar com FAN negativo.

Quando existe a suspeita de doença autoimune e a reação é positiva, o padrão de imunofluorescência pode direcionar o próximo passo a ser pesquisado, ou seja, a identificação do autoanticorpo específico envolvido (anti-DNA, anti-Sm, anti-Ro, anti-Scl70 etc.). A identificação desses autoanticorpos pode confirmar o diagnóstico de uma patologia específica, pois alguns deles são considerados marcadores de doenças, como será apresentado adiante.

É importante lembrar que o teste pode ser positivo em 5% dos indivíduos normais, podendo chegar a 13% em indivíduos com mais de 50 anos, normalmente em baixos títulos. Estudo realizado com crianças e adolescentes brasileiros saudáveis pesquisou a presença de FAN por IFI em células HEp-2, com resultado positivo em 12,6% da casuística. Destes, 63% apresentavam título de até 1/160, 33% apresentavam título entre 1/320 e 1/640 e apenas um indivíduo demonstrou positividade de até 1/1.280. O padrão nuclear pontilhado fino denso esteve presente em 21 das 27 crianças estudadas[19]. Portanto, é importante que o teste seja solicitado apenas em situações de forte suspeita clínica de doença autoimune. Somente nesses casos um resultado positivo poderá ter valorização correta.

Anticorpo Anti-DNA Nativo

Técnica

A pesquisa do anticorpo anti-DNA nativo ou de dupla hélice pode ser realizada por meio de diversos métodos laboratoriais, como imunodifusão, contraimunoeletroforese, hemoaglutinação, radioimunoensaio, sendo os métodos IFI e de ensaio imunoenzimático (ELISA) os mais frequentemente utilizados. O primeiro utiliza como antígeno o protozoário *Crithidia luciliae*, ao qual se adiciona o soro do paciente e anticorpos anti-IgG humano marcado com fluoresceína. A presença do anticorpo no soro do paciente é visualizada em microscopia ultravioleta. O resultado é fornecido em títulos, de acordo com o grau de diluição do soro do paciente. Trata-se de uma técnica mais trabalhosa, sujeita à interpretação subjetiva do observador. Apesar de apresentar menor sensibilidade quando comparada ao método de ELISA, é considerada de maior especificidade.

Na técnica de ELISA, o antígeno DNA de dupla hélice é fixado nos orifícios da placa, em que são adicionados o soro dos pacientes e anticorpos anti-IgG humano conjugado com enzima. Em seguida adiciona-se um substrato para a enzima. A ocorrência e a intensidade da reação enzimática relativa à ligação dos anticorpos aos antígenos presentes na placa pode ser detectada e quantificada. A leitura é feita por densidade óptica e convertida em unidades internacionais.

Valores normais

Pelo método de IFI, qualquer detecção de fluorescência é considerada positiva e neste caso, o soro do paciente será progressivamente diluído para se estabelecer o título. Pelo método de ELISA, o teste é considerado positivo quando ≥ 50 UI, mas esse valor de referência pode variar entre os laboratórios.

Aplicações clínicas

Ao contrário do anticorpo anti-DNA de hélice simples, considerado de utilidade limitada, uma vez que pode ser detectado em extensa variedade de doenças, o anticorpo anti-DNA nativo (também chamado anti-DNA de dupla hélice) faz parte dos onze critérios de classificação do LES. É considerado um marcador da doença, uma vez que a especificidade é estimada em cerca de 95%, sendo raramente observado em outras doenças. No entanto, um resultado negativo não afasta o diagnóstico da doença, uma vez que a sensibilidade em pacientes lúpicos varia de 30 a 60%, de acordo com diversos estudos[20].

A presença desse anticorpo em pacientes lúpicos sugere pior prognóstico, pois, assim como o consumo de complemento, está associado ao comprometimento renal da doença. Além disso, o teste pode ser utilizado no acompanhamento desses doentes, uma vez que o título varia de acordo com a atividade do LES.

Anticorpos Tipo Antinucleossomo

Técnica

O ELISA para a detecção dos anticorpos antinucleossomo utiliza como antígeno o nucleossomo purificado, recobrindo cada cavidade da placa. São então adicionados soros dos pacientes e anticorpos anti-IgG humanos conjugados com enzima. Em seguida, acrescenta-se o substrato. A ocorrência de ligação entre anticorpos e antígenos é detectada por densidade óptica e quantificada. O resultado é convertido em unidades arbitrárias (UA).

Valores normais

O teste é considerado positivo quando a leitura da densidade óptica ≥ 20 UA.

Aplicações clínicas

Apesar de não estarem incluídos nos critérios de classificação do LES, diversos estudos têm descrito os anticorpos tipo antinucleossomo como específicos da doença, cuja especificidade varia de 95 a 99%. A sensibilidade do teste, de acordo com diferentes estudos, é de, em média, 70%. Em casuística nacional com pacientes com LES juvenil, a sensibilidade e a especificidade foram de 52,7 e 98,4%, respectivamente[21]. Nesse estudo, foi constatado também que o anticorpo antinucleossomo possui relação com a atividade da doença, podendo ser utilizado para acompanhamento de pacientes lúpicos. Na literatura, outros estudos confirmam essa observação, assim como sugerem que o anticorpo esteja relacionado ao comprometimento renal da doença, a exemplo do anticorpo anti-DNA[22-24].

Anticorpos Antiantígenos Extraíveis do Núcleo (Anti-ENA)

Existe grande número de anticorpos anti-ENA, a maior parte utilizada com propósito de pesquisas. Comercialmente, estão disponíveis apenas os tipos anti-RNP, anti-Sm, anti-Ro, anti-La, anti-Scl 70 e anti-Jo1, sendo a maior parte de baixa sensibilidade, solicitados apenas em situações específicas[20].

Anticorpo Antirribonucleoproteína (Anti-RNP)

Técnica

Podem ser utilizadas diversas técnicas laboratoriais, como imunodifusão, ELISA, hemoaglutinação, contraimunoeletroforese, radioimunoprecipitação ou imunoblot. Esses ensaios buscam identificar, no soro, anticorpos que se liguem a um polipeptídio associado à proteína U1 RNA.

Valores normais

Não reagente.

Aplicações clínicas

Pode ser observado em pacientes com LES, especialmente quando se manifesta com fenômeno de Raynaud, miosite, miocardite e fibrose pulmonar. A variação dos títulos, no entanto, não guarda relação com a atividade da doença e, portanto, não tem utilidade no acompanhamento do paciente.

O anti-RNP também pode estar presente na síndrome de Sjögren, esclerodermia sistêmica, artrite reumatoide (AR) e polimiosite. Quando em altos títulos, é considerado um marcador da doença mista do tecido conectivo, sendo parte obrigatória dos critérios diagnósticos[3].

Anticorpo Anti-Smith (Anti-Sm)

Técnica

O antígeno Sm é composto por cinco RNA ricos em *small nuclear uridina* (U1, U2, U4, U5 e U6), em cujos polipeptídios se ligam o anticorpo anti-Sm. Podem ser utilizadas as mesmas técnicas laboratoriais descritas para o anticorpo anti-RNP. Algumas técnicas, como a hemoaglutinação, dosam concomitantemente os dois anticorpos e, após tratamento bioquímico que degrada o anti-RNP, repete-se o ensaio. O resultado final corresponde ao título de anti-Sm. A diferença entre o primeiro e o segundo resultados corresponde ao título de anti-RNP.

Valores normais

Não reagente.

Aplicações clínicas

É altamente específico para LES, apesar de estar presente em apenas 20 a 30% dos casos. Já foi descrita a associação desse anticorpo com o comprometimento neurológico do LES, assim como já foram descritas outras associações, como a do anti-Sm com fenômeno de Raynaud, serosites e fibrose pulmonar, mas não existe consenso na literatura[1,2,25].

Anticorpo Anti-Ro ou Anti-SS-A

Técnica
Imunodifusão, contraimunoeletroforese ou ELISA.

Valores normais
Não reagente.

Aplicações clínicas
Pode ser encontrado em títulos baixos em 5 a 15% dos indivíduos normais e entre 0,4 e 1% das gestantes normais, dependendo da técnica laboratorial empregada. Esse anticorpo está associado à síndrome de Sjögren (presente em 40 a 95% dos casos), ao LES (30 a 40%), em especial nos casos com comprometimento cutâneo e plaquetopenia, ao lúpus cutâneo subagudo (75%) e às manifestações clínicas do lúpus neonatal (83 a 95%).

Gestantes lúpicas ou com síndrome de Sjögren positivas para o anticorpo anti-Ro têm risco de 1 a 2% de terem um filho com lúpus neonatal. O risco se eleva para 18 a 25% em mulheres com uma criança previamente afetada. Destas crianças, 54,4 a 61% apresentarão bloqueio atrioventricular (89% bloqueio total), com taxa de mortalidade de 17 a 20%; e 70% de probabilidade dos sobreviventes necessitarem de marca-passo. A pesquisa deve, portanto, ser sempre solicitada em gestantes lúpicas ou portadoras de síndrome de Sjögren. No entanto, é importante salientar que em 25 a 63% dos casos de lúpus neonatal, as mães não apresentam histórico de doença autoimune, sendo apenas positivas para esses anticorpos.

A presença de anti-Ro pode ser observada em menor frequência na deficiência de C2 e C4, na AR, na polimiosite, na esclerodermia e na cirrose biliar primária[25-27].

Anticorpo Anti-La ou Anti-SS-B

Técnica
Immunoblotting, imunodifusão, contraimunoeletroforese ou ELISA.

Valores normais
Não reagente.

Aplicações clínicas

Pode ser detectado em 7,5% dos indivíduos normais. É encontrado também em 15 a 20% dos pacientes lúpicos e em 40% dos casos de síndrome de Sjögren. A presença de anti-La está associada à presença de anti-Ro em 99% dos casos, enquanto o anticorpo anti-Ro pode apresentar-se isoladamente.

Anti-Scl-70 (Anti-Topoisomerase I)

Técnica

Diversas técnicas podem ser empregadas para a detecção, entre elas a imunodifusão dupla, *immunoblotting* e o ELISA com especificidade similar entre os métodos. Entretanto, a sensibilidade dos dois últimos parece ser maior.

Valores normais

A presença desse anticorpo sugere estado patológico, pois indivíduos normais não o apresentam.

Aplicações clínicas

É um autoanticorpo detectado em 20 a 30% dos pacientes com esclerose sistêmica (ES), sendo que nos pacientes com doença intersticial pulmonar, pode alcançar 46 a 56% dos casos.

Anti-Jo-1 (Anti-Histidil-tRNA Sintetase)

Técnica

Diversas técnicas podem ser empregadas para a detecção, entre elas, imunodifusão, imunoprecipitação, *immunoblotting* e ELISA.

Valores normais

A presença desse anticorpo deve alertar para miosite, uma vez que pessoas saudáveis não apresentam esse marcador.

Aplicações clínicas

É um autoanticorpo detectado em 18 a 20% dos pacientes com polimiosite. Pode fazer parte da síndrome antissintetase, caracterizada pela conjunção de artrite, febre, polimiosite, doença intersticial pulmonar, mãos de mecânico e fenômeno de Raynaud[28].

Anticorpo Antiproteína P-Ribossomal

Técnica

A pesquisa do anticorpo antiproteína P-ribossomal (anti-P) é realizada pelo método de Western Blot ou pelo método de ELISA.

Valores normais

O teste deve ser negativo.

Aplicações clínicas

Trata-se de um dos testes laboratoriais mais específicos para o LES, apesar da baixa sensibilidade (12 a 28%). Em geral, descreve-se a associação desse anticorpo com o comprometimento neuropsiquiátrico do LES, em especial com a psicose e a depressão grave observada nesses pacientes (presente em 80 a 90% dos casos). A presença é ligada à atividade da doença neuropsiquiátrica, sendo a positividade maior no soro do que no liquor[29,30]. Recentemente, o anticorpo antiproteína P-ribossomal foi associado à nefrite lúpica da classe membranosa[31].

Anticorpos Antifosfolípides

Os anticorpos antifosfolípides constituem uma família heterogênea de autoanticorpos que reagem contra epítopos presentes em fosfolípides de carga negativa, em complexos de proteínas plasmáticas ligadas aos fosfolípides ou diretamente em proteínas plasmáticas[32].

Os testes desenvolvidos para a pesquisa desses anticorpos incluem a dosagem dos anticorpos anticardiolipina, antibeta-2 glicoproteína I, anticoagulante lúpico, antifosfatidilserina, antifosfatidiletanolamina, antiprotrombina e antifosfatidilserina-protrombina. No entanto, apenas os três primeiros são utilizados comercialmente na prática clínica e estão inclusos nos critérios de classificação da síndrome antifosfolípide (SAF) e nos critérios de classificação do LES[33].

Esses anticorpos nem sempre são patogênicos, podendo estar presentes em diversas situações, como infecções virais, bacterianas e parasitárias, tumores, uso de medicamentos e mesmo em 2 a 5% de indivíduos normais, quase sempre em baixos títulos, sem relação com fenômenos trombóticos[34,35]. Portanto, é necessária a detecção dos autoanticorpos em duas ocasiões distintas, com um intervalo de pelo menos 12 semanas entre as dosagens, para se considerar o diagnóstico de SAF naqueles pacientes com suspeita clínica da doença.

Os anticorpos também podem ser detectados em várias outras doenças autoimunes, como síndrome de Sjögren, esclerodermia sistêmica, fasciíte eosinofílica, vasculites, doença de Behçet, doença de Lyme, sarcoidose e AR[36].

Anticorpo Anticardiolipina

Técnica

Os testes são realizados pelo método de ELISA. Cada microcavidade da placa é revestida com cardiolipina, e são acrescentados os soros dos pacientes e o conjugado de IgG animal anti-IgG, anti-IgM ou anti-IgA humanas, ligadas à peroxidase. Após a adição do substrato enzimático, a reação é interrompida e a leitura é feita em densidades ópticas, sendo os resultados então convertidos em unidades internacionais (GPL para o isotipo IgG e MPL para o isotipo IgM). Essa padronização também se aplica aos anticorpos da classe IgA, porém estes não são considerados nos critérios de classificação da síndrome antifosfolípide ou do LES[33].

Valores normais

Os valores são considerados negativos quando abaixo de 10 GPL ou 10 MPL e os resultados positivos são classificados em fracamente reagente (10 a 19), moderadamente reagente (20 a 80) e fortemente reagente (acima de 80). Para o diagnóstico da síndrome antifosfolípide, consideram-se apenas os resultados acima de 40 UI[33].

Aplicações clínicas

É um teste útil para a pesquisa da SAF, primária ou secundária a doenças autoimunes. Ambas as situações estão associadas a fenômenos trombóticos (arteriais, venosos ou de microcirculação) e a complicações gestacionais (abortos recorrentes, morte fetal ou prematuridade).

Os anticorpos anticardiolipina devem ser sempre solicitados em conjunto com a pesquisa do anticorpo anticoagulante lúpico, pois apesar de ambos serem positivos em cerca de 70% dos casos de pacientes portadores de SAF, ocorrem de modo independente, havendo discordância de aproximadamente 35% entre os métodos[37].

Em pacientes lúpicos, os anticorpos anticardiolipina estão presentes em 17 a 87% dos casos[38]. Na faixa etária pediátrica, são encontrados em porcentagens semelhantes[39], sendo que em um estudo nacional, este anticorpo esteve presente em 70,2% dos pacientes com LES juvenil[40].

Os anticorpos anticardiolipina também podem ser detectados após infecções virais ou mesmo induzidos por drogas, mas nestes casos os títulos são menores e não costumam perdurar ou causar tromboses.

Anticorpo Anticoagulante Lúpico

Técnica

Trata-se da demonstração da presença de anticorpos que interferem nos testes de coagulação dependentes de fosfolípides. O teste é realizado em três etapas sequenciais. A primeira é um teste de triagem que pode ser o tempo de tromboplastina parcial ativada (TTPA) ou teste do veneno de víbora de Russell diluído (dRVVT). Se alterado, passa-se à segunda etapa (*mixing-study*), na qual se mistura plasma de indivíduo não afetado ao plasma do paciente. Se persistir alterado, demonstrou-se que a anormalidade é causada pela presença de um inibidor e não por deficiência de fatores de coagulação. A terceira etapa consiste no procedimento confirmatório (RVVT confirmatório, fosfolípide de fase hexagonal), quando se caracteriza que a presença do inibidor inespecífico (anticoagulante lúpico) é anulada por altas concentrações de fosfolípides.

Valores normais

- 1ª etapa: TTPA < 1,26 ou dRVVT < 1,14 = ausência de anticoagulante lúpico.
- 2ª etapa: se houver correção do tempo obtido na primeira etapa = deficiência de fatores de coagulação; se persistir alterado = presença de inibidor inespecífico.
- 3ª etapa: RVVT confirmatório > 1,21 ou fosfolípide hexagonal > 8 segundos = presença de anticoagulante lúpico.

Aplicações clínicas

São as mesmas descritas para o anticorpo anticardiolipina. A positividade do anticorpo anticoagulante lúpico no lúpus juvenil varia de 10 a 42%[39,40]. Os estudos sugerem que o anticorpo anticoagulante lúpico seja melhor preditor de tromboses para a faixa etária pediátrica, quando comparado ao anticorpo anticardiolipina[41].

Anticorpo Antibeta-2 Glicoproteína I (Antibeta-2 GP-I)

Técnica

O método laboratorial utilizado para a detecção deste anticorpo é o Elisa, já descrito, com a diferença de que o antígeno utilizado no teste é a beta-2 glicoproteína I. Podem ser pesquisados anticorpos dos isotipos IgG, IgM ou IgA, porém, este último não faz parte dos critérios de classificação da síndrome antifosfolípide[33].

Valores normais

São considerados positivos os soros dos pacientes que apresentarem anticorpos antibeta-2 glicoproteína I em títulos superiores ao percentil 99 da curva de amostras normais estabelecida por cada laboratório, uma vez que ainda não existe uma padronização internacional para o teste.

Aplicações clínicas

Trata-se de um teste útil no diagnóstico da SAF, tendo sido recentemente incorporado aos critérios de classificação dessa enfermidade. Estudos publicados concluíram que a dosagem dos anticorpos antibeta-2 GP-1 apresenta maior especificidade em relação à SAF, apesar da menor sensibilidade, quando comparados aos anticorpos anticardiolipina, não havendo total concordância entre eles. Nos raros casos de forte suspeita clínica desta síndrome, com resultados negativos para anticardiolipina e anticoagulante lúpico, está indicada a pesquisa de anticorpos antibeta-2 glicoproteína I[33].

Anticorpo Anticitoplasma de Neutrófilos (ANCA)

Técnica

Trata-se da detecção de anticorpos contra constituintes do citoplasma de granulócitos, dosados pelo método de imunofluorescência indireta. Podem ser classificados em ANCA citoplasmático (ANCA-c) ou ANCA perinuclear (ANCA-p), de acordo com o local de ligação dos anticorpos na célula. Pode-se pesquisar esses anticorpos pela técnica de Elisa, pela ligação com antígenos específicos [proteinase 3 (PR3) para o anticorpo ANCA-c e mieloperoxidase (MPO) para o ANCA-p].

Valores normais

Não reagente.

Aplicações clínicas

Os anticorpos anticitoplasma de neutrófilos são característicos das síndromes vasculíticas. O ANCA-c é positivo em 90% dos pacientes adultos com granulomatose de Wegener, especialmente nos casos com comprometimento renal, apresentando especificidade de 98%. Os títulos correlacionam-se com a atividade da doença. A granulomatose de Wegener é extremamente rara em crianças e a prevalência dos anticorpos ANCA-c é pouco conhecida, sendo aparentemente mais baixa do que aquela encontrada em adultos[42].

Os anticorpos ANCA-p podem ser positivos em diversas situações, como na síndrome de Churg-Strauss, glomerulonefrite crescentérica, poliarterite microscópica, retocolite ulcerativa, doença de Crohn e colangite esclerosante[20].

Fator Reumatoide (FR)

Técnica

A técnica mais simples e amplamente empregada utiliza partículas de látex cobertas com IgG. Uma técnica um pouco mais específica utiliza hemácias de carneiro sensibilizadas com IgG de coelho (Waaler-Rose); outras técnicas mais atuais e mais sensíveis são nefelometria, radioimunoensaio e Elisa. É possível detectar, por meio desta última, outras subclasses de FR, como IgG, IgA, IgE e IgD. Estes últimos raramente são utilizados. Considerando as técnicas atuais, há também a possibilidade de detecção do FR por citometria de fluxo e *microarray*.

Valores normais

Pela técnica de nefelometria, costuma ser positivo quando > 20 UI/mL.

Aplicações clínicas

A AR pode apresentar fator reumatoide positivo em 75 a 90% dos casos. A presença de altos títulos está associada a quadro de doença mais grave e com manifestações extra-articulares. A AIJ pode apresentar o FR positivo em apenas 15% dos casos, caracterizando um subgrupo da doença com a forma poliarticular, que evolui de forma semelhante à AR do adulto. Outras doenças reumatológicas a apresentar positividade para o FR são a síndrome de Sjögren, o LES, a crioglobulinemia e a doença mista do tecido conectivo.

Indivíduos normais também podem ser positivos para esse exame, principalmente os idosos. O FR também pode ser encontrado em pacientes portadores de doenças infecciosas, como hanseníase, sífilis, hepatites virais e endocardite infecciosa.

Antipeptídio Citrulinado Cíclico (Anti-CCP)

Técnica

O antipeptídio citrulinado cíclico (Anti-CCP) é mensurado por meio do método de Elisa.

Valor normal

Abaixo do limite de detecção do *kit* utilizado.

Aplicações clínicas

Esse anticorpo tem alta especificidade para AR (acima de 90%), e a sensibilidade está em torno de 56 a 80%. Em situações outras que não a AR, a frequência desse anticorpo é muito baixa. Ele pode ser observado em 12% dos pacientes com artrite psoriásica, em 3% dos casos de síndrome de Sjögren e em 0,5% dos pacientes lúpicos (nos quadros de LES com artrite erosiva, a positividade do anti-CCP pode chegar a 20%). Na AIJ, o anti-CCP aparece nos casos poliarticulares com fator reumatoide IgM positivo. Estudos demonstraram que a presença de anti--CCP está associada a quadro de doença mais erosiva, com maior frequência de manifestações extra-articulares.

Anticentrômero

Técnica

A forma mais simples e barata para a detecção é pelo método de imunofluorescência indireta, pela visualização dos 46 cromossomos de uma célula em divisão. Também podem ser utilizadas as técnicas de *immunoblotting*, ELISA e imunoprecipitação.

Valor normal

Deve ser negativo.

Aplicações clínicas

A esclerodermia sistêmica na forma limitada, também conhecida como síndrome de CREST (acrônimo de calcinose, fenômeno de Raynaud, alteração esofagiana, esclerodactilia e telangiectasias) é a principal doença reumatológica na qual esse anticorpo é encontrado, com frequência variando entre 64 e 95%. É incomum na forma difusa da doença, variando entre 0 e 14%.

Ocasionalmente, pode-se encontrar o anticorpo anticentrômero em casos de LES, AR, síndrome de Sjögren e cirrose biliar primária.

Indivíduos com doença de Raynaud e anticorpo anticentrômero positivo devem ter acompanhamento mais próximo, pois esses achados são as manifestações mais precoces em indivíduos com maior risco de desenvolver a forma limitada da esclerodermia sistêmica[43,44].

CONCLUSÕES

Os exames laboratoriais em reumatologia pediátrica devem ser realizados criteriosamente, após anamnese e exame físico estruturados. Eles devem ser solicitados de acordo com as hipóteses diagnósticas aventadas. Os principais exames laboratoriais são: hemograma, prova de fase aguda, anticorpos antiestreptocócicos, fator antinuclear, autoanticorpos e fator reumatoide.

REFERÊNCIAS BIBLIOGRÁFICAS

1. Cassidy JT, Petty RE. Juvenile rheumatoid arthritis. In: Cassidy JT, Petty RE, editors. Textbook of pediatric rheumatology. 4th ed. Philadelphia: W. B. Saunders; 2001.
2. Petty RE, Cassidy JT. Systemic lupus erythematosus. In: Cassidy JT, Petty RE, editors. Textbook of pediatric rheumatology. 4th ed. Philadelphia: W. B. Saunders; 2001.
3. Petty RE, Cassidy JT. Kawasaki disease. In: Cassidy JT, Petty RE, editors. Textbook of pediatric rheumatology. 4th ed. Philadelphia: W. B. Saunders; 2001.
4. Nelson DA, Morris MW. Exame básico do sangue. In: Henry JB, editor. Diagnósticos clínicos e tratamento por métodos laboratoriais. 18ª ed. São Paulo: Manole; 1995.
5. Viana VST, Bonfá E. Análise laboratorial em reumatologia. In: Lopes AC, editor. Tratado de clínica médica. São Paulo: Roca; 1996.
6. Maddison PJ, Isenberg DA, Woo P, Glass DN, editors. Oxford textbook of rheumatology. New York: Oxford University; 1993.
7. Todd EW. Antihaemolysin titres in haemolytic streptococcal infections and their significance in rheumatic fever. Br J Exp Path. 1932;13:248-59.
8. Rantz LA, Randall E. Modification of the technique for determination of antistreptolysin titres. Proc Soc Exp Biol Med. 1945;59:22-5.
9. Kiss MHB. Febre reumática. In: Marcondes E, Vaz FAC, Ramos JLA, Okay Y, editors. Pediatria básica: pediatria clínica geral. 9. ed. São Paulo: Sarvier; 2003. p. 791-8.
10. Francescantonio PLC, da Silva NA. Avaliação da concentração de antiestreptolosina O em escolares de Goiânia 1990-1994. Rev Bras Reumatol. 1996;36(Suppl.):S313.
11. Quaresma MR, Leser PG, Ferraz MB. Upper limit of antistreptolysin O in healthy children from São Paulo, Brazil. Arthritis Rheum. 1997;(Suppl.):S283.
12. Machado CSM, Ortiz K, Martins ALB, Martins RS, Machado NC. O perfil da antiestreptolisina O no diagnóstico da febre reumática aguda. J Pediatr (Rio J). 2001;77(2):105-11.
13. al-Sheyyab M, el-Shanti H, Ajlouni S, Batieha A, Daoud AS. Henoch-Schonlein purpura: clinical experience and contemplations on a streptococcal association. J Trop Pediatr. 1996;42(4):200-3.
14. al-Sheyyab M, Batieha A, el-Shanti H, Daoud A. Henoch-Schonlein purpura and streptococcal infection: a prospective case-control study. Ann Trop Paediatr. 1999;19(3):253-5.
15. Ramos F, Figueira R, Fonseca JE, Canhão H, Mouzinho A, Valente P, et al. Juvenile cutaneous polyarteritis nodosa associated with streptococcal infection. Acta Reumatol Port. 2006;31(1):83-8.
16. Tonnelier JM, Ansart S, Tilly-Gentric A, Pennec YL. Juvenile relapsing periarteritis nodosa and streptococcal infection. Joint Bone Spine. 2000;67(4):346-8.
17. Carvalho JF. Sistema do complemento. In: Silva FP, Velasco IT, editors. Sepse. Barueri: Manole; 2007.
18. Francescantonio PL, Cruvinel WM, Dellavance A, Andrade LE, Taliberti BH, von Mühlen CA, et al. IV Brazilian guidelines for autoantibodies on HEp-2 cells. Rev Bras Reumatol. 2014;54(1):44-50.
19. Hilário MO, Len CA, Roja SC, Terreri MT, Almeida G, Andrade LE. Frequency of antinuclear antibodies in healthy children and adolescents. Clin Pediatr (Phila). 2004;43(7):637-42.
20. Shojania K. Rheumatology: What laboratory tests are needed? CMAJ. 2000;162(8):1157-63.
21. Campos LM, Kiss MH, Scheinberg MA, Mangueira CL, Silva CA. Antinucleosome antibodies in patients with juvenile systemic lupus erythematosus. Lupus. 2006;15(8):496-500.
22. Simón JA, Cabiedes J, Ghillani P, Musset L, Piette JC, Amoura Z. Anti-chromatin antibodies and nephropathy in patients with systemic lupus erythematosus. Case control study. Arthritis Rheum. 2003;48:S571.
23. Simón JA, Cabiedes J, Ortiz E, Alcocer-Varela J, Sanchez-Guerrero J. Anti-nucleosome antibodies in patients with systemic lupus erythematosus of recent onset. Potential utility as a diagnostic tool and disease activity marker. Rheumatology (Oxford). 2004;43(2):220-4.

24. Cassidy JT, Petty RE. Overlap Syndromes. In: Cassidy JT, Petty RE. Textbook of pediatric rheumatology. 4th ed. Philadelphia: W. B. Saunders; 2001.
25. Quismorio Jr. FP. Other sorologic abnormalities in systemic lupus erythematosus. In: Wallace DJ, Hahn BH, editors. Dubois' lupus erythematosus. 5th ed. Baltimore: Williams & Wilkins; 1997. P. 523-48.
26. Kitridou RC. Neonatal lupus syndrome. In: Wallace DJ, Hahn BH, editors. Dubois' lupus erythematosus. 5th ed. Baltimore: Williams & Wilkins; 1997. p. 1023-36.
27. Harley JB, Reichlin M. Antibodies to Ro/SSA and La/SSB. In: Wallace DJ, Hahn BH, editors. Dubois' lupus erythematosus. 5th ed. Baltimore: Williams & Wilkins; 1997. P. 443-56.
28. Viana VST, Bonfá E. Análise laboratorial em reumatologia. In: Yoshinari NH, Bonfá E, editors. Reumatologia para o clínico. São Paulo: Roca; 2000.
29. Bluestein HG. Antibodies to brain. In: Wallace DJ, Hahn BH, editors. Dubois' lupus erythematosus. 5th ed. Baltimore: Williams & Wilkins; 1997. p. 517-22/
30. Wallace DJ, Metzger AL. Systemic lupus erythematosus and the nervous system. In: Wallace DJ, Hahn BH, editors. Dubois' lupus erythematosus. 5th ed. Baltimore: Williams & Wilkins; 1997. p. 723-54.
31. do Nascimento AP, Viana VS, Testagrossa LA, Leon EP, Borba EF, Barros RT, Bonfá E. Antibodies to ribosomal P proteins: a potential serologic marker for lupus membranous glomerulonephritis. Arthritis Rheum. 2006;54(5):1568-72.
32. Hanly, JG. Antiphospholipid syndrome: an overview. CMAJ. 2003;168(13):1675-82.
33. Miyakis S, Lockshin MD, Atsumi T, Branch DW, Brey RL, Cervera R, et al. International consensus statement on an update of the classification criteria for definite antiphospholipid syndrome (APS). J Thromb Haemost. 2006;4(2):295-306.
34. Petri MA. Diagnosis of antiphospholipid antibodies. In: Annual Scientific Meeting of The American College of Rheumatology, 57. San Antonio: Clinical symposium; 1993.
35. Ordi J, Selva A, Monegal F, Porcel JM, Martinez-Costa X, Vilardell M. Anticardiolipin antibodies and dependence of a serum cofactor. A mechanism of thrombosis. J Rheumatol. 1993;20(8):1321-4.
36. Mackworth Young CG, David J, Loizou S, Walport MJ. Primary antiphospholipid syndrome: features of patients with raised anticardiolipin antibodies and no other disorder. Ann Rheum Dis. 1989;48(2):362-7.
37. Bertolaccini ML, Gomez S, Pareja JF, Theodoridou A, Sanna G, Hughes GR, Khamashta MA. Antiphospholipid antibody tests: spreading the net. Ann Rheum Dis. 2005;64(11):1639-43.
38. Petri M. Clinical and management aspects of the antiphospholipid syndrome. In: Wallace DJ, Hahn BH, editors. Dubois' lupus erythematosus. 5th ed. Baltimore: Williams & Wilkins; 1997. p. 1067-98.
39. Ravelli A, Martini A. Antiphospholipid antibody syndrome in pediatric patients. Rheum Dis Clin North Am. 1997;23(3):657-76.
40. Campos LM, Kiss MH, D'Amico EA, Silva CA. Antiphospholipid antibodies and antiphospholipid syndrome in 57 children and adolescents with systemic lupus erythematosus. Lupus. 2003;12(11):820-6.
41. Avcin T, Cimaz R, Rozman B, Cervera R, Ravelli A, Martini A, et al.; Ped-APS Registry Collaborative Group. The Ped-APS Registry: the antiphospholipid syndrome in childhood. Lupus. 2009;18(10):894-9.
42. Vecchi AP, Silva CAA, Liphaus BL, Campos LMA, Fujimura MD, Groszmann VHKK, ET AL. Granulomatose de Wegener na faixa etária pediátrica: relato de cinco casos e revisão da literatura. Rev Bras Reumatol. 2001;41(6):337-46.
43. Shoenfeld Y, Gershwin ME, Meroni PL. Laboratório em reumatologia pediátrica. 2nd ed. Amsterdam: Elsevier; 2006.
44. Levy RA, Andrade LEC. Laboratório em reumatologia pediátrica. In: Oliveira SKF, Azevedo ECL, editors. Reumatologia pediátrica. 2a ed. Rio de Janeiro: Revinter; 2001. p. 53-60.

Seção II

Diagnóstico diferencial de artralgia e artrite

4 Monoartrite e poliartrite

Elisabeth Gonzaga Canova Fernandes
Luciana Brandão Paim Marques
Clovis Artur Almeida da Silva

Após ler este capítulo, você estará apto a:

1. Reconhecer e classificar os diferentes tipos de artrite.
2. Identificar os principais diagnósticos diferenciais de monoartrite e poliartrite.
3. Orientar o tratamento inicial das principais causas de monoartrite e poliartrite na faixa etária pediátrica.

INTRODUÇÃO

A artralgia é uma queixa muito frequente nos consultórios pediátricos e é caracterizada apenas por dor articular, habitualmente difusa em toda a articulação, sem alterações no exame físico. A artrite, propriamente dita, é definida pela presença de derrame articular ou de dois dos seguintes sinais: limitação do movimento, dor durante a palpação ou dor à movimentação. Também é comum o comprometimento periarticular (tendinites, bursites, entesites, lesões ligamentares ou meniscais) que podem simular ambos os quadros, tanto de artralgia quanto quadro de artrite[1,2].

A artrite pode ser classificada de acordo com:

- Duração: aguda (até 6 semanas) ou crônica (superior a 6 semanas).
- Número de articulações acometidas: monoartrite (acometimento de uma articulação), pauciartrite ou oligoartrite (2 a 4 articulações) ou poliartrite (5 ou mais articulações).
- Localização: periféricas (grandes articulações, como coxofemorais, joelhos, tornozelos, cotovelos e pequenas articulações, como interfalangeanas, metacarpofa-

langeanas, metatarsofalangeanas) ou axiais (coluna, articulações temporomandibular, sacroilíacas, esternoclavicular e manúbrio esternal).

- Evolução do acometimento articular: migratório (o processo inflamatório melhora em uma articulação, antes de se iniciar em outra), aditivo (as articulações previamente comprometidas mantêm-se em atividade e o processo inflamatório estende-se para outras articulações) ou intermitente (períodos de remissão intercalados com períodos de atividade).
- Distribuição: simétrica (artrite acomete ambos os lados do corpo, direito e esquerdo) ou assimétrica (artrite não acomete ambos os lados do corpo).
- Tipo da dor: inflamatória (a dor piora após longos períodos de repouso, como ocorre na rigidez matinal) ou mecânica (piora com o movimento).
- Presença de sequelas e limitações articulares.

A realização de uma anamnese completa e exame físico minucioso são muito importantes para o diagnóstico diferencial das artrites e artralgias na infância, como:

- Comprometimento do estado geral como febre, perda de peso, inapetência e adinamia.
- Comprometimento de outros órgãos e sistemas.
- Histórico de traumas, imunizações ou processos infecciosos recentes (trato gastrointestinal, geniturinário e respiratório).
- Histórico de discrasias sanguíneas.
- Antecedentes de doenças reumáticas nos parentes de primeiro grau.

A incidência de artrite aguda na faixa etária pediátrica é de 20-40:100.000 crianças e adolescentes com menos de 16 anos, e é cerca de quatro vezes menor para a forma crônica[1-3].

As principais causas de artrite aguda e crônica são apresentadas nos Quadros 4.1 e 4.2.

Algumas doenças podem cursar indiferentemente com quadros monoarticulares ou poliarticulares, mas na maioria dos casos, os diagnósticos diferenciais nas duas situações são distintos e serão abordados separadamente neste capítulo.

MONOARTRITE

Os casos de monoartrite aguda são decorrentes, principalmente, de artrite séptica, traumas e neoplasias. Os casos crônicos ocorrem, particularmente, na tuberculose ou infecção fúngica, sinovite vilonodular pigmentada e novamente neoplasias[1-6].

Quadro 4.1 Principais causas de artrite aguda na faixa etária pediátrica

- Artrite séptica
- Artrites virais (rubéola, hepatites, dengue, Chikungunya, parvovírus)
- Artrite reativa (*Salmonella, Shigella, Yersinia, Campylobacter, Chlamydia, Clostridium*)
- Vasculites (púrpura de Henoch-Schönlein, poliarterite nodosa, doença de Kawasaki e arterite de Takayasu)
- Doenças linfoproliferativas (leucemia, linfoma e neuroblastoma)
- Doenças do tecido conectivo (lúpus eritematoso sistêmico juvenil, dermatomiosite juvenil e esclerodermia juvenil)
- Doenças hematológicas (anemia falciforme e hemofilia)
- Traumas

Quadro 4.2 Principais causas de artrite crônica na faixa etária pediátrica

- Artrite tuberculosa ou fúngica
- Doenças do tecido conjuntivo (artrite idiopática juvenil, espondiloartropatias)
- Doenças imunológicas (deficiência de IgA, hipogamaglobulinemia)
- Neoplasias (leucemia, linfoma, neuroblastoma, osteoma osteoide, osteossarcoma)
- Doença de Lyme
- Outras causas: sinovite vilonodular pigmentada, sinovite por corpo estranho, osteoartropatia hipertrófica, displasias musculoesqueléticas, mucopolissacaridoses e doenças endócrinas

IgA: imunoglobulina A.

Quando houver febre, emagrecimento e anorexia, os processos infecciosos devem ser afastados inicialmente e, em seguida, as artropatias inflamatórias e neoplasias. A leucemia linfoblástica aguda é a neoplasia mais comum na pediatria, compreendendo 25% de todas as neoplasias. Sintomas musculoesqueléticos, como manifestação inicial de leucemia, ocorrem em torno de 20 a 40% dos casos. Dessa forma, as leucemias devem ser sempre lembradas no diagnóstico diferencial de artrites na pediatria, não somente pela considerável prevalência, como também pela urgência na definição do diagnóstico e do tratamento[4-6].

As causas mais frequentes de monoartrite estão relacionadas no Quadro 4.3.

Artrite Traumática

O histórico do trauma e do mecanismo de lesão é de grande auxílio diagnóstico. Os fatores causais de uma monoartrite traumática por contusão (sem o contato da articulação com o ambiente) são: estiramento das estruturas intra-articulares, compressão meniscal e da sinóvia e laceramento dos vasos com possibilidade de hemartrose e fratura. No caso de trauma aberto, há grande associação com artrite séptica[1,2].

Quadro 4.3 Causas de monoartrite aguda e crônica
Aguda
<ul><li>Trauma</li><li>Artrite séptica</li><li>Hemofilia, anemia falciforme</li><li>Sinovite transitória do quadril</li><li>Neoplasias</li></ul>
Crônica
<ul><li>Artrite idiopática juvenil</li><li>Artrite tuberculosa ou fúngica</li><li>Doença de Lyme</li><li>Sinovite vilonodular pigmentada</li><li>Sinovite por corpo estranho</li><li>Osteonecrose</li><li>Neoplasias</li></ul>

A crescente prática de atividades físicas com caráter competitivo, por vezes inadequada para a idade da criança e do adolescente, tem aumentado de forma significativa o comprometimento do sistema musculoesquelético, em especial das articulações[1].

A análise do líquido sinovial de uma monoartrite traumática, em geral, mostra baixa contagem de células brancas (menos de $0,2 \times 10^9/L$), mas ocasionalmente pode ser alta e simular fluido de uma artrite séptica, devendo ser sempre solicitadas bacterioscopia, culturas e/ou reação de cadeia de polimerase (PCR) para excluir agentes infecciosos[2].

Exames como ultrassonografia e ressonância magnética da articulação e região periarticular comprometidas podem auxiliar na avaliação da extensão do comprometimento. O quadro resolve-se espontaneamente ou com a utilização de anti-inflamatório não hormonal (AINH) por curto período, se não houver mais lesões intra-articulares[2].

Artrite Séptica

A artrite séptica ou pioartrite deve ser sempre lembrada na presença de monoartrite dolorosa, mesmo sem febre e sinais de comprometimento sistêmico[7].

A incidência de artrite séptica é de aproximadamente 8:100.000 crianças/ano com alta prevalência aos 5 anos de idade, sexo masculino e principalmente quadril, joelhos e tornozelos[7].

Na Unidade de Reumatologia Pediátrica do Instituto da Criança do HCFMUSP, toda monoartrite aguda, principalmente aquelas com dor moderada a intensa, é puncionada e o líquido sinovial é enviado para análise de bacterioscopia e cultura. A artrite séptica será discutida detalhadamente no Capítulo 5, "Artrite séptica e osteomielite".

Doenças Hematológicas

Hemofilia

Hemofilia é uma doença hereditária ligada ao cromossomo X causada pela deficiência do fator de coagulação VIII, sendo denominada hemofilia A, ou pela deficiência do fator IX, sendo então denominada hemofilia B. Aproximadamente 85% dos pacientes sofrem de hemofilia A e apenas 15% apresentam hemofilia B. As diferenças de concentração dos fatores de coagulação definem a doença como leve, moderada ou grave[8]. Pacientes com hemofilia grave tendem a apresentar sangramentos espontâneos nos primeiros anos de vida, entre 1 e 3 anos, sendo 80 a 90% dos sangramentos no sistema musculoesquelético, particularmente nos músculos e grandes articulações, como joelhos, cotovelos e tornozelos[8,9].

As hemartroses originam sinovite aguda, com aumento de volume, calor local, com presença ou não de dor, e restrição do movimento na articulação atingida. Elas podem resultar em uma artrite crônica após seis meses de evolução, com progressão para artropatia hemofílica, na qual ocorre limitação funcional e sequelas. A hemartrose de repetição pode causar hipertrofia sinovial e dano articular com gradual destruição articular caracterizando a artropatia hemofílica[8,9].

Anemia falciforme

Na anemia falciforme, as crises vaso-oclusivas podem cursar com artrite aguda caracterizada por derrame articular discreto que acomete principalmente joelhos, tornozelos, punhos, mãos e pés, e habitualmente são precedidas por traumas[8]. Na anemia falciforme, a idade inicial é em torno de 6 meses a 2 anos, enfatizando-se que quanto mais precoce, mais grave será a doença. Também podem ocorrer necrose asséptica de cabeça do fêmur e pioartrites por salmonelose[1].

Sinovite Transitória do Quadril

Esta doença representa cerca de 90% dos casos de dor no quadril na criança, sendo totalmente benigna, autolimitada e de origem desconhecida. Mais da metade dos casos apresenta antecedente de infecção do trato respiratório superior (cerca de uma a três semanas antes do início dos sintomas) ou trauma leve. A idade de acometimento varia de 18 meses a 12 anos, com maior número de casos descritos entre 2 e 8 anos[1,10]. O quadro laboratorial é normal ou apresenta sinais de processo inflamatório leve (discreta elevação da velocidade de hemossedimentação, leucocitose discreta e proteína C-reativa pouco aumentada). Na maioria dos casos, a resolução ocorre em no máximo duas semanas. O diagnóstico é de exclusão. A ultrassonografia evidencia derrame articular anecogênico que pode conter debris. A radiografia pode mostrar alargamento do espaço articular e ajuda a excluir outras afecções do quadril. Geralmente não há necessidade de realizar outros exames de imagem. Em casos de suspeita de artrite séptica, está indicada a punção articular[10].

O tratamento de escolha inclui repouso e analgésico, como paracetamol. Eventualmente, pode-se utilizar AINH pelo período de uma semana[10].

Artrite Idiopática Juvenil

Artrite idiopática juvenil (AIJ) é um grupo de doenças caracterizado por artrite crônica persistente por no mínimo seis semanas com início antes dos 16 anos de idade. Essa doença, anteriormente denominada artrite crônica juvenil ou artrite reumatoide juvenil, tem etiologia desconhecida e para o diagnóstico é necessária a exclusão de outras doenças que possam causar o mesmo quadro. A prevalência estimada da AIJ é de 1-4:1.000 crianças e adolescentes, mas é provavelmente sub-diagnosticada em todo o mundo[2,3,11-13].

Há sete subtipos distintos[14]:

1. Pauciarticular (persistente, que se mantém oligoarticular após seis meses do diagnóstico, ou estendida, que evolui para poliarticular após seis meses de doença).
2. Poliarticular com fator reumatoide positivo.
3. Poliarticular com fator reumatoide negativo.
4. Forma sistêmica.
5. Artrite psoriásica.
6. Artrite associada à entesite.
7. Forma indiferenciada.

Esse tipo de artrite será discutido mais detalhadamente no Capítulo 6, "Artrite idiopática juvenil".

Artrite Tuberculosa

A artrite tuberculosa é uma infecção granulomatosa crônica causada pela bactéria *Mycobacterium tuberculosis*. Mais raramente, pode haver contaminação por *Mycobacterium bovis* dependendo de fatores regionais, como contaminação de rebanho bovino, ingestão de leite não pasteurizado, condições imunológicas e nutricionais inadequadas. A contaminação sinovial ocorre geralmente por via hematogênica de um foco primário de tuberculose, pulmonar ou ganglionar[1].

A artrite tem envolvimento monoarticular, abrangendo principalmente coluna vertebral, coxofemoral ou joelho, apresentando-se habitualmente dolorosa e com limitação da mobilidade articular. O envolvimento da coluna é denominado mal de Pott e é o mais frequente (50% dos casos), sendo as vértebras torácicas baixas e lombares altas as mais comprometidas. A evolução clínica é insidiosa e progressiva, podendo haver perda de peso, anorexia, astenia, fadiga, dor noturna e febre baixa vespertina. A cultura e a bacterioscopia do líquido sinovial podem evidenciar o agente infeccioso. No entanto, o diagnóstico é confirmado por biópsia com visualização do granuloma tuberculoso, ou mais recentemente por PCR[1].

Sinovite Vilonodular Pigmentada

A sinovite vilonodular é uma condição proliferativa benigna rara da sinóvia caracterizada por múltiplos episódios de sangramentos sinoviais. O quadro clínico se inicia com monoartrite crônica, especialmente de joelhos, produzindo um aspecto característico na visão direta por artroscopia. A punção do joelho pode mostrar um líquido hemorrágico (hemartrose) ou com produtos de degradação hemática[1,15]. A incidência estimada é de 1,8:1.000.000 crianças e o atraso no diagnóstico é muito frequente, variando de meses até anos para o correto tratamento[15].

Artrite por Osteonecrose

Os principais fatores de risco para osteonecrose são: uso crônico de corticosteroides, dislipidemias, trombofilias hereditárias ou adquiridas (síndrome do anticorpo antifosfolípide), etilismo crônico, lúpus eritematoso sistêmico juvenil (LESJ) e doença descompressiva dos mergulhadores. Na faixa etária pediátrica, as necroses assépticas ou avasculares podem acometer vários sítios anatômicos, como a articulação coxofemoral (doença de Legg-Calvé-Perthes), o osso navicular (doença de Kienböck) e a coluna vertebral (doença de Scheuermann)[1].

Neoplasias Ósseas ou Periarticulares

Leucemia linfoblástica aguda é o tipo de neoplasia mais prevalente em crianças e adolescentes e a mais frequentemente associada com queixas musculoesqueléticas na fase inicial. As manifestações musculoesqueléticas iniciais são dor nos membros inferiores, artralgia e artrites principalmente nos joelhos, tornozelos e cotovelos[4-6].

Algumas queixas e alterações ao exame físico podem sugerir esses diagnósticos, como dor intensa e desproporcional aos achados no exame físico, queixa de dor noturna recorrente e sintomas constitucionais (febre, perda de peso e adinamia intensa). Algumas alterações laboratoriais como citopenias e níveis aumentados de desidrogenase lática (DHL) também podem ser úteis no diagnóstico de malignidades[4-6].

O diagnóstico precoce de leucemia é importante para o prognóstico e a boa resposta ao tratamento. Corticosteroides e imunossupressores podem mascarar e atrasar o diagnóstico, ou até mesmo acarretar corticorresistência[5].

Artrite da Doença de Lyme

A doença de Lyme (DL) é uma doença infecciosa causada pela bactéria espiroqueta *Borrelia burgdorferi* transmitida pela mordedura de carrapato. A apresentação clínica da DL divide-se em três fases distintas: a doença localizada inicial, caracterizada pelo *eritema migrans*; a doença disseminada inicial, com possível acometimento do sistema nervoso central e do coração; e a fase tardia na doença, com artrite monoarticular ou oligoarticular das grandes articulações. A artrite da DL na fase tardia deve ser tratada inicialmente com antibioticoterapia oral com doxiciclina, amoxicilina ou cefuroxima, por 14 a 21 dias. A antibioterapia endovenosa está indicada em caso de manifestações cardíacas ou neurológicas, com exceção da paralisia facial isolada. A artrite de Lyme pode ser tratada com sucesso com doxiciclina ou amoxicilina durante um mês[16,17].

A doença tende a evoluir com múltiplos surtos e remissões com crises durante alguns dias. A natureza episódica da artrite da DL pode ser uma importante pista para o diagnóstico[8]. O desafio com o manejo dessa doença é seu difícil diagnóstico, pois apenas 40 a 70% das crianças e dos adolescentes apresentam o exantema característico. Os sintomas constitucionais podem ser leves e os testes sorológicos são de difícil interpretação[17]. Mesmo assim, a sorologia deve ser sempre solicitada para confirmação diagnóstica[16,17].

Quando não tratada, a artrite pode recorrer muitas vezes ao ano por vários anos, mas os episódios diminuem gradualmente de frequência e, eventualmente, resolvem-se completamente. Um pequeno número de crianças, mesmo tratadas apropriadamente, evolui para artrite crônica. Essa evolução está associada à presença de anticorpos contra HLA-DR4 ou HLA-DR2 e com altos títulos de anticorpos contra a superfície externa da proteína A da *Borrelia burgdorferi*[16].

Alguns estudos aventaram a possível influência de vários fatores ambientais, como poluição, imunizações e agentes infecciosos, notadamente a *Borrelia*, na etiopatogenia da AIJ. Contudo, mais estudos são necessários para ser estabelecida uma relação segura entre esse fator ambiental e a AIJ[16].

Exames Complementares

Diante de um paciente com monoartrite, o médico deve prontamente realizar a punção e a análise do líquido sinovial da articulação acometida. Na fase aguda da artrite séptica, o hemograma pode evidenciar anemia de doença crônica e leucocitose com desvio. As provas de atividade inflamatória podem se encontrar elevadas, tanto a proteína C-reativa quanto a velocidade de hemossedimentação. A radiografia simples na fase aguda habitualmente demonstrará somente o aumento dos tecidos moles, mas no caso de suspeita de neoplasias ósseas ou fraturas, esse exame torna-se mais valioso. A ressonância magnética pode ser útil nos casos de suspeita de sinovite vilonodular pigmentada, osteonecrose, além dos casos em que haja suspeita de osteomielite concomitante. A cintilografia óssea é também de auxílio quando houver suspeita de osteomielite e osteonecrose asséptica, mas a ressonância magnética é, atualmente, o exame preferencial[1,2].

No acometimento de articulações coxofemorais e sacroilíacas, nas quais o acesso é mais difícil, a punção guiada por ultrassonografia pode ser de grande auxílio, particularmente em recém-nascidos (RN) e lactentes. A biópsia sinovial por agulha às cegas ou guiada por ultrassonografia é um método útil quando houver suspeita de infecções crônicas ou sinovite vilonodular. A artroscopia por visualização direta das estruturas intra-articulares pode afastar sinovite por corpo estranho. É preciso, após a biópsia, já realizar o tratamento no caso das sinovites vilonodulares[1].

Tratamento

O tratamento da monoartrite depende, essencialmente, do reconhecimento etiológico. Na artrite séptica, a pronta introdução da antibioticoterapia adequada, após a punção articular, muda o prognóstico do paciente[7]. O repouso relativo é indicado nos casos de monoartrite, principalmente para pacientes com histórico de trauma.

Nos casos de fraturas, sinovite vilonodular pigmentada e tumores osteoarticulares, o indivíduo deve ser encaminhado a um ortopedista para efetuar o tratamento adequado. A osteonecrose deve ser inicialmente tratada com a redução da carga sobre o membro afetado – obtida por meio de repouso no leito e dispositivos de apoio à marcha (muleta, bengala e andador)[3].

Nos casos agudos e dolorosos, a descompressão cirúrgica é indicada para reduzir o edema ósseo, aliviando a sintomatologia[3]. Nos pacientes em que foi diagnosticada doença inflamatória, como a AIJ, o tratamento deve ser dirigido para cada subtipo diferente da doença. O uso de corticosteroide intra-articular também é uma opção terapêutica nos casos de AIJ pauciarticular com até quatro articulações acometidas[12,13].

POLIARTRITE

Os casos de poliartrite aguda são decorrentes principalmente de febre reumática (FR) aguda, LES, artrites reativas, artrites virais, vasculites (p. ex., púrpura de Henoch-Schönlein [PHS], poliarterite nodosa, arterite de Takayasu) e leucoses[1-6]. Os casos crônicos ocorrem na AIJ e nas espondiloartropatias. Os casos de LESJ e AIJ predominam no sexo feminino, enquanto as espondiloartropatias incidem mais no sexo masculino[12].

O exame físico completo é fundamental, bem como a pesquisa de lesões cutâneas de psoríase, eritema malar, alopecia, vasculites, úlceras orais e genitais, alterações ungueais, testes para avaliação da força muscular, pesquisa de sopro cardíaco e palpação dos pulsos arteriais. Um exame neurológico cuidadoso também é muito importante e deve ser sempre realizado. O exame musculoesquelético deve incluir a avaliação de edema, calor, dor durante a palpação, limitação à mobilização, crepitação e deformidade em cada articulação. As articulações acometidas podem ser importantes para a elucidação diagnóstica. Enquanto algumas doenças raramente envolvem o segmento axial (como vasculites e LES), o acometimento conjunto das articulações periférica e axial é evidenciado em espondiloartropatias e AIJ[1-6].

As principais causas de pauciartrite e poliartrite estão apresentadas na Tabela 4.1.

Febre Reumática

A artrite é a manifestação mais comum da FR, presente em 75% dos casos, com evolução autolimitada e sem sequelas. Muitas vezes é o único critério maior presente, principalmente em adolescentes e adultos[18].

Tabela 4.1 Causas de pauciartrite e poliartrite de acordo com a distribuição do envolvimento articular – simétrico ou assimétrico

Pauciartrite ou poliartrite	Simétrica	Assimétrica
Causas inflamatórias	Febre reumática (70% casos)	Febre reumática (30% casos)
	Artrite idiopática juvenil	Artrite idiopática juvenil
		Artrite reativa
	Lúpus eritematoso sistêmico	Espondiloartropatias
		Vasculites
Infecciosas	Artrites virais	
	Doença de Lyme	
Outras causas	Osteoartropatia hipertrófica	
	Sarcoidose	
	Imunodeficiências	

A descrição clássica da artrite da FR consiste em um quadro de poliartrite migratória, principalmente de grandes articulações dos membros inferiores, sendo as articulações mais acometidas os joelhos e tornozelos[18-20].

A artrite é, em geral, muito dolorosa, apesar de não mostrar sinais inflamatórios intensos ao exame físico. A resposta aos AINH é rápida e frequentemente a dor não ultrapassa três semanas de duração[18,19]. Embora o padrão típico seja observado em cerca de 80% dos casos, existem apresentações atípicas que requerem outras considerações no diagnóstico diferencial, as quais incluem artrite aditiva (envolvimento progressivo e simultâneo de várias articulações, sem cessar a inflamação nas anteriores), monoartrite e acometimento de pequenas articulações e da coluna vertebral. Podem estar envolvidas as pequenas articulações como as interfalangeanas e as metacarpofalangeanas, mas sempre deve haver o acometimento concomitante de grandes articulações[20].

Lúpus Eritematoso Sistêmico Juvenil

O LES é uma doença autoimune caracterizada pela produção de vários autoanticorpos com acometimento de múltiplos órgãos e sistemas, com várias formas de apresentação. A incidência é estimada em quatro novos casos por 1 milhão de pessoas ao ano, sendo que 10 a 20% dos pacientes com a doença iniciam os sintomas antes dos 18 anos de idade[21].

A evolução é imprevisível, habitualmente possui caráter crônico com períodos de remissão e exacerbação das manifestações clínicas. No LESJ, ocorre acometimento com maior frequência de rins, sistema neuropsiquiátrico, pele, articulações e mucosa[21-24].

A artralgia ou a artrite estão presentes em aproximadamente 75 a 80% dos casos, tanto no início quanto no curso da doença. Habitualmente, os pacientes apresentam poliartrite aguda simétrica, migratória ou aditiva envolvendo pequenas e grandes articulações, que não causam erosão e raramente resultam em deformidade articular. Em alguns casos, a artrite pode se tornar crônica, como na AIJ causando deformidades[24].

Artrite Idiopática Juvenil

AIJ compreende um grupo heterogêneo de pacientes com artrite crônica de causa indefinida, com início antes dos 16 anos de idade, que persiste por pelo menos seis semanas na mesma articulação e excluídas outras causas de artrite crônica na infância. Essa doença tem sete subtipos de acordo com o quadro clínico nos primeiros seis meses de evolução e inclui três tipos mais frequentes que são pauciarticular, poliarticular e sistêmico[11,14].

O subtipo poliarticular apresenta um curso de doença mais refratário em comparação com os pacientes que apresentam menor número de articulações acometidas. Em razão do curso crônico ativo, apresentam maior risco de dano articular permanente, o que pode resultar em maior morbidade e piora da qualidade de vida[12-14].

Mais detalhes da AIJ poliarticular estão descritos no Capítulo 6, "Artrite idiopática juvenil".

Espondiloartropatias

As espondiloartropatias ou espondiloartrites constituem um grupo de artropatias inflamatórias com mecanismos genéticos comuns (interação familiar, participação do HLA-B27) e presença de entesites (inflamação da inserção ligamentar ou tendínea com osso subcondral ou cartilagem articular). As entesites localizam-se preferencialmente em joelho, tuberosidade anterior da tíbia, tendão do calcâneo e calcanhar. Essas doenças caracterizam-se por acometimento axial e periférico assimétrico, em geral pauciarticular, englobando coluna lombossacral e membros inferiores, associados à entesite. Nesse espectro clínico, destacam-se[11,12]:

- Espondilite anquilosante.
- Artrite reativa.
- Artrite psoriásica.
- Artrite associada à doença inflamatória intestinal (doença de Crohn ou retocolite ulcerativa).
- Formas indiferenciadas.

Artrite Reativa

Artrite reativa é uma artrite aguda inflamatória asséptica que se desenvolve após uma infecção extra-articular causada por uma bactéria artritogênica. Habitualmente, a artrite ocorre de duas a quatro semanas após uma infecção intestinal ou urogenital por *Salmonella*, *Shigella*, *Yersinia*, *Chlamydia*, *Campylobacter* ou *Clostridium*[25,26]. A artrite é tipicamente oligo ou poliartrítica aguda assimétrica de grandes articulações dos membros inferiores, como joelho, tornozelo e quadril, que pode ser acompanhada de eritema local, entesite ou tenossinovite, sintomas extra-articulares, como febre, perda de peso, fadiga, conjuntivite, uveíte, eritema nodoso ou uretrite. Há forte associação com antígeno de histocompatibilidade HLA B27 e, nesses casos, o quadro articular costuma ser mais grave[25]. A duração da artrite pode ser variável, mas geralmente se resolve no período de uma a quatro semanas com o uso de AINH. O uso de antibiótico não interfere no curso da doença articular[25,26].

Artrites Virais

Várias infecções virais podem cursar com manifestações musculoesqueléticas, principalmente poliartralgia ou poliartrite, de forma geral aguda, autolimitada e que evolui sem sequelas. Habitualmente os sintomas articulares surgem com o período prodrômico ou no início da doença, e não é raro que sejam acompanhadas por exantemas difusos pelo corpo. A artralgia é mais frequente do que a artrite propriamente dita, e ambas são usualmente de curta duração (1 a 2 semanas)[1-3].

As grandes articulações, como joelhos, cotovelos e punhos, e as pequenas articulações das mãos e pés são as mais acometidas. Entre os principais agentes virais causadores de artrite estão os vírus da rubéola, parvovírus B19, dengue e, mais recentemente, o vírus Chikungunya[1-3,27].

Em menor proporção, a artrite pode ser causada por outros vírus, como os das hepatites B e C, herpes simples, varicela-zóster, citomegalovírus, Epstein-Barr, adenovírus, coxsackievírus e echovírus[1].

O vírus Chikungunya é um arbovírus transmitido aos humanos pela picada do mosquito *Aedes*, sendo o *Aedes aegypti* e o *Aedes albopictus* os principais vetores. O primeiro caso descrito do vírus foi na Tanzânia, em 1952. Apenas em dezembro de 2013 o primeiro caso de infecção pelo Chikungunya foi descrito no continente americano e desde então várias epidemias já foram registradas, tanto nas Américas Central e do Norte quanto na América do Sul. A infecção aguda pode cursar com poliartrite ou poliartralgia simétrica em 30 a 50% das crianças acometidas. Podem ocorrer outras manifestações reumatológicas, como tenossinovite, tendinite e/ou bursite nas fases aguda e subaguda da doença (até 90 dias do início da febre). Artrite crônica pode persistir por dois anos ou mais em 5 a 11% dos casos pediátricos. Destruição articular permanente é raramente relatada[27-30].

Na rubéola, as manifestações articulares acometem 50% de adolescentes do sexo feminino e também podem ocorrer em 5 a 9% das crianças e dos adolescentes imunizados. O início da artrite ou da artralgia ocorre aproximadamente uma semana antes ou após o início do exantema e depois de três a quatro semanas da imunização. A artralgia é mais frequente do que a artrite e o envolvimento articular é simétrico e migratório, resolvendo-se em poucos dias até duas semanas. As infecções pelo parvovírus B19 podem cursar com artralgias (5%) e artrites (3%), principalmente nas crianças com menos de 10 anos. As manifestações osteoarticulares podem estar associadas ao eritema; são transitórias, mas raramente o quadro pode chegar a simular a AIJ[1-3].

Na hepatite B, o envolvimento articular é simétrico e poliarticular, podendo ser migratório ou aditivo, precede a icterícia em dias a semanas e é usualmente limitado ao período prodrômico pré-ictérico. É acompanhado, em geral, de febre, exantema urticariforme, cefaleia, alterações de laboratório (como elevações das transaminases e imunocomplexos), hipocomplementemia, positividade do fator reumatoide e fator antinúcleo (FAN). Pacientes com hepatite crônica ativa e viremia crônica têm poliartralgia recorrente. O diagnóstico é estabelecido com a solicitação de sorologias específicas[1].

Nos casos de febre e artralgia, o médico deve sempre incluir dengue como diagnóstico diferencial e não deve prescrever tratamento com AINH até que tenha um diagnóstico definitivo. O AINH deve ser evitado mesmo pacientes com plaquetas normais, principalmente nos primeiros três dias de doença pelo risco de ser um caso de dengue com evolução para a forma hemorrágica[27,28].

O tratamento da artrite viral consiste em repouso, calor local e analgesia simples. Na maioria dos casos, não deixa sequelas e, em geral, não tem recorrências[1,27-30].

Artrites Parasitárias

A frequência de manifestações musculoesqueléticas em infecções parasitárias é muito pequena. Infecções como toxoplasmose, toxocaríase, giardíase, estrongiloidíase, teníase e esquistossomose podem cursar com pauciartrite ou poliartrite aguda com má resposta ao uso de AINH. Normalmente, o tratamento da parasitose leva à regressão do quadro articular[31].

Vasculites

As principais vasculites na pediatria que cursam com pauciartrite ou poliartrites agudas são PHS, também conhecida como vasculite por IgA, poliarterite nodosa (PAN) e arterite de Takayasu[32].

A PHS é a vasculite mais frequente na infância que predominantemente afeta os vasos de pequeno calibre e a incidência é de 20:100.000 crianças com pico de aparecimento entre 4 e 6 anos de idade. A apresentação clássica inclui púrpura palpável não plaquetopênica de localização simétrica, principalmente nos membros inferiores e nádegas, artrite, nefrite e dor abdominal. A artrite ocorre em 75% dos casos, sendo uma artrite oligoarticular que acomete principalmente joelhos e tornozelos. O acometimento de cada articulação dura poucos dias e regride espontaneamente, sem deixar sequelas. Em 15% dos casos, as artrites podem preceder as lesões purpúricas em até uma semana[32,33].

A PAN é a terceira vasculite mais frequente na infância e é caracterizada por uma vasculite necrotizante de artérias de médio calibre. O pico de incidência ocorre por volta de 9 anos de idade. Em adultos, a PAN é classicamente associada com o vírus da hepatite B, mas na infância esta associação é mais incomum. A vasculite pode ser disseminada, denominada de PAN sistêmica ou localizada na pele, sendo chamada de PAN cutânea. Nos casos de PAN sistêmica, ocorre artrite pauciarticular em 40% dos casos. O comprometimento sistêmico na PAN cutânea costuma ser leve e traduzido pela presença de febre (80 a 90%), pauciartrite e/ou artralgia de grandes articulações (70 a 90%). Aproximadamente 50% das crianças com PAN cutânea apresentam recorrências da doença, principalmente nos dois a três primeiros anos de evolução, podendo estar associadas ao estreptococo beta-hemolítico do grupo A, necessitando de profilaxia secundária com penicilina benzatina à semelhança da FR[32,33].

A arterite de Takayasu é uma vasculite granulomatosa que afeta artérias de grande calibre, como aorta, renal, subclávia e carótidas, resultando em dilatações aneurismáticas, estreitamento, irregularidades e oclusões da aorta e dos ramos. A maioria dos casos é diagnosticada na adolescência com pico de incidência aos 13 anos de idade. A evolução tem sido dividida em duas fases clínicas. Até 50% dos pacientes apresentam a primeira fase (fase I ou sistêmica), com predomínio dos sintomas inflamatórios agudos inespecíficos, como febre, anorexia, perda de peso, fadiga, cefaleia, artralgias, pauciartrite ou poliartrite aguda, mialgias, dor torácica e dor abdominal. Esses sinais e sintomas raramente ultrapassam três a quatro semanas, podem recorrer e eventualmente durar anos até o surgimento da fase II ou isquêmica[34].

Exames Complementares

Na poliartrite ou na pauciartrite, o hemograma pode evidenciar anemia de doença crônica, leucocitose com neutrofilia e provas de atividade inflamatória elevadas nos casos de forma sistêmica da AIJ e FR[12-14]. A plaquetose pode ser evidenciada nos casos de atividade da AIJ, principalmente na forma sistêmica[6,14]. A bicitopenia pode ocorrer também nas leucoses e em muitos casos torna-se necessário um mielograma para diferenciação entre AIJ e leucemia[4-6]. Anemia hemolítica autoimune, plaquetopenia, leucopenia e/ou linfopenia podem ser encontradas nos pacientes com LESJ[19,20]. O FAN é observado em 95 a 100% dos casos de LESJ e em até 88% dos casos com uveíte anterior associada à AIJ na forma pauciarticular. No entanto, esse autoanticorpo é muito sensível nos casos de LESJ e pouco específico, podendo estar positivo em várias outras doenças, como hepatite autoimune, urticária, vasculites, dermatomiosite, tumores e presente em até 15% da população saudável[19,20].

A radiografia simples na fase aguda habitualmente só demonstrará aumento dos tecidos moles. Na suspeita de neoplasias ósseas, AIJ e espondiloartropatias, esse exame torna-se muito valioso[6]. Angiorressonância, angiotomografia ou arteriografia são fundamentais para o diagnóstico da arterite de Takayasu e da PAN[34]. As biópsias cutâneas podem auxiliar no diagnóstico das vasculites e do LESJ[33].

Tratamento

O tratamento da pauciartrite e da poliartrite aguda ou crônica depende essencialmente do reconhecimento etiológico da doença[1-3]. Nos casos de FR, a introdução imediata do AINH (naproxeno) promove melhora das artrites entre 24 e 72 horas, os corticosteroides estão indicados apenas na cardite[18]. Nos casos de artrite nos pacientes com LESJ, é indicado o uso de AINH associado aos antimaláricos (difosfato de cloroquina ou sulfato de hidroxicloroquina); os corticosteroides são indicados na presença de outras manifestações sistêmicas associadas[19]. Nos casos de fraturas associadas e tumores osteoarticulares, o paciente deve ser encaminhado a um ortopedista para efetuar o tratamento adequado[1-3].

Nos casos em que foi diagnosticada uma doença inflamatória articular crônica, como AIJ, espondiloartropatia, entre outras, o tratamento medicamentoso deve ser dirigido para estas doenças.

A fisioterapia com utilização de exercícios para manutenção da amplitude dos movimentos articulares e da força muscular é imprescindível nos pacientes inativos. A terapia ocupacional com o uso de talas noturnas é importante para prevenir contraturas em flexão, especialmente de joelhos e punhos. O uso de corticosteroide intra-articular também é uma opção terapêutica nessas condições[1,11].

CONCLUSÕES

A artralgia é caracterizada pela dor articular, habitualmente difusa em toda a articulação, sem alterações no exame físico. A artrite é definida pela presença de derrame articular ou por dois ou mais dos seguintes sinais: limitação do movimento, dor à palpação e dor à movimentação. A incidência de artrite na faixa etária pediátrica é de 20 a 40 casos em 100 mil crianças e adolescentes com menos de 16 anos de idade para artrite aguda e a incidência é cerca de quatro vezes menor para artrite crônica. O presente capítulo descreve a classificação de artrite na faixa etária pediátrica e o diagnóstico diferencial de monoartrite e poliartrite.

REFERÊNCIAS BIBLIOGRÁFICAS

1. Malleson PN. Management of childhood arthritis. Part 1: acute arthritis. Arch Dis Child. 1997;76(6):460-2.
2. Junnila JL, Catwright VW. Chronic musculoskeletal pain in children: Part I. Initial evaluation. Am Fam Physician. 2006;74(1):115-22.
3. Junnila JL, Catwright VW. Chronic musculoskeletal pain in children. Part II: Rheumatic causes. Am Fam Physician. 2006;74(2):293-300.
4. Jones OY, Spencer CH, Bowyer SL, Dent PB, Gottlieb BS, Rabinovich CE. A multicenter case-control study on predictive factors distinguishing childhood leukemia from juvenile rheumatoid arthritis. Pediatrics. 2006;117(5):e840-4.

5. Zombori L, Kovacs G, Csoka M, Derfalvi B. Rheumatic symptoms in childhood leucemia and lymphoma-a ten-year retrospective study. Pediatr Rheumatol Online J. 2013;11:20.
6. Tamashiro MS, Aikawa NE, Campos LMA, Cristofani LM, Odone-Filho V, Silva CAA. Discrimination of acute lymphoblastic leukemia from systemic-onset juvenile idiopathic arthritis at disease onset. Clinics. 2011;66(10):1665-9.
7. Castellazzi L, Mantero M, Esposito S. Update on the management of pediatric acute osteomyelitis and septic arthritis. Int J Mol. 2016;17(6):855.
8. Lobet S, Hermans C, Lambert C. Optimal management of hemophilic arthropathy and hematomas. J Blood Med. 2014;5:207-18.
9. Ozelo MC, Villaca PR, Perez-Bianco R, Candela M, Garcia-Chavez J, Moreno-Rodriguez B, et al. Musculoskeletal evaluation in severe haemophilia A patients from Latin America. Haemophilia. 2014;20(1):e63-70.
10. Zoner CS, Narahashi E, Honda ET, Lederman H, Hilário MOE, Amaral DT, et al. Quadril doloroso na criança. Rev Bras Reumatol. 2005;45(6):389-95.
11. Szer IS, Kimura Y, Malleson PN, Southwood TR. Arthritis in children & adolescents. Juvenile idiopathic arthritis. Oxford: Oxford University Press; 2006.
12. Oberle EJ, Harris JG, W Verbsky JW. Polyarticular juvenile idiopathic arthritis – epidemiology and management approaches. Clin Epidemiol. 2014;6:379-93.
13. Stoll ML, Cron RQ. Treatment of juvenile idiopathic arthritis: a revolution in care. Pediatr Rheumatol Online J. 2014;12:13.
14. Petty RE, Southwood TR, Manners P, Baum J, Glass DN, Goldenberg J, et al.; International League of Associations for Rheumatology. International league of Associations for Rheumatology classification oj juvenile idiopathic arthritis: second revision, Edmonton 2001. J Rheumatol. 2004;31(2):390-2.
15. Hong CM, Hing LT. Acute knee pain in a child to pigmented villonodular synovitis. J Orthop Case Rep. 2015;5(3):78-80.
16. Sá MC, Moreira C, Meloc C, Sousace A, Carvalho S. Doenca de Lyme e artrite idiopática juvenil – Relato de caso clínico pediátrico. Rev Bras Reumatol. 2017;57(6):620-2.
17. Oliveira CR, Shapiro ED. Update on persistent symptoms associated with Lyme disease Curr Opin Pediatr. 2015;27(1):100-4.
18. Gewitz MH, Baltimore RS, Tani LY, Sable CA, Shulman ST, Carapetis J, et al.; American Heart Association Committee on Rheumatic Fever, Endocarditis, and Kawasaki Disease of the Council on Cardiovascular Disease in the Young. Revision of the Jones Criteria for the Diagnosis of Acute Rheumatic Fever in the Era of Doppler Echocardiography A Scientific Statement From the American Heart Association. Circulation. 2015;131(20):1806-18.
19. Pereira BAF, Belo AR, Silva NA da. Rheumatic fever: update on the Jones criteria according to the American Heart Association review. Rev Bras Reumatol. 2017;57(4):364-8.
20. Robazzia TCMV, Araújo SR, Costa SA, Oliveira Júnior AB, Nunes LS, Guimarães I. Manifestações articulares atípicas em pacientes com febre reumática. Rev Bras Reumatol. 2014;54(4):268-72.
21. Silva CA, Aikawa NE, Pereira RM, Campos LM. Management considerations for childhood-onset systemic lupus erythematosus patients implications on therapy. Expert Rev Clin Immunol. 2016;12(3):301-13.
22. Silva CA. Childhood-onset systemic lupus erythematosus: early disease manifestations that the pediatrician must know. Expert Rev Clin Immunol. 2016;12:907-10.
23. Silva CA, Avcin T, Brunner H. Taxonomy for Systemic Lupus Erythematosus with Onset before Adulthood. Arthritis Care Res (Hoboken). 2012;64(12):1787-93.
24. Sakamoto AP, Silva CA, Ferriani MP, Pereira RM, Bonfá E, Saad-Magalhães C, et al. Characterization of chronic arthritis in a multicenter study of 852 childhood-onset systemic lupus erythematosus patients. Rheumatol Int. 2016;36(12):1641-8.
25. Burgos-Vargas R, Vazquez-Mellado J. Reactive arthritis. In: Cassidy JT, Petty RE, editors. Textbook of Pediatric Rheumatology. 6th ed. Philadelphia: Elsevier Saunders; 2010. p. 591-9.

26. Cappella M, Pugliese F, Zucchini A, Marchetti F. Clostridium difficile Enterocolitis and Reactive Arthritis: A Case Report and Review of the Literature. Case Rep Pediatr. 2016;2016:1591753.
27. Ritz N, Hufnagel M, Gerardin P. Chikungunya in children. Pediatr Infect Dis J. 2015;34(7):789-91.
28. Laoprasopwattana K, Kaewjungwad L, Jarumanokul R, Geater A. Differencial of chikungunyna, dengue viral infection and other acute febrile illness in children. Pediat Infect Dis J. 2012;31(5):459-63.
29. Arroyo-Avila M, Vila LM. Rheumatic manifestations in patients with chikungunya infection. P R Health Sci J 2015;34(4):231-2.
30. Couturier E, Guillemin F, Mura M, Léon L, Virion JM, Letort MJ, et al. Impaired quality of life after chikungunya virus infection: a 2-year follow-up study. Rheumatology (Oxford). 2012;51(7)1315-22.
31. Viola GR, Giacomin MFA, França CMP, Sallum AME, Jacob CMA, Silva CA, Chronic polyarthritis as isolated manifestation of toxocariasis. Rev Bras Reumatol. 2016;56(2):185-7.
32. Ozen S, Ruperto N, Dillon MJ, Bagga A, Barron K, Davin JC, et al. Eular/PReS endorsed consensus criteria for the classification of childhood vasculitides. Ann Rheum Dis. 2006;65(7):936-4.
33. Weiss PF. Pediatric vasculitis. Pediatr Clin North Am. 2012;59(2):407-23.
34. Clemente G, Hilario MO, Lederman H, Silva CA, Sallum AM, Campos LM, et al. Takaysu arteritis in a Brazilian multicenter study: children with a longer diagnosis delay than adolescents. Clin Exp Rheumatol. 2014;32(2 Suppl 82):5128-31.

5 Artrite séptica e osteomielite

Teresa Cristina Martins Vicente Robazzi
Paulo Sérgio Milan Robazzi

Após ler este capítulo, você estará apto a:

1. Definir as principais características clínicas e interpretar exames complementares na artrite séptica e na osteomielite.
2. Identificar as etiologias e a patogênese dessas doenças.
3. Orientar os tratamentos clínico e cirúrgico.

ARTRITE SÉPTICA

Introdução e Epidemiologia

O termo artrite séptica refere-se à invasão bacteriana do espaço articular com consequente resposta inflamatória. O diagnóstico precoce e o início adequado do tratamento são de extrema importância, evitando destruição, sequelas e perda irreversível da função articular[1].

É uma condição clínica que predomina na faixa etária infantojuvenil. Estima-se que aproximadamente metade dos casos ocorra antes dos 20 anos de idade[1,2]. A incidência é de 5,5-12:100.000 crianças[1,3], acometendo principalmente menores de 3 anos de idade, sendo o sexo masculino o mais atingido (duas vezes mais que o feminino)[1-6].

Fatores de Risco

De uma forma geral, são considerados fatores de risco para artrite séptica aguda: diabete melito, doença falciforme, hemofilia, imunodeficiências primárias e secundárias, artrites crônicas, uso de próteses articulares, uso de drogas venosas, histórico de cirurgias recentes, hemodiálise e presença de infecções cutâneas[1,2,5]. Na infância, são considerados fatores de risco o sexo masculino, situações que aumentem a suscetibilidade a infecções, como hemoglobinopatias, baixo peso ao nascer, atraso no desenvolvimento, prematuridade, síndrome do desconforto respiratório na infância, cateterização umbilical e pouca idade[7].

Patogênese

A artrite séptica pode ocorrer por diversos mecanismos. A bactéria pode penetrar no líquido sinovial por via hematogênica (associada a episódios de bacteriemia persistente ou transitória, presença de cateteres, uso de drogas, endocardite ou outro foco infeccioso a distância), por contiguidade de uma infecção adjacente a uma osteomielite, celulite ou abscesso ou, ainda, por inoculação direta via trauma ou durante um procedimento cirúrgico, injeção intra-articular ou por um trauma penetrante[1,5-9].

Na criança, há predomínio da via hematogênica, resultado de bacteriemias sintomáticas e assintomáticas, o que é favorecido pela grande vascularização da sinóvia e pela comunicação da epífise e da metáfise por vasos sanguíneos. Esses fatores permitem a invasão bacteriana articular mais rapidamente, sobretudo em recém--nascidos (RN) e lactentes com menos de 18 meses de idade. Outro mecanismo é a localização intra-articular de algumas metáfises ósseas, em especial no quadril e no ombro, com a drenagem natural da osteomielite desses sítios para a articulação[1,9] (Figura 5.1).

Entre as principais portas de entrada para a disseminação hematogênica na infância, destaca-se o trato respiratório. É importante lembrar que a flora normal da orofaringe contém grande população de habitantes bacterianos comuns. O mais importante grupo de microrganismos inclui *Streptococcus mitis, S. mutans, S. milleri* e *S. salivarius.* Acredita-se que essas bactérias atuem como antagonistas contra a invasão por microrganismos potencialmente patogênicos, como *S. pneumoniae, S. pyogenes, Haemophilus influenzae* tipo b (Hib), *Neisseria meningitidis,* ou mesmo *Staphylococcus aureus.* Além disso, culturas dessa região também mostram grande número de *diphtheroids, Moraxella catarrhalis, Neisseria* sp. e organismos HACEK (um grupo de bacilos Gram-negativos que compreendem o *Haemophilus* spp., *Actinobacillus actinomycetemcomitans, Cardiobacterium hominis, Eikenella corrodens* e *Kingella* spp.). Esses microrganismos patógenos são capazes de penetrar a corrente sanguínea, disseminar e invadir órgãos distantes. Portanto, a colonização do trato respiratório por esses organismos é um pré-requisito para mais tarde haver uma invasão hematogênica. Além disso, evidências sugerem que as interações ocorrem

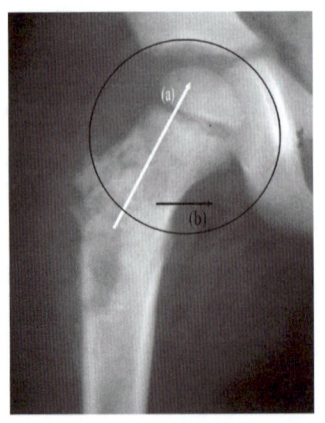

Figura 5.1 Radiografia do fêmur proximal de lactente apresentando osteomielite da região metafisária. Uma pioartrite secundária pode ocorrer por dois mecanismos: (A) até os 18 meses de idade, ainda existem vasos cruzando a fise de crescimento (seta branca); (B) na articulação do quadril, a metáfise está contida pela cápsula articular (círculo) com drenagem da infecção para dentro da articulação.

com infecções virais. Infecção do trato respiratório superior concomitante com estomatite, incluindo úlceras orais induzidas por varicela, frequentemente estão presentes em pacientes acometidos, especialmente para *K. kingae*. Parece que os microrganismos que colonizam a orofaringe penetram mais facilmente em uma camada mucosa previamente danificada por uma doença viral e depois progridem ao longo das vias aéreas, causando infecção do trato respiratório inferior e/ou invasão da corrente sanguínea. Bacteriemia transitória benigna pode ocorrer com a disseminação da bactéria no espaço articular ou no osso[1,2,9].

Uma vez que o espaço articular esteja invadido por bactérias, endotoxinas são liberadas com consequente estímulo da produção de citocinas, como o fator de necrose tumoral e interleucina-1, que por sua vez incitam a migração de leucócitos e a liberação de enzimas proteolíticas[1-6]. Esses fatores combinados proporcionam a destruição da sinóvia e da matriz cartilaginosa, que se inicia logo nas primeiras 24 a 48 horas. O quadril é suscetível a maior dano articular, pois associado à destruição por condrólise química, ocorre aumento acentuado da pressão articular com acréscimo do volume do líquido intra-articular e distensão da cápsula, com diminuição do fluxo vascular para a epífise e consequente necrose avascular, o que pode ser devastador para a articulação[1].

Etiologia

A bactéria isolada do líquido sinovial varia com a faixa etária do paciente. Com exceção do período neonatal, o *Staphylococcus aureus* é o microrganismo mais frequente[1,6,8]. Outros agentes comumente isolados são os estreptococos beta-hemolíticos do grupo A, *Streptococcus pneumoniae* e *Haemophilus influenzae* (atualmente menos frequente após inclusão da vacinação de rotina no primeiro ano de vida)[1,6-10].

No período neonatal, o *S. aureus* também é frequente, mas há predomínio de estreptococos do grupo B[1,6]. Os RN são suscetíveis a infecções por bacilos entéricos Gram-negativos e pela *Neisseria gonorrhoeae*, sendo este agente importante na epidemiologia da artrite séptica de adolescentes com vida sexualmente ativa[1,6-10]. Os RN prematuros e com baixo peso, pelo maior período de internação e exposição a procedimentos invasivos, apresentam mais risco de desenvolver bacteriemia e sepse e, consequentemente, artrite séptica. Nesse contexto, os fungos devem ser lembrados como possíveis agentes etiológicos[10].

Os agentes etiológicos, divididos didaticamente por faixa etária, podem ser assim apresentados:

- Período neonatal:
  - Hospitalares: *S. aureus*, Gram-negativos (*Klebsiella* sp., *Proteus* sp., *Escherichia coli*), *Candida*.
  - Não hospitalares: estreptococos do grupo B, *S. aureus*.
- Até 2 anos: *S. aureus*, *H. influenzae*.
- 3 a 6 anos: *S. aureus*, *H. influenzae*, *Streptococcus viridans*.
- 7 a 12 anos: *S. aureus*, *S. viridans*, estreptococos.
- Mais de 13 anos: *S. aureus*, *N. gonorrhoeae*.

Considerando os fatores de risco, os microrganismos podem ser classificados por ordem de frequência[1,6]:

- Imunossupressão: *S. aureus*, Gram-negativos (salmonela na anemia facilforme e no lúpus eritematoso sistêmico), *S. pneumoniae*, fungos, *Mycobacterium tuberculosis*.
- Trauma prévio: *S. aureus*.
- Cirurgia ortopédica: *S. aureus*, *Staphylococcus epidermidis*.
- Prótese articular: *S. epidermidis*, *S. aureus*, anaeróbios.
- Doença articular prévia (p. ex., artrite reumatoide): *S. aureus*.
- Drogas endovenosas: *Pseudomonas aeruginosa*, *S. aureus*.
- Diabéticos: *S. aureus*, *Staphylococcus haemolyticus*, Gram-negativos.

Um patógeno emergente na etiologia da infecção osteoarticular aguda pediátrica é *K. kingae*, comensal comum da orofaringe das crianças. *K. kingae* tem sido definida como uma importante bactéria em pacientes entre 6 meses e 4 anos de vida, sobretudo nas infecções ósseas e articulares de etiologia indefinida precedidas por estomatite e por infecção do trato respiratório superior[9-12].

Manifestações Clínicas

O início da artrite séptica, que é usualmente mais agudo do que o da osteo-mielite, é acompanhado por sinais sistêmicos incluindo febre, mal-estar, toxemia, astenia, inapetência e irritabilidade. No RN, o quadro clínico pode ser assintomá-tico e frequentemente está associado à osteomielite e à celulite[5]. Em crianças maio-res, há sinais localizados articulares, com evidência de sinais inflamatórios locais, como edema, eritema, dor e limitação local (Figura 5.2). Há a tendência a assumir a posição de conforto que maximize o volume articular e diminua a tensão capsular e consequentemente a dor, como joelho moderadamente fletido e quadril fletido, abduzido e rodado externamente. Os sinais inflamatórios podem estar ausentes em um paciente com imunossupressão. Habitualmente, há recusa para mobilizar a arti-culação, tanto passiva como ativamente, pela dor local[1].

Em mais de 90% dos casos, o comprometimento é monoarticular e em torno de 75 a 80% acomete os membros inferiores, principalmente joelho e quadril[1]. Nos RN e lactentes, o quadril é a articulação mais comprometida, por via hematogênica ou por contaminação direta por tentativa de punção da artéria femoral. Em pré--escolares e escolares, o joelho é a articulação mais acometida. Outras articulações acometidas são tornozelos, cotovelos, punhos e ombros. Existe a possibilidade de artrite séptica poliarticular, principalmente por *N. gonorrhoeae, Neisseria meningi-tidis, Salmonella* spp. e *S. aureus*, em casos de bacteriemia, doenças do colágeno ou outras doenças imunossupressoras[1,8-11].

Na doença gonocócica disseminada, as manifestações clínicas são divididas em duas fases. Uma fase de bacteriemia caracterizada por poliartralgia migratória, tenos-

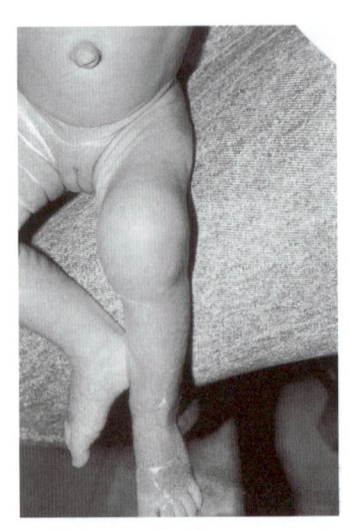

Figura 5.2 Monoartrite séptica. (Veja imagem colorida no encarte.)

sinovite, dermatite maculopapular dolorosa em troncos e membros, calafrios e febre. Nessa fase, a positividade da hemocultura chega a 20%. Na segunda, a hemocultura é negativa e a artrite tende a se localizar em punhos, joelhos e articulações das mãos[3,5,6,13].

Deve-se suspeitar de uma infecção por anaeróbio quando houver secreção e/ou líquido sinovial de odor pútrido, tecidos necróticos ou gangrenados no local infectado, infecção com produção de gás, cultura negativa e cocos Gram-negativos muito pequenos ou em forma de bastão[6,8,13].

A artrite sifilítica deve ser lembrada em pacientes com vida sexual ativa, ocorrendo na fase de secundarismo da doença, estando associada com lesões de pele, mucosa e adenomegalias[6,8,13].

Diagnóstico Diferencial

Diversas condições clínicas podem simular a artrite séptica, incluindo trauma, sinovite transitória, artrite reativa, hemartrose, osteomielite aguda, febre reumática, doença de Lyme, tumores, doença de Legg-Calvé-Perthes, epifisiolistese, piomiosite, celulite e colagenoses. No período neonatal, devem ser lembradas as fraturas, a celulite e a sífilis congênita[1,6]. No quadril, a sinovite transitória é um diagnóstico diferencial comum, muitas vezes difícil, mas extremamente importante já que o tratamento expectante da sinovite se contrapõe ao procedimento agressivo e cirúrgico da artrite séptica. Segundo Kocher et al.[14], são considerados dados preditivos positivos para infecção: presença de febre, velocidade de hemossedimentação (VHS) acima de 40 mm/1ª hora, leucocitose acima de 12.000/mm³ e incapacidade de sustentar o peso sobre o membro acometido.

Diagnóstico e Exames Complementares

Em todo paciente com monoartrite aguda febril, deve ser realizada a punção articular com encaminhamento do líquido sinovial para estudo de bacterioscopia, cultura aeróbia e contagem diferencial dos leucócitos[1]. A punção deve ser feita após rigorosa antissepsia e assepsia, evitando-se trajetos de infecção de pele, e com analgesia adequada. É um procedimento simples e seguro e, mesmo em fases iniciais em que não há secreção purulenta, o envio de qualquer material obtido para cultura é válido[12]. No quadril, os pontos de referência são a artéria femoral e o ligamento inguinal. A punção é realizada perpendicularmente, 1 cm em sentido distal ao ligamento e 1 cm lateral (para fora) da artéria[13] (Figura 5.3A). Já no joelho, o ponto de referência é a borda superior da patela. A punção é realizada com o joelho estendido, 1 cm lateral e 1 cm proximal, em direção ao centro da patela, obliquamente (Figura 5.3B).

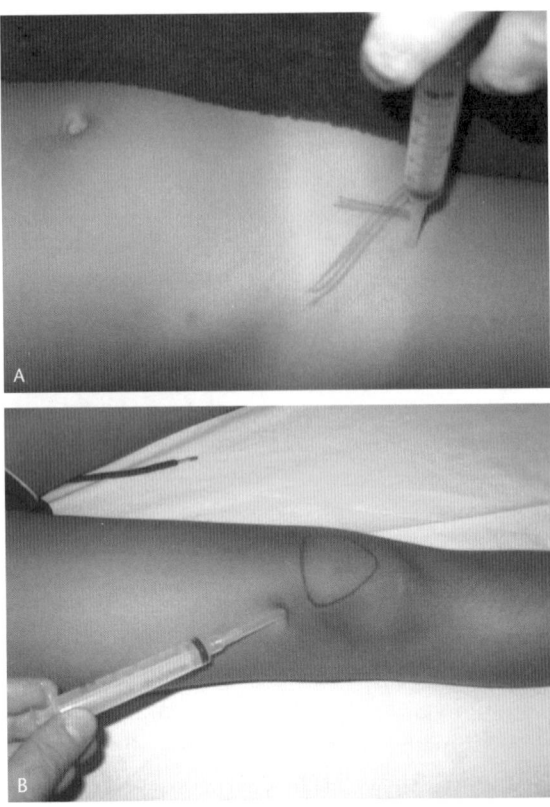

Figura 5.3 Técnica de punção articular do quadril e do joelho. A: no quadril, a punção é realizada perpendicularmente, distal ao ligamento inguinal e lateral à artéria femoral; B: no joelho, é realizada de maneira oblíqua, acima e lateralmente à patela, em direção ao centro da articulação.

Líquido purulento com contagem acima de 100.000 leucócitos/mm³ deve ser considerado séptico e sinal para início de antibioticoterapia. No entanto, na artrite séptica, a contagem de leucócitos pode variar entre 50 e 100.000/mm³ (predomínio de polimorfonucleares acima de 85%), com aumento das proteínas e diminuição da glicose em 50% dos casos. A positividade da cultura do líquido sinovial situa-se em torno de 60 a 80%, da bacterioscopia em 50 a 80%[1] e da hemocultura em 20 a 30% dos casos[10]. Culturas de fluidos e secreções extra-articulares suspeitas também devem ser obtidas. Pacientes sexualmente ativos devem ter o líquido sinovial semeado no meio de ágar chocolate, para a cultura de gonococos, assim como deve ser coletado material de superfícies orofaríngea, retais, cervicais e uretrais para cultura de *Neisseria gonorrhoeae*[6,13].

Leucócitos periféricos, VHS e proteína C-reativa costumam estar aumentados[1].

A utilização da reação da cadeia polimerase (PCR), para detectar o DNA da bactéria no tecido ou no líquido sinovial, parece promissora para os casos de difícil diagnóstico ou de infecções parcialmente tratadas. Tem sido usado no teste diagnóstico de artrites gonocócicas e por micoplasma com culturas negativas[13].

A biópsia sinovial deve ser reservada para casos mal definidos e de curso crônico[14].

Os exames de imagem podem ajudar no diagnóstico, mas não devem retardar a realização da punção articular e o início do tratamento nos casos suspeitos. A radiografia simples demonstra um edema de partes moles e auxilia no diagnóstico diferencial com fraturas, corpo estranho, doença de Legg-Calvé-Perthes e epifisiolistese. Em uma fase tardia, podem ser evidências perda da cartilagem, diminuição do espaço articular, erosão e anquilose. A ultrassonografia é um exame bastante útil, porque identifica a presença e as características da coleção articular e pode ainda guiar a realização da punção articular (Figura 5.4). Outros exames de imagem são menos utilizados: a ressonância magnética na avaliação de tecidos moles, principalmente quando houver abscessos periarticulares e anormalidades ósseas associadas, como o acometimento da medula óssea e necroses avasculares; a tomografia computadorizada como método de escolha para avaliar osso cortical; e a cintilografia, pouco específica, porém sensível para a detecção precoce de um processo inflamatório[1,15-19].

Tratamento

O esquema antibiótico deve ser sempre iniciado depois de obtido material para culturas e sempre que possível guiado pela bacterioscopia, pela idade e pelos fatores de risco do paciente. Poderá ser modificado de acordo com os resultados das culturas[20,21] (Tabela 5.1).

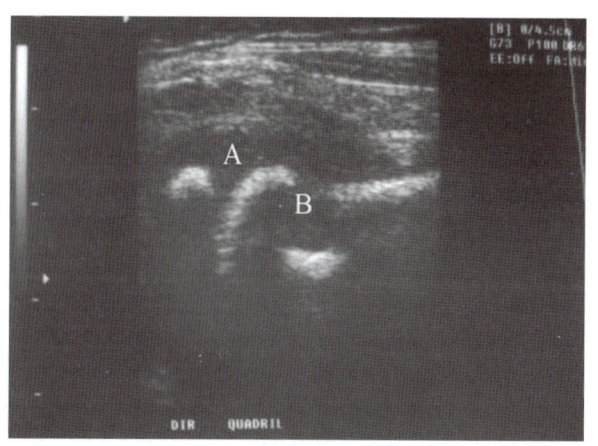

Figura 5.4 Ultrassonografia de quadril direito em criança de 1 ano de idade com diagnóstico de pioartrite secundária à osteomielite. Neste corte longitudinal, visualiza-se a cápsula articular distendida com material hipoecogênico (A), e descontinuidade da cortical do fêmur proximal com abscesso intraósseo (B).

Tabela 5.1 Antibioticoterapia na artrite séptica

Faixa etária	Microrganismo	Antibiótico	Dose
Recém-nascido	S. aureus	Oxacilina associada a:	100 a 200 mg/kg/dia
	Estreptococo (grupo B) Gram-negativo	Amicacina ou	15 mg/kg/dia
		Gentamicina ou	5 a 7 mg/kg/dia
		Cefotaxima	50 a 100 mg/kg/dia
Menos de 5 anos	S. aureus	Oxacilina	200 mg/kg/dia
	S. pneumoniae	Cefuroxima ou	120 mg/kg/dia
	S. pyogenes	Cefotaxima ou	100 a 150 mg/kg/dia
	H. influenzae	Ceftriaxona	50 a 100 mg/kg/dia
Mais de 5 anos	S. aureus	Oxacilina	200 mg/kg/dia
	S. pneumoniae e S. pyogenes	Cefuroxima	120 mg/kg/dia
Adolescentes	N. gonorrhoeae	Penicilina ou	100.000 UI/kg/dia
		Ceftriaxona	50 a 100 mg/kg/dia
	S. aureus	Oxacilina	10 mg/kg/dia
	Pseudomonas	Cefepima ou	100 mg/kg/dia
		Carbenicilina (com aminoglicosídeo)	200 a 400 mg/kg/dia
		Ceftazidima	100 mg/kg/dia

O tratamento antimicrobiano deverá ter a duração mínima de três semanas, com pelo menos uma semana por via parenteral. Após a primeira ou segunda semana de tratamento por via parenteral, a depender da resposta clínica, da faixa etária e dos marcadores de atividade inflamatória, o antibiótico poderá ser continuado por via oral. Oxacilina, clindamicina, cefalotina e cefuroxima sódica são os antibióticos de escolha. Nos casos resistentes, utiliza-se a vancomicina. Nos adolescentes sexualmente ativos, deve-se utilizar ceftriaxona ou cefotaxima por causa da *N. gonorrhoeae*. Nos RN, opta-se pela associação de oxacilina com cefotaxima ou gentamicina[1,20,21].

A drenagem cirúrgica é realizada na maioria dos casos com o objetivo de limpeza e descompressão articular. A vantagem é a possibilidade de adequada retirada de todo material necrótico e fibrina, da lavagem exaustiva da articulação e da instalação de drenos[12,13,19,20]. Alguns pacientes podem ser tratados de maneira conservadora apenas com antibioticoterapia, se diagnosticados precocemente e apresentarem rápida resposta clínica. As punções seriadas também são descritas em fases iniciais com líquido pouco espesso[1,13,20,21].

Prognóstico

A despeito do tratamento adequado, aproximadamente 40% dos pacientes com envolvimento do quadril e 10% com comprometimento do joelho evoluem com sequelas, como osteomielite crônica, lesão da placa de crescimento com encurtamento e discrepância dos membros, instabilidade, anquilose e perda da função articular[1,13]. Fatores preditivos de pior prognóstico incluem envolvimento do quadril e do ombro, osteomielite adjacente, doença articular preexistente, uso de prótese articular, infecção poliarticular, infecção por *S. aureus* resistente à meticilina, idade precoce (RN e menores de 12 meses), retardo no início da antibioticoterapia e tempo prolongado para esterilização do líquido sinovial[8,10,20,21]. Chih-Yuan et al. evidenciaram uma associação entre neutrofilia e maior risco de sequela articular[8].

OSTEOMIELITE

Introdução e Epidemiologia

Osteomielite é uma infecção do osso e da medula óssea geralmente de origem bacteriana, podendo ser classificada de acordo com a forma de contaminação, em hematogênica, secundária à infecção por continuidade de tecidos próximos ou à insuficiência vascular, sendo esta última muito rara na infância. De acordo com o tempo de início da doença, pode ser classificada em aguda, crônica ou subaguda[1,12,22]. A osteomielite é considerada aguda até 2 semanas após o início da doença, subaguda até 1 mês e crônica após alguns meses. Na criança, ocorre alta vascularização óssea, predispondo à osteomielite hematogênica aguda[1]. Nos adultos, a osteomielite é usualmente subaguda ou crônica e se desenvolve secundariamente a uma lesão óssea aberta ou infecção de tecidos adjacentes[22].

Várias outras classificações são propostas para caracterizar a osteomielite, entre elas a classificação de Waldvogel, que divide a osteomielite em hematogênica, por contiguidade e crônica, e o sistema de estadiamento de Cierny-Mader, que é uma avaliação dinâmica, podendo ser alterada pelas condições do hospedeiro, pelo sucesso na terapia antibiótica e por outros tratamentos[1,22,23] (Quadro 5.1).

A incidência da osteomileite hematogênica aguda na criança é de 0,2-1,6:1.000 criança/ano. Aproximadamente metade dos casos na faixa etária pediátrica ocorre antes dos 5 anos de idade, sendo o sexo masculino duas vezes mais frequente. Não há predomínio de etnia[1].

Pacientes com imunodepressão primária ou secundária apresentam maior risco para osteomielite[1,22].

Quadro 5.1 Sistema de estadiamento de Cierny-Mader[1,17,19]

Tipo anatômico

Estágio 1: osteomielite medular

Estágio 2: osteomielite superficial

Estágio 3: osteomielite localizada

Estágio 4: osteomielite difusa

Classes fisiológicas

A – hospedeiro: saudável

B – hospedeiro:
  - Bs: comprometimento sistêmico
  - Bl: comprometimento local
  - Bls: comprometimento local e sistêmico

C – hospedeiro: tratamento pior que a doença

Fatores que interferem na resposta imunológica, no metabolismo e na vascularização local

- Fatores sistêmicos (Bs): desnutrição, insuficiência renal ou hepática, diabete melito, hipóxia, doença imune, extremos de idade, imunodeficiência primária ou secundária

- Fatores locais (Bl): linfedema crônico, comprometimento vascular, neuropatia, tabagismo

Patogênese

A infecção óssea pode ocorrer por via hematogênica, por inoculação direta (cirurgia, trauma penetrante, procedimentos invasivos e fraturas complexas) e por contiguidade de uma infecção local. Em crianças, a maioria dos casos resulta do depósito por via hematogênica de microrganismos na medula óssea, após um episódio transitório de bacteriemia. Em cerca de um terço dos pacientes, há histórico de trauma fechado no local[1,22].

O início da infecção habitualmente acomete a metáfise dos ossos longos, existindo predisposição pelos membros inferiores nas extremidades de crescimento mais rápido do osso, como o fêmur distal e a tíbia proximal[1,15]. As metáfises são estruturas altamente vascularizadas, em que as artérias nutrientes terminais continuam por "lagos venosos" sinusoidais. Associadas a essas condições anatômicas locais, a baixa velocidade de fluxo e a pouca concentração de monócitos nos espaços sinusoidais favorecem a fixação bacteriana[24]. Nos RN, os capilares da metáfise óssea formam uma comunicação com a placa epifisária facilitando a invasão bacteriana e a extensão da infecção para a epífise e para a cavidade articular, favorecendo o surgimento de artrite séptica e o dano permanente da placa epifisária[1,24]. Os quadris e os ombros são sítios comuns de infecção epifisária. A partir dos 8 meses de idade, os vasos que atravessam a placa epifisária começam a desaparecer com a completa separação da circulação metafisária e epifisária em torno de 18 meses[1,24].

Uma vez instalada a infecção, ocorrem multiplicação bacteriana e formação de trombos ou êmbolos sépticos, com congestão local, aumento da pressão intraóssea, isquemia, necrose e formação de pus, ocasionando dor intensa. Em torno de 24 a 48 horas, há disseminação do pus pelos canais de Havers e de Volkmann em direção à cortical externa, formando um abscesso subperiosteal, deslocamento progressivo do periósteo e supressão da vascularização cortical ou deslocamento e ruptura das artérias nutrientes corticais transperiosteais. De acordo com King e Mayo, qualquer processo ósseo infeccioso de mais de duas semanas de duração sem sintomatologia aguda pode ser definido como osteomielite subaguda[25].

Se a infecção não é tratada, pode evoluir para osteomielite crônica, caracterizada por extensa destruição tissular, iniciada por citocinas inflamatórias que estimulam a atividade osteoclástica, atraindo ainda monócitos e macrófagos. O osso cortical necrosado pode destacar-se e levar à formação de um sequestro, assim como pode haver a formação de um novo osso em torno do tecido necrosado, denominado invólucro[1,23]. Osteomielite é considerada crônica se a duração da doença for maior que três meses, sendo definida pela presença de focos residuais de infecção, que dão origem a episódios recorrentes de infecção clínica.

Etiologia

O *Staphylococcus aureus* é o agente mais comum nas osteomielites agudas, sendo responsável por 61 a 89% dos casos, de acordo com diferentes séries, seguido pelo estreptococo beta-hemolítico do grupo B (acima de 10% dos casos). O *Haemophilus influenzae* já foi responsabilizado como um importante agente etiológico, em torno de 3 a 7% dos casos, mas, com o advento da imunização, essa taxa vem diminuindo. Outros agentes envolvidos são: *Streptococcus pneumoniae, Kingella kingae, Salmonella* spp. em pacientes com anemia falciforme, *Pseudomonas aeruginosa* e anaeróbios em pacientes com diabete melito[1,22].

Apesar de o *S. aureus* ser o agente mais comum também no período neonatal, estreptococos do grupo B e os Gram-negativos, sobretudo a *Escherichia coli*, são importantes agentes nessa faixa etária[1].

Staphylococcus epidermidis, S. aureus, Pseudomonas aeruginosa, Serratia marcescens e *Escherichia coli* são comumente isolados na osteomielite crônica[22].

A osteomielite hematogênica subaguda pode ser dividida de acordo com a idade e a etiologia bacteriana nas formas infantil (crianças entre 6 meses e 4 anos de idade) e juvenil (crianças com mais de 4 anos de idade), cujos principais agentes etiologicos são *K. kingae* e *S. aureus*, respectivamente[12].

Manifestações Clínicas

O quadro clínico da osteomielite aguda hematogênica depende da gravidade da infecção, da localização, da idade e das condições gerais do paciente. RN e lactentes podem não apresentar febre, sendo a irritabilidade e a recusa alimentar as manifestações mais significativas[1,23]. Habitualmente, há histórico de infecção prévia e, em um terço dos casos, há múltiplos sítios infecciosos envolvidos. Essa faixa etária é ainda suscetível a apresentar infecção articular concomitante[1].

Em pré-escolares, escolares e adolescentes, o sintoma mais frequente é a dor óssea, principalmente durante movimentação ativa ou passiva do membro; porém, pode estar presente claudicação antálgica ou incapacidade de mobilização ativa do membro (pseudoparalisia). O envolvimento subperiosteal pode causar eritema, tumefação e edema no local acometido[1,22,23]. Ao exame físico, pode localizar-se geralmente na região metafisária o ponto de maior dor, estando a articulação adjacente algumas vezes acometida por um derrame reacional, mas diferente da grande limitação da artrite séptica[23].

Em muitos casos, há apenas febre de origem indeterminada e em outros, sintomas de sepse aguda[1,22].

Com a progressão do quadro sem o tratamento adequado, ocorre a ruptura periosteal pelo abscesso, com consequente diminuição da pressão local e melhora da dor[1].

Nos pacientes com anemia falciforme, pode haver confusão diagnóstica com uma crise venoclusiva. Febre alta, toxemia, dor óssea, leucocitose e imagens radiológicas sugestivas de infartos ósseos podem ocorrer em ambas as situações, sendo a aspiração óssea imprescindível nesses casos[1].

O início dos sintomas na osteomielite hematogênica subaguda é insidioso. O paciente não apresenta sinal de doença infecciosa grave ou sinais sistêmicos, com pouca ou nenhuma limitação funcional, sendo a queixa mais frequente a dor local leve a moderada, com períodos de remissão e exacerbação clínica.

O quadro clínico da osteomielite crônica é caracterizado por um curso crônico, supurativo, com exacerbações intermitentes agudas, que ocorre após uma fratura aberta ou quando a secreção purulenta da metáfise ou da região subperiosteal não é drenada adequadamente. Mais de 19% dos pacientes com osteomielite aguda tratados inadequadamente desenvolvem osteomielite crônica, comparados com 2% daqueles que recebem antibióticos por tempo superior a 3 semanas. O que caracteriza a cronificação do processo é a formação de sequestro ósseo, ou seja, osso desvitalizado resultante da isquemia medular (pelo aumento da pressão) e cortical (pelo levantamento periosteal)[20,24].

Os sinais cardinais da osteomielite crônica e subaguda incluem fístula, deformidade, sinais locais de insuficiência vascular, limitação do movimento local e das condições neurológicas[22].

Diagnóstico Diferencial

O diagnóstico diferencial inclui: celulite, artrite séptica, sinovite tóxica, tromboflebite, trauma, fraturas, crises álgicas da anemia falciforme, sarcoma de Ewing, osteossarcoma, leucemia, osteomielite multifocal recorrente, síndrome SAPHO e doenças reumatológicas[12].

Diagnóstico e Exames Complementares

O diagnóstico baseia-se nos achados clínicos, no histórico clínico, no exame físico, nos exames laboratoriais e de imagem.

Os exames hematológicos auxiliam, porém não são específicos para a osteomielite. O leucograma pode revelar leucocitose ou normalidade, sobretudo na forma subaguda e crônica da doença. As provas de atividade inflamatória (VHS e proteína C-reativa) encontram-se elevadas em mais de 90% dos casos e são úteis para controle da resposta clínica ao tratamento, retornando aos valores normais em torno de 1 a 3 semanas após o início da terapêutica[1].

A identificação do agente etiológico é fundamental e pode ser obtida pela aspiração do material em até 70% dos casos e pela hemocultura em 35 a 55%[1,19]. A aspiração é guiada pelo exame físico no ponto de maior dor e edema, usualmente na metáfise, sendo aspirado o material extraperiosteal e intraósseo[15].

A radiografia é um exame de baixo custo e fácil realização, porém de baixa sensibilidade na fase precoce da doença (só evidencia lesões líticas com perda de mais de 50% da densidade óssea). Inicialmente é notado apenas um edema de partes moles. Por volta de 7 a 10 dias inicia-se uma rarefação irregular, muitas vezes difícil de identificar, sendo importante a comparação com o lado não acometido. Em seguida ocorre o levantamento periostal e as alterações líticas tornam-se mais evidentes, pois já estão em estágios mais avançados com 15 a 21 dias[1,22] (Figura 5.5). O achado de uma imagem lítica circundada por bordos escleróticos é característico de uma forma subaguda chamada abscesso de Brodie. Consiste em uma coleção de tecido ósseo necrótico e pus em uma cápsula fibrótica formada por tecido de granulação[1,22]. Ocorre mais frequentemente em ossos longos e em adolescentes, com bom prognóstico após tratamento cirúrgico (drenagem) e terapia antibiótica[1]. O sequestro já define osteomielite crônica e aparece como uma área esclerótica localizada ou atingindo grande parte da diáfise dependendo do envolvimento.

A cintilografia óssea com tecnécio-99m realizada em três fases pode evidenciar aumento de captação dentro das primeiras 48 horas de infecção, embora não seja específico para osteomielite. O tecnécio concentra-se em áreas de hiperfluxo sanguíneo e atividade osteoblástica de formação óssea[24]. É um exame útil em crianças

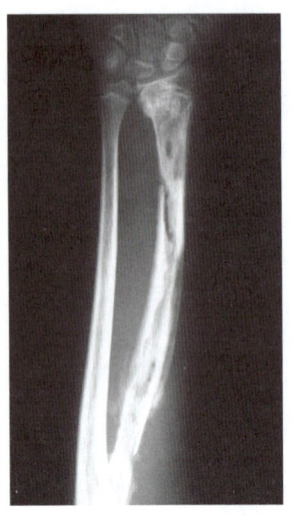

Figura 5.5 Radiografia de osteomielite crônica de rádio. Levantamento periosteal, rarefação medular, áreas líticas, fratura patológica e faixa de esclerose óssea caracterizando o sequestro.

com pouca idade e que não conseguem localizar a dor, em situações em que haja suspeita de múltiplos sítios de infecção e na diferenciação diagnóstica de celulite de osteomielite[1]. Outra classe de isótopos é o citrato de gálio-67, mais específico para leucócitos, podendo ser utilizado em casos duvidosos. Por fim, o emprego de índio com leucócitos marcados pode ser útil em casos selecionados, como no acompanhamento de osteomielites crônicas[15,23].

A tomografia computadorizada pode revelar áreas de destruição óssea cortical, reação periosteal, sequestro ósseo e abscessos de tecidos moles.

A ressonância magnética é um exame muito útil para pacientes com quadros clínicos indefinidos entre os diagnósticos de osteomielite, discite e artrite séptica envolvendo o esqueleto axial e a pelve (Figura 5.6). Apresenta maior sensibilidade em relação à cintilografia, chegando a 97% de eficácia, mesmo nas fases precoces da doença[1,22].

Tratamento

O princípio do tratamento baseia-se na correta identificação da bactéria, na seleção do antibiótico, na dose e no período adequados e no desbridamento cirúrgico em casos de abscesso ao aspirado ósseo e da não resposta ao tratamento antimicrobiano. O tratamento precoce é essencial, sendo os dados clínicos, aliados à análise do material do aspirado ósseo, suficientes para o início da conduta terapêutica.

Tradicionalmente, na osteomielite aguda, a antibioticoterapia é ministrada por 6 semanas, sendo as 2 ou 3 primeiras por via endovenosa[1,22]. A opção de utilizar a via oral, substituindo a parenteral, deve considerar a resposta clínica do paciente, a

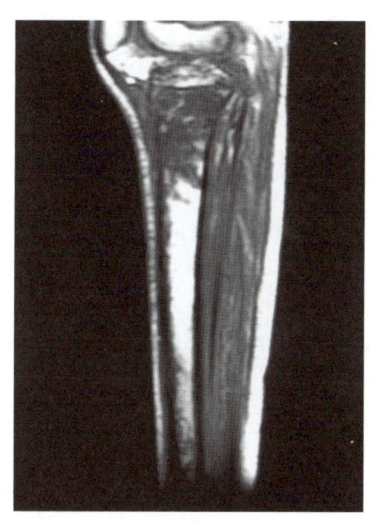

Figura 5.6 Ressonância magnética em criança de 12 anos com diagnóstico de osteomielite tibial proximal evoluindo com pioartrite. Corte sagital ponderado em T1. Nota-se área com intensidade de sinal diminuída e heterogênea em metáfise proximal e região epifisária.

normalização da curva térmica, o agente etiológico e a sensibilidade aos antibióticos, assim como o nível sérico bactericida atingido[19]. A proteína C-reativa é prova de atividade inflamatória laboratorial mais utilizada para essa conversão, pois se normaliza rapidamente com o sucesso terapêutico[15].

Nos pacientes com anemia falciforme, frequentemente é necessário realizar terapia parenteral prolongada (6 a 8 semanas).

Na osteomileite hematogênica subaguda, muitos autores sugerem que somente os antibióticos possam ser adequados e que a cirurgia deva ser considerada apenas para "lesões agressivas", bem como as que não respondem aos antibióticos. No entanto, é geralmente acordado que o tratamento não deva ser iniciado até a drenagem adequada e obtenção de amostras bacteriológicas. Em crianças com menos de 4 anos, antibioterapia deve ser dirigida sobretudo contra *K. kingae*, enquanto *S. aureus* é a bactéria mais frequentemente associada com PSAHO, em crianças mais velhas[7,9,12].

O tratamento da osteomielite crônica é longo, com dificuldade da erradicação do agente infeccioso, associando períodos de antibioticoterapia por tempo superior a 6 a 12 semanas[1,22].

A escolha do antibiótico está relacionada com o possível agente etiológico, lembrando que a escolha empírica inicial deverá ter cobertura para *S. aureus,* optando-se após a coleta do material para cultura, pela introdução da oxacilina (ou outra cefalosporina) e da associação de oxacilina com cefotaxima no RN. Nos pacientes com anemia falciforme, deve-se estar atento para a possibilidade de salmonela, sendo a associação de ceftriaxona e oxacilina uma boa opção[1,22].

As rotinas de tratamento variam de acordo com cada serviço, incluindo fatores determinantes, como o agente etiológico, as orientações do serviço de comissão de controle de infecção hospitalar e a disponibilidade de determinados antibióticos[7].

A Tabela 5.2 ilustra algumas possibilidades terapêuticas.

A intervenção cirúrgica tem como objetivo a descompressão medular com a retirada do material purulento para impedir a necrose óssea, a destruição da placa epifisária e a osteomielite crônica[24]. São realizadas perfurações ósseas com abertura de uma janela para o desbridamento efetivo e o tecido ósseo é adequadamente coberto por partes moles[23]. A ferida pode ser deixada aberta ou podem ser instalados drenos de sucção. A reabordagem cirúrgica pode ser realizada até a resolução do quadro. Na osteomielite crônica, sempre é indicado o tratamento cirúrgico, pois o tecido ósseo necrótico avascular impede a ação dos antibióticos[23]. Todo sequestro é retirado, de forma que o tecido ósseo é revitalizado. Depois de a infecção estar controlada, os grandes defeitos ósseos podem ser preenchidos com enxerto ósseo. O membro é protegido ou estabilizado cirurgicamente para se evitar fraturas patológicas[15,23,24].

Prognóstico e Complicações

A osteomielite aguda pode evoluir com sepse, pioartrite, destruição da fise de crescimento e cronificação do processo infeccioso. Nas osteomielites crônicas, existe maior risco de fratura patológica[24].

Tabela 5.2 Antibioticoterapia na artrite séptica		
Microrganismo	**Antibiótico**	**Dose**
S. aureus (sensível à meticilina)	Oxacilina	100 a 200 mg/kg/dia
S. aureus (sensível à meticilina)	Vancomicina	20 a 40 mg/kg/dia
S. pneumoniae	Penicilina cristalina	100 a 300.000 UI/kg/dia
	Cefazolina	50 a 100 mg/kg/dia
	Cefuroxima	75 a 100 mg/kg/dia
	Ceftriaxona	50 a 100 mg/kg/dia
H. influenzae	Ampicilina	100 mg/kg/dia
	Cloranfenicol	50 a 100 mg/kg/dia
	Ceftriaxona	50 a 100 mg/kg/dia
P. aeruginosa	Ceftazidima	100 mg/kg/dia
	Cefepima	100 mg/kg/dia
	Carbenicilina (com aminoglicosídeo)	200 a 400 mg/kg/dia
E. coli	Ampicilina	100 mg/kg/dia
	Gentamicina	5 a 7 mg/kg/dia
	Ceftriaxona	50 a 100 mg/kg/dia

Osteomielite Vertebral

Osteomielite vertebral ocorre em 1 a 2% dos casos de osteomielites e atinge crianças mais velhas. É, mais frequentemente, resultado da disseminação hematogênica de uma infecção, podendo ainda ser decorrente de um trauma ou extensão de uma infecção em tecidos próximos[22]. O agente etiológico mais envolvido é o S. *aureus*, mas outros microrganismos têm sido descritos, como a *Bartonella henselae* (doença da arranhadura do gato). Em algumas áreas do mundo, a espondilite tuberculosa não é incomum (doença de Pott), podendo se manifestar com cifose e déficits neurológicos.

A osteomielite vertebral está associada à presença de dor intensa e limitação local, sendo a ressonância magnética um importante exame diagnóstico. O tratamento indicado é a antibioticoterapia por pelo menos quatro semanas. A intervenção cirúrgica pode ser necessária se ocorrer compressão vertebral[1,22].

CONCLUSÕES

A artrite séptica e a osteomielite são entidades clínicas distintas que apresentam semelhanças na apresentação clínica, no diagnóstico e no tratamento. Ocorrem em qualquer faixa etária. No entanto, a artrite séptica predomina em crianças com menos de 3 anos de idade. Na infância, ocorrem principalmente por disseminação hematogênica, o que é favorecido pela grande vascularização da sinóvia e pela comunicação da epífise e da metáfise por vasos sanguíneos. As duas condições clínicas podem ocorrer isolada ou simultaneamente, e a artrite séptica pode ser secundária à osteomielite.

O agente etiológico mais importante é o S. *aureus* e, após a coleta de exames laboratoriais (hemograma, provas de atividade inflamatória, hemocultura) e da secreção do material osteoarticular suspeito (com avaliação bioquímica, do Gram e da cultura), deve-se iniciar antibioticoterapia empírica com cobertura para este microrganismo, avaliando fatores de risco e situações especiais como RN e imunodeprimidos.

Um tratamento precoce e adequado é o principal fator a influenciar o desfecho final da artrite séptica e da ostemielite, evitando a destruição da cartilagem articular, da epífise e da placa epifisária, assim como luxação e subluxação articular e formação de sequestro ósseo.

REFERÊNCIAS BIBLIOGRÁFICAS

1. Frank G, Mahoney HM, Eppes SC. Musculoskeletal infections in children. Pediatr Clin North Am. 2005;52(4):1083-106.
2. Baitch A. Recent observations of acute suppurative arthritis. Clin Orthop. 1962;22:153-65.
3. Gillespie WJ. Epidemiology in bone and joint infection. Infect Dis Clin North Am. 1990;4(3):361-75.

4. Chartier Y, Martin WJ, Kelly PJ. Bacterial arthritis: experiences in the treatment of 77 patients. Ann Intern Med. 1939;50:1462-73.
5. De La Torre IG. Advances in the management of septic arthritis. Rheum Dis Clin North Am. 2003;29(1):61-75.
6. Vieira ES, Gasparini EBC, Peçanha PM. Artrites infecciosas. In: Vieira ES, Hilário MOE, editors. Diagnóstico e tratamento em reumatologia pediátrica e do adulto. Vitória: edição do autor; 1988. p. 31-94.
7. Kang SN, Sanghera T, Mangwani J, Paterson JMH, Ramachandran M. The management of septic arthritis in children. Bone Joint Surg Br. 2009;91(9):1127-33.
8. Yuan CH, Wu KG, Chen CJ, Tang RB, Hwang BT. Characteristics and outcome of septic arthritis in children. J Microbiol Immunol Infect. 2006;39(4):342-7.
9. Ceroni D, Kampouroglou, della Llana RA, Salvo D. Osteoarticular infections in young children: what has changed over the last years? Swiss Med Wkly. 2014;144:w13971.
10. Deshpande SS, Taral N, Modi N, Singrakhia M. Changing epidemiology of neonatal septic arthritis. J Orthop Surg. 2004;12(1):10-3.
11. Saphyakhajon P, Greene G. Kingella kingae: an emerging pathogen of acute osteoarticular infection in children. Pediatrics. 2006;117(1):249.
12. Castellazzi L, Mantero M, Esposito S. Update on the management of pediatric acute osteomyelitis and septic arthritis. Int J Mol Sci. 2016;17(6). pii: E855.
13. Pioro MH, Mandell BF. Septic arthritis. Rheum Dis Clin North Am. 1997;23(2):239-57.
14. Kocher MS, Zurakowski D, Kasser JR. Differentiating between septic arthritis and transient synovitis of the hip in children: evidence based clinical prediction algorithm. J Bone Joint Surg Am. 1999;81(12):1662-70.
15. McCarthy JJ, Dormans JP, Kozin SH, Pizzutillo PD. Musculoskeletal infections in children. Basic tratment principles and recent advancements. J Bone Joint Surg Am. 2004;86-A(4):850-63. p. 213-23.
16. Matos MA, Guarniero R, Godoy Junior RM. Pioartrite do quadril. Rev Bras Ortop. 2006;41(6):187-94.
17. Reese RE. Infecções articulares e ósseas agudas. In: Reese R, editor. Manual de antibióticos. Rio de Janeiro: Medsi; 2002. p. 213-23.
18. Mudun A, Unal S, Aktay R, Akmehmet S, Cantez S. Tc-99m nanocolloid and Tc-99m three-phase bone imaging in osteomyelitis and septic arthritis: a comparative study. Clin Nucl Med. 1995;20(9):772-8.
19. Jaramillo D, Treves ST, Kasser JR, Harper M, Sundel R, Laor T. Osteomyelites and septic arthritis in children: appropriate use of imaging to guide treatment. AJR Am J Roentgenol. 1995;165(2):399-403.
20. Gutierrez KM. Infectious and inflammatory arthritis. In: Long SR, Pickering LK, Prober CG, editors. Principles and practice of pediatric infectious diseases. 2. ed. New York: Churchill Livingstone Inc; 2003. p. 475-81.
21. Shetty AK, Gedalia A. Management of septic arthritis. Indian J Pediatr. 2004;71(9):819-24.
22. Carek PJ, Dickerson LM, Sack JL. Diagnosis and management of osteomyelitis. Am Fam Physician. 2001;63(12):2413-20.
23. Lazzarini L, Mader JT, Calhoun JH. Osteomyelitis in long bones. J Bone Joint Surg Am. 2004;86-A(10):2305-18.
24. Rossi WR. Infecção osteoarticular. In: Santili C, editor. Ortopedia pediátrica. Sociedade Brasileira de Ortopedia e Traumatologia Pediátrica. Rio de Janeiro: Revinter; 2004. p. 33-46.
25. King DM, Mayo KM. Subacute haematogenous osteomyelitis. J Bone Joint Surg Br. 1969;51(3):458-63.

Artrite idiopática juvenil 6

Ana Paola Navarrette Lotito
Nádia Emi Aikawa

Após ler este capítulo, você estará apto a:

1. Identificar os mecanismos fisiopatológicos envolvidos na artrite idiopática juvenil.
2. Reconhecer as formas de início da doença e as classificações mais utilizadas.
3. Identificar os principais aspectos clínicos das diversas formas de início da doença.
4. Orientar os principais agentes terapêuticos, bem como os mais recentemente introduzidos.
5. Reconhecer os fatores associados a pior prognóstico e evolução da doença.

INTRODUÇÃO

A artrite idiopática juvenil (AIJ), também conhecida como artrite reumatoide juvenil (ARJ), é uma patologia inflamatória crônica de etiologia ainda desconhecida, que envolve primariamente as articulações. É a doença crônica articular mais frequente da infância e importante causa de incapacidade em curto e longo prazos.

Embora a AIJ muitas vezes seja definida como uma doença única, engloba uma série de entidades semelhantes, caracterizadas principalmente por comprometimento do esqueleto apendicular, mas com características genéticas heterogêneas e diversidades fenotípicas, tanto na apresentação quanto no curso da doença. Várias classificações têm sido propostas e aprimoradas no decorrer das últimas décadas para classificar as artrites crônicas da infância. O American College of Rheumatology (ACR)[1] propôs uma classificação que foi amplamente utilizada e revisada que reconhece três tipos de início de doença – pauciarticular, poliarticular e sistêmica (Quadro 6.1). Em 1993, a International League of Associations for Rheumatology (ILAR) propôs uma nova

Quadro 6.1 Critérios do American College of Rheumatology para o diagnóstico de artrite reumatoide juvenil[1]

- Idade de início inferior a 16 anos
- Artrite em uma ou mais articulações
- Duração da doença por mais de 6 semanas
- Forma de início (definida nos primeiros 6 meses de doença):
  - Poliartrite: 5 ou mais articulações inflamadas
  - Oligoartrite (pauciarticular): menos de 5 articulações inflamadas
  - Sistêmica: artrite associada à febre característica
- Exclusão de outras doenças

classificação[2], que subdivide a doença em sete apresentações clinicamente distintas com um ponto em comum: a ocorrência de artrite crônica em pacientes com menos de 16 anos (Quadro 6.2). Na literatura, ainda não há consenso em relação à terminologia a ser utilizada, o que muitas vezes dificulta a interpretação de estudos científicos.

Quadro 6.2 Critérios da International League of Associations for Rheumatology para o diagnóstico de artrite idiopática juvenil[2]

Artrite sistêmica

Artrite associada à presença de febre de no mínimo 2 semanas de duração, sendo diária em pelo menos 3 dias e acompanhada por um ou mais dos seguintes sinais:
- Exantema evanescente
- Linfadenopatia generalizada
- Alargamento do fígado ou baço
- Serosite
* Exclusões: a, b, c, d

Artrite poliarticular com fator reumatoide negativo

Artrite em 5 ou mais articulações durante os 6 primeiros meses de doença
Fator reumatoide IgM ausente
* Exclusões a, b, c, d, e

Artrite poliarticular com fator reumatoide positivo

Artrite em 5 ou mais articulações durante os 6 primeiros meses de doença
Fator reumatoide IgM positivo em pelo menos 2 ocasiões com no mínimo 3 meses de intervalo
* Exclusões a, b, c, e

Artrite oligoarticular

Artrite em 4 ou menos articulações durante os 6 primeiros meses de doença
- Oligo persistente: nunca acomete mais de 4 articulações
- Oligo estendida: mais de 4 articulações acometidas após os 6 primeiros meses
* Exclusões: a, b, c, d, e

Artrite relacionada à entesite

Artrite e entesite ou
Artrite ou entesite com no mínimo duas características seguintes:
- Dor em articulação sacroilíaca e/ou dor inflamatória em coluna lombossacral
- Presença de HLA-B27
- Uveíte anterior aguda, que geralmente está associada a dor, vermelhidão e fotofobia
- Início de artrite em menino após os 6 anos de idade
- História de espondilite anquilosante, artrite relacionada a entesite, sacroileíte com doença inflamatória intestinal, síndrome de Reiter ou uveíte anterior aguda em parente de primeiro grau
* Exclusões: a, d, e

(continua)

Quadro 6.2 Critérios da International League of Associations for Rheumatology para o diagnóstico de artrite idiopática juvenil[2] (continuação)

Artrite psoriásica

Artrite e psoríase ou
Artrite e no mínimo dois dos seguintes sinais:
- Dactilite
- Onicólise ou nail pitting
- História familiar de psoríase em parente de primeiro grau
* Exclusões: b, c, d, e

Artrite indiferenciada

Não preenche critérios para nenhuma categoria ou se encaixa em duas ou mais categorias

* Exclusões:
a. Psoríase ou história de psoríase no paciente ou em parente de primeiro grau
b. Artrite em menino HLA-B27 iniciada após os 6 anos de idade
c. Espondilite anquilosante, ARE, sacroileíte com doença inflamatória intestinal, síndrome de Reiter, uveíte anterior aguda ou história de alguma dessas doenças e em parente de primeiro grau
d. Presença de fator reumatoide IgM em pelo menos duas ocasiões com no mínimo 3 meses de intervalo
e. Presença de artrite sistêmica

EPIDEMIOLOGIA

A ARJ/AIJ não é uma doença rara, foi descrita em todos os grupos étnicos e áreas geográficas, embora a incidência e a prevalência variem consideravelmente de acordo com a região do globo, refletindo as diferenças étnicas, suscetibilidade imunogenética e possíveis fatores ambientais envolvidos na gênese da doença. Nos países desenvolvidos, a incidência da ARJ/AIJ varia entre 2-20:100.000[3], e a prevalência se situa entre 16-150:100.000[4].

A ARJ/AIJ é arbitrariamente definida como artrite crônica quando a manifestação acontece antes dos 16 anos de idade. O início da doença antes dos 6 meses de idade é incomum, embora a maior frequência ocorra entre 1 e 3 anos, variando consideravelmente em relação à forma inicial. Em geral, a ARJ/AIJ acomete duas vezes mais meninas que meninos, entretanto, são observadas diferenças expressivas nos diversos subtipos de doença que serão descritos a seguir.

PATOGÊNESE

Os relatos na literatura mostram maior prevalência da doença em irmãos, bem como em parentes de primeiro grau de portadores de outras doenças reumáticas, mostrando de forma clara associações com alguns antígenos de histocompatibilidade que variam de acordo com a forma de início de doença[5].

A noção de que infecções desencadeiam artrites crônicas em indivíduos geneticamente predispostos é tentadora, mas ainda não foi provada. Evidências de que os processos infecciosos possam desencadear artrites são: maior número de casos em crianças com imunodeficiências, como deficiência seletiva de IgA, hipogamaglobulinemia ou deficiência de componentes do sistema complemento. Sabe-se que infecções virais, além de causarem artrites transitórias, participam no desencadeamento de autoimunidade. O vírus da rubéola, o vírus da imudeficiência humana (HIV), o adenovírus, o parvovírus, o Epstein-Barr, bem como o *Mycoplasma*, o estreptococo beta-hemolítico, a *Clamydia* e as enterobactérias (*Salmonella, Shigella, Campylobacter* e *Yersinia*) já foram implicados como possíveis fatores desencadeantes da doença crônica articular[6,7].

A associação entre trauma físico de extremidades (queda, exercício físico excessivo etc.) e início de artrite é relatada por alguns pais de pacientes com AIJ. O trauma pode realmente funcionar como fator localizador da artrite ou simplesmente chamar a atenção para uma articulação previamente inflamada.

Sabe-se que o estresse psicológico (alterações de dinâmica familiar, perdas afetivas etc.) é observado com frequência em famílias de pacientes com AIJ. Atualmente acredita-se que esses fatores interfiram mais na adaptação à doença crônica do que propriamente no desencadeamento da artrite.

O sítio de início da doença reumatoide é a membrana sinovial, na qual ocorre um processo inflamatório crônico. Acredita-se que um estímulo antigênico não identificado inicie o processo, em indivíduos geneticamente predispostos e expostos a condições ambientais favoráveis. Há, então, uma resposta inflamatória inicialmente dirigida contra esse antígeno, que acaba por persistir cronicamente pela produção local de mediadores inflamatórios e o envolvimento de diferentes tipos celulares. No início do processo, ocorre um infiltrado de células T capazes de iniciar a produção de citocinas, que atraem e ativam macrófagos.

Vários estudos mostraram a participação das interleucinas-1 (IL-1), IL-6, IL-18 e TNF-alfa na patogênese das artrites inflamatórias, com níveis elevados dessas citocinas no soro e líquido sinovial (LS), algumas vezes se correlacionando com parâmetros de atividade de doença e com o grau de dano articular[8-10] (Figura 6.1).

A amplificação da resposta inflamatória ocorre com a produção de outras citocinas, como fatores de crescimento para macrófagos, sinoviócitos, células endoteliais e fibroblastos, o que resulta na hipertrofia e na hiperplasia da membrana sinovial com formação do pânus, tecido granulomatoso que ocorre particularmente na região de contato entre a membrana sinovial, cartilagem e osso, e que possui capacidade de invadir e destruir os tecidos subjacentes.

Na fase aguda de doença, o líquido sinovial mostra predomínio de células polimorfonucleares que produzem prostaglandinas, radicais livres e liberam enzimas que promovem a degradação das macromoléculas do tecido conectivo e consequente destruição da cartilagem e do osso. Nas fases mais avançadas da doença, pode ocorrer metaplasia das células do pânus, levando à neoformação de cartilagem, osso ou tecido fibroso, resultando em anquilose da articulação[11].

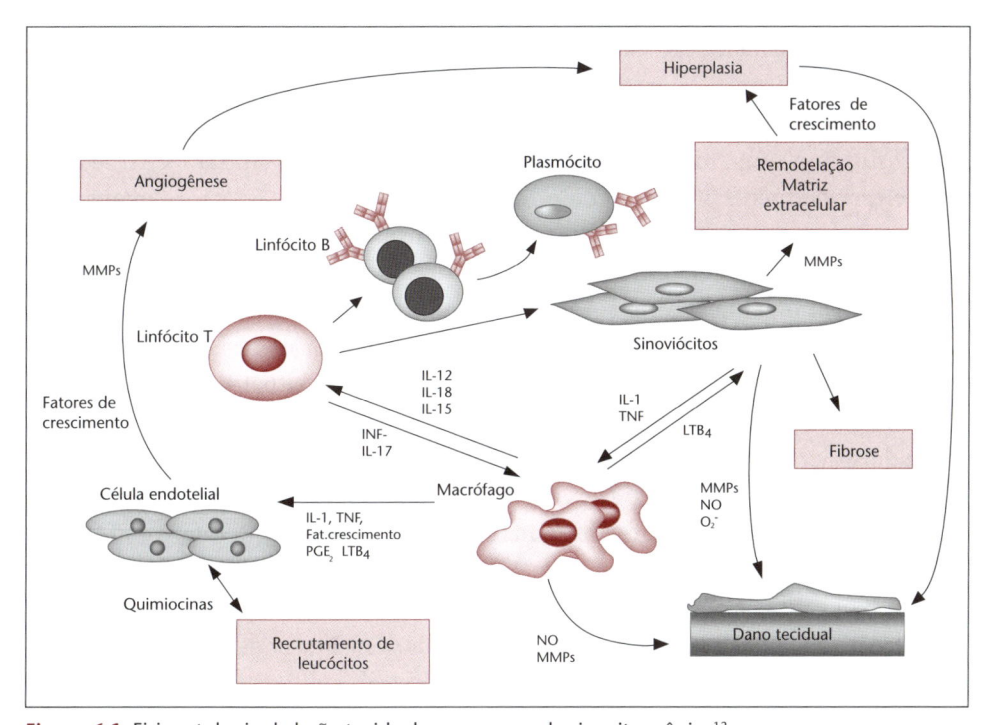

Figura 6.1 Fisiopatologia da lesão tecidual no processo de sinovite crônica[12].
INF: interferon; IL: interleucina; LTB4: leucotrieno B4; NO: óxido nítrico; PGE2: prostaglandina E2; TNF: fator de necrose tumoral; O_2: superóxido.

O processo inflamatório da membrana sinovial (MS) se inicia com a interação de linfócitos T efetores e macrófagos com produção de citocinas inflamatórias, fatores de crescimento e outros produtos solúveis que levarão ao dano tecidual. As citocinas ativam a célula endotelial levando ao recrutamento de leucócitos do sangue periférico para a MS. As células B se agrupam e se tornam plasmócitos produtores de anticorpos. As células sinoviais residentes se proliferam em grande escala. Os fatores de crescimento e as enzimas proteolíticas, como as metaloproteinases (MMP), levam à remodelação contínua da MS associada à neoangiogênese, formando o pânus, tecido capaz de invadir progressivamente a cartilagem e o osso.

Manifestações Clínicas

A diferenciação entre artralgia e artrite é de grande importância na avaliação de pacientes com sintomas articulares. Artralgia é uma queixa frequente na faixa etária pediátrica e caracteriza-se por dor articular, habitualmente difusa em toda a articulação, sem alterações perceptíveis no exame físico. Artrite é caracterizada por derrame articular ou pela presença de dois ou mais dos seguintes sinais: dor durante palpação ou movimentação, calor e limitação articular. Para que seja feito o diagnóstico de AIJ é obrigatória a presença de artrite crônica, ou seja, com duração de mais de seis semanas em pelo menos uma articulação.

O sintoma constitucional mais frequente em crianças com AIJ é a fadiga, que ocorre especialmente no início da doença e nas formas sistêmica e poliarticular. Muitas crianças, em particular as que apresentam a forma sistêmica da doença, cursam com anorexia, perda de peso e atraso no desenvolvimento ponderoestatural.

A dor geralmente ocorre de forma leve a moderada, muitas vezes é ausente ao repouso e exacerbada pelo movimento ativo ou passivo da articulação. Em crianças menores, é frequente ocorrer diminuição das atividades habituais e dificuldade para movimentar determinado segmento corporal. Dor óssea não é característica e a presença deve alertar para a possibilidade de doença neoplásica do osso subjacente[13]. A rigidez matinal ou após períodos variáveis de imobilidade é queixa frequente das artrites inflamatórias e, geralmente, é percebida pelos pais como dificuldade em se movimentar pela manhã.

Todas as articulações podem ser acometidas na AIJ, principalmente as grandes articulações dos membros inferiores, sendo o joelho a mais afetada (Figura 6.2), seguida pelo tornozelo. Pequenas articulações das mãos e pés também podem ser acometidas, principalmente na forma de início poliarticular. O comprometimento do quadril é considerado um determinante de pior prognóstico, em geral associado à doença mais agressiva. O acometimento da coluna cervical é visto frequentemente nas formas sistêmica e poliarticular da ARJ e, quando precoce, pode levar à diminuição do crescimento do corpo vertebral e fusão das articulações interapofisárias. O acometimento toracolombar e das articulações sacroilíacas (SI) é, via de regra, pouco sintomático.

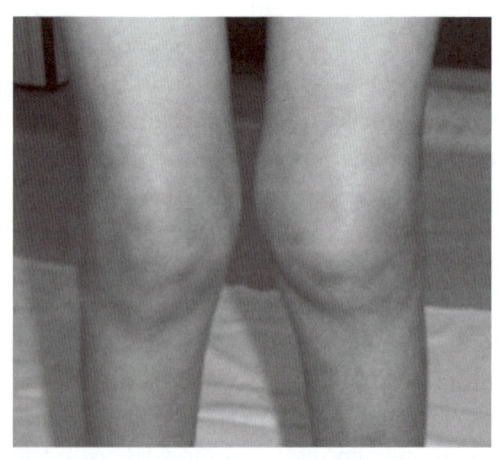

Figura 6.2 Artrite crônica de joelhos em paciente com artrite idiopática juvenil. (Veja imagem colorida no encarte.)

Pequenos abaulamentos da sinóvia (cistos sinoviais) podem ocorrer nos dedos das mãos, ao redor do tornozelo ou do punho, ou também no espaço poplíteo (cisto de Baker), quando geralmente são maiores.

Anormalidades no crescimento e no desenvolvimento são frequentes complicações da ARJ/AIJ, bem como do tratamento. Sabe-se que o crescimento linear é retardado nos períodos de doença sistêmica ativa[14] e pode se acelerar na remissão ou na diminuição do processo inflamatório. Distúrbios de crescimento localizados podem levar a diversas anormalidades, como braquidactilia, micrognatia, aumento ou diminuição de crescimento do membro ou articulação afetada.

Forma de Início Sistêmico

Cerca de 10 a 30% das crianças têm a forma de início sistêmico, que pode ocorrer em qualquer faixa etária, apesar de 84% dos casos serem relatados em crianças com menos de 10 anos, sem predomínio de sexo[15].

O diagnóstico de AIJ sistêmica pelos critérios do ILAR requer a presença de artrite e febre cotidiana documentada de, no mínimo, duas semanas de duração, associada a uma das seguintes manifestações: *rash* cutâneo, linfadenomegalia generalizada, hepato ou esplenomegalia ou serosite. Os critérios e exclusões são apresentados no Quadro 6.2. O comprometimento sistêmico pode preceder as manifestações articulares em semanas, meses ou anos, podendo sugerir infecções virais ou bacterianas, malignidade ou outra doença reumática[16]. Após os primeiros seis meses de doença, o curso pode apresentar variações que incluem tanto a diminuição ou a ausência dos sintomas sistêmicos como a evolução para comprometimento oligo ou poliarticular.

Febre

Entre as manifestações sistêmicas da AIJ destaca-se a febre, presente em 100% dos casos, geralmente vespertina, com um a dois picos diários superiores a 39°C e com rápido retorno à temperatura basal, frequentemente associada a calafrios. Essas crianças, em geral, têm aspecto toxemiado no momento da febre, mas ficam surpreendentemente bem quando a temperatura volta ao normal, o que ajuda na diferenciação com processos infecciosos e neoplásicos.

Exantema Reumatoide

A febre intermitente quase sempre é acompanhada de *rash* reumatoide (Figura 6.3), que é bastante típico, geralmente caracterizado por máculas ou maculopápulas

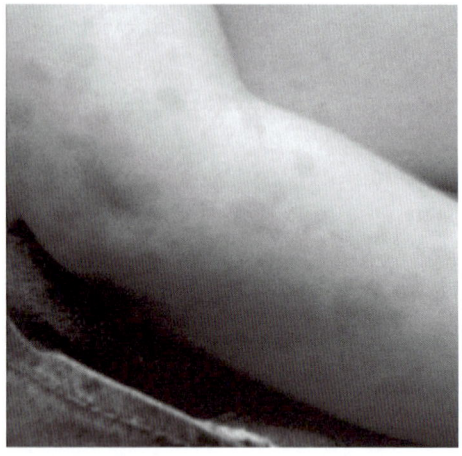

Figura 6.3 Exantema reumatoide em paciente com artrite idiopática juvenil sistêmica. (Veja imagem colorida no encarte.)

de coloração rosa-salmão medindo de 2 a 5 mm[17], raramente pruriginosas. Ocorre mais comumente em tronco e extremidades proximais, tende a ser migratório e evanescente, com frequência associado à ascensão da curva térmica. Lesões isoladas podem ser desencadeadas pelo ato de esfregar ou arranhar a pele (fenômeno de Koebner), bem como pelo banho quente ou estresse psicológico.

Comprometimento Cardiopulmonar

A pericardite ocorre quase exclusivamente na forma sistêmica da AIJ, podendo ocorrer em qualquer fase da doença, inclusive antes do início das manifestações articulares. A maioria dos pacientes com efusões pericárdicas é assintomática, entretanto, quando presentes, os sintomas e sinais do comprometimento pericárdico são: taquicardia (83%), atrito pericárdico (67%), taquipneia (60%), dor torácica (30%) e dispneia (20%)[18]. Tamponamento, pericardite constritiva, miocardite e endocardite são bastante raros. Efusões pleurais podem ocorrer de forma isolada ou em conjunção com a cardite, embora sejam geralmente assintomáticas e detectadas incidentalmente por meio de radiografia de tórax. A doença pulmonar parenquimatosa é rara, mas alguns pacientes podem cursar com fibrose intersticial difusa.

Linfadenopatia e Hepato ou Esplenomegalia

A hiperplasia do sistema reticuloendotelial que ocorre na AIJ sistêmica pode levar a aumentos significativos de gânglios linfáticos, bem como de fígado e baço, podendo sugerir o diagnóstico de processos neoplásicos. A esplenomegalia é mais proeminente nos primeiros anos de doença, podendo ser significativa. A hepato-megalia ocorre em menor frequência que a esplenomegalia, geralmente de forma moderada. Hepatomegalias maciças são características de amiloidose secundária. Hepatite decorrente de doença é rara e está habitualmente associada ao uso de drogas, em particular anti-inflamatórios não hormonais.

Síndrome de Ativação Macrofágica

A síndrome de ativação macrofágica (SAM) é uma síndrome rara que ocorre associada a doenças familiares ou adquiridas e a patogênese permanece desconhecida. Acredita-se que ocorra um defeito hereditário da imunorregulação, que predisponha à proliferação histiocítica em resposta a agentes desencadeantes específicos, como vírus (varicela, hepatite, citomegalovírus, Epstein-Barr, coxsackie B etc.), imunodeficiências, doenças autoimunes e drogas[19].

SAM associada à AIJ sistêmica ocorre com maior frequência em crianças, após períodos de duração de doença variáveis (2 a 12 anos). Em estudo realizado no Instituto da Criança do Hospital das Clínicas da Faculdade de Medicina da Universidade de São Paulo (ICr-HCFMUSP) foram avaliados retrospectivamente 462 pacientes com AIJ, entre eles, sete (1,5%) desenvolveram SAM, com mediana do tempo de duração da AIJ antes do início da SAM de 8 anos e 4 meses[20].

Nessa síndrome ocorrem febre alta prolongada, hepatoesplenomegalia, adenomegalias, exantemas, sangramentos e icterícia. Há possibilidade de evolução para insuficiência hepática aguda, coma, coagulação intravascular disseminada e até óbito, se não tratada a tempo. Os exames laboratoriais mostram pancitopenia, hipofibrinogenemia, aumento das transaminases, alargamento dos tempos de coagulação e elevações importantes dos níveis de ferritina em quase todos os pacientes. A visualização de macrófagos ou histiócitos fagocitando ativamente eritrócitos é evidenciada em 40 a 82% dos casos e é característica desta síndrome.

O tratamento da SAM consiste em suspender os anti-inflamatórios não hormonais, drogas de base ou imunossupressores e introduzir corticosteroides (CE) endovenosos (EV) em forma de pulsoterapia. A ciclosporina A[21] é a segunda droga a ser utilizada no tratamento da doença, podendo também ser utilizados gamaglobulina EV, ciclofosfamida, plasmaferese e agentes biológicos anti-TNF.

Forma de Início Poliarticular

Essa forma de início caracteriza-se pelo envolvimento crônico de cinco ou mais articulações durante os primeiros 6 meses de doença, não importando a classificação utilizada. Pelos critérios do ILAR[2], a poliartrite também é definida como fator reumatoide positivo (FR+) ou negativo (FR-), dependendo se o FR for detectado em duas ocasiões com intervalo de 3 meses.

Aproximadamente 30 a 50% dos pacientes com AIJ têm poliartrite, sendo que 5 a 10% dos casos correspondem ao subtipo FR+. Quando se utilizam os critérios do ACR[1], observa-se distribuição etária que tende a ser bifásica, com pico precoce que ocorre entre 1 e 4 anos e um outro tardio, que ocorre entre 6 e 12 anos[22].

Nos pacientes com poliartrite, predominam as manifestações articulares, embora possa também ocorrer febre baixa, anorexia, diminuição do crescimento linear e fadiga. Adeno e hepatoesplenomegalia geralmente ocorrem de forma menos proeminente que em pacientes sistêmicos. Uveíte anterior assintomática ocorre raramente, sendo mais frequente na forma FR-.

O comprometimento articular comumente se inicia de forma insidiosa, muitas vezes acompanhado de rigidez matinal, com envolvimento progressivo de várias articulações. A artrite tende a ser simétrica, geralmente acometendo grandes articulações, como joelhos, punhos, cotovelos e tornozelos, podendo ocorrer o acometimento de articulação temporomandibular e coluna cervical. A artrite das pequenas articulações das mãos e pés pode ser grave, levando a deformidades em médio e longo prazos, como contraturas em flexão das articulações interfalangianas e metacarpofalangianas (Figura 6.4).

Poliarticular com Fator Reumatoide Positivo

O paciente FR+ em geral manifesta a doença no final da infância ou da adolescência, cursando com envolvimento articular simétrico de grandes e pequenas articulações, semelhante ao da artrite reumatoide do adulto. É comum a evolução

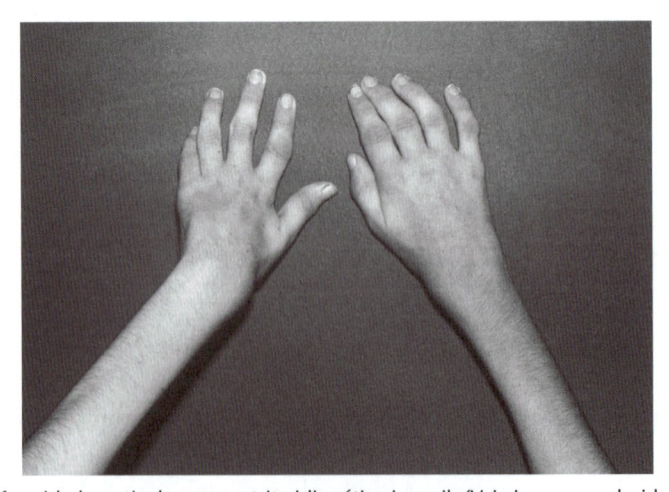

Figura 6.4 Deformidades articulares na artrite idiopática juvenil. (Veja imagem colorida no encarte.)

para sinovite erosiva precoce, com curso crônico e recorrente que se prolonga até a idade adulta[23].

Esses pacientes desenvolvem com frequência nódulos reumatoides, que são firmes – muitas vezes móveis e não dolorosos –, podendo ser únicos ou múltiplos, significando sinal de pior prognóstico. Ocorrem preferencialmente na região do olécrano, podendo também surgir na superfície dos tendões extensores dos dedos, tendão do calcâneo, região occipital e em áreas de pressão, como na ponte nasal de crianças que usam óculos[24].

A vasculite reumatoide é rara e ocorre principalmente em pacientes FR+, acometendo vasos de pequeno a médio calibres, podendo ser restrita à pele (polpas digitais) ou ocorrer difusamente.

Poliarticular com Fator Reumatoide Negativo

Essa forma corresponde a 90 a 95% do tipo de início poliarticular, que acomete crianças em qualquer idade, em geral com curso clínico mais benigno que a forma FR+. Esses pacientes apresentam menor tendência de acometimento de grande número de articulações, de comprometimento articular simétrico, de envolver pequenas articulações das mãos e menor possibilidade de associação com nódulos reumatoides[24].

Oligoartrite

A artrite pauciarticular ou oligoartrite é definida como artrite crônica (duração maior que 6 semanas) em quatro ou menos articulações durante os 6 primeiros meses de doença. Segundo os critérios do ILAR[2] (Quadro 6.2), as oligoartrites também são classificadas como persistentes (após 6 meses de doença não acometem mais de quatro articulações) ou estendidas (acometem cinco ou mais articulações após período inicial de 6 meses). A oligoartrite ocorre em 50 a 60% dos casos de AIJ, com pico de início entre 2 e 4 anos de idade[12]. Em relação ao comprometimento articular, geralmente ocorre de forma assimétrica, sendo monoarticular em 30 a 50% dos casos. Atinge preferencialmente articulações dos membros inferiores, em particular joelhos e tornozelos. A artrite coxofemoral é rara e esporadicamente acomete pequenas articulações de mãos e pés e coluna cervical.

Manifestações sistêmicas são incomuns, exceto pela presença de uveíte, que ocorre em até 30% dos casos e consiste na complicação mais temida dessa forma de AIJ (Figura 6.5). Ocorre com mais frequência em meninas com oligoartrite de início precoce, que apresentam fator antinúcleo (FAN) positivo[25]. A uveíte da AIJ é crônica e anterior (acomete íris e corpo ciliar), geralmente assintomática na fase inicial, embora evolutivamente metade das crianças apresente algum sinto-

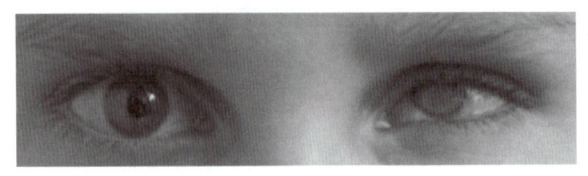

Figura 6.5 Uveíte em paciente com artrite idiopática juvenil pauciarticular. (Veja imagem colorida no encarte.)

ma, como dor ocular, vermelhidão, cefaleia, fotofobia ou diminuição da acuidade visual. A maioria dos pacientes desenvolve uveíte nos primeiros 5 a 7 anos do início da artrite, entretanto, ocorre antes do diagnóstico de AIJ em quase metade dos pacientes. Em 70 a 80% dos casos, a uveíte é bilateral, podendo complicar com ceratopatia em faixa, catarata, glaucoma e até cegueira, ressaltando a necessidade de exame oftalmológico periódico de rotina em todos os pacientes com AIJ, em particular os oligoarticulares.

Artrite Relacionada à Entesite

As espondiloartropatias são doenças caracterizadas pelo comprometimento predominante de articulações do esqueleto axial associado ao apendicular, com presença frequente de pontos de êntese, o que as difere das outras artrites crônicas. Essas doenças apresentam tendência familiar e forte associação com o antígeno HLA-B27 e, na maioria das vezes, associam-se à ausência de positividade do fator reumatoide. Nesse grupo, caracterizado de espondiloartropatias soronegativas, eram incluídas a espondilite anquilosante juvenil (EAJ), as artrites da doença inflamatória intestinal (DII), as artrites reativas e a psoríase. Entretanto, a ausência ou a raridade de manifestações axiais em crianças levou ao surgimento do termo artrite relacionada à entesite (ARE), proposto pela classificação do ILAR[2] (Quadro 6.2), que separa os pacientes portadores de artrite psoriásica (AP) e aqueles com artrite da DII. A ARE, portanto, inclui pacientes anteriormente denominados portadores de EAJ e os pacientes com síndrome SEA (entesite e artrite soronegativa), cuja maioria evoluía para EAJ. Ainda há necessidade de aprimoramento dos critérios diagnósticos e surgimento de novas casuísticas que utilizem essa nova classificação.

A ARE/EAJ ocorre com mais frequência em meninos, em proporções que variam de 2,7-7:1 dependendo da casuística analisada, e tem o início na infância tardia ou na adolescência, embora possa ocorrer em crianças menores[25,26]. Estudos epidemiológicos mostram que a EA é 10 a 20 vezes mais frequente em parentes de pacientes com EA, e 50 a 80 vezes mais frequente em irmãos. A associação genética predominante com a ARE/EAJ é com o antígeno HLA-B27; em um estudo realizado em 247 crianças com EAJ, o HLA-B27 foi encontrado em 91% dos casos[27].

Manifestações Clínicas

O início da doença pode ser insidioso e caracterizado por dor e rigidez musculoesquelética intermitente ou inflamação das articulações periféricas, principalmente de membros inferiores e associada a entesites em um ou mais locais. Dor lombar geralmente é ausente no início do quadro com aumento progressivo no curso da doença. Os sintomas sistêmicos, em geral, são mínimos.

A presença de entesite (inflamação no sítio de inserção do ligamento, fáscia, tendão ou cápsula articular ao osso) é achado típico da ARE, embora também possa ocorrer em menor frequência e intensidade nas outras formas de AIJ. O quadro de entesite pode ser bastante doloroso e o diagnóstico deve ser suspeitado quando o paciente relatar dor nos seguintes pontos: tuberosidade anterior da tíbia, patela (posições de 2, 6 e 10 horas), inserção do tendão do calcâneo ou da fáscia plantar ao calcâneo, inserção da fáscia plantar na base do quinto metatarso e cabeça dos cinco metatarsos[28].

O acometimento articular é, em geral, assimétrico e envolve articulações dos membros inferiores[29]. Doença isolada de quadril pode ocorrer, o que é muito pouco provável nas formas poliarticular e sistêmica. O comprometimento de pequenas articulações dos pododáctilos e dos ossos do tarso é bastante característica, podendo levar à deformidade do pé. O envolvimento das SI pode ser notado quando houver dor à palpação de uma ou mais SI ou compressão da pelve. À inspeção da região dorsal, pode-se notar assimetria local, perda da lordose normal da coluna lombar ou cifose torácica, diminuição da mobilidade toracolombar e expansibilidade torácica.

O comprometimento do sistema cardiovascular é incomum, embora possa ser grave, já tendo sido documentada insuficiência aórtica, geralmente muitos anos após o início de doença. Anormalidades pulmonares, renais e neurológicas são raras na infância.

Artrite Psoriásica

Na população com idade inferior a 16 anos, a psoríase afeta menos de 0,5%, mas estudos publicados mostram que a AP corresponde a 2 a 15% de todas as artrites crônicas da infância[30].

Na população pediátrica, a distribuição etária parece ser bimodal, com o primeiro pico na idade pré-escolar (principalmente em meninas) e um segundo em torno dos 10 anos de idade. Ao contrário do que ocorre na idade adulta, na infância, a artrite precede o aparecimento da psoríase na maioria dos casos, e o aparecimento simultâneo das duas manifestações ocorre em menos de 10% dos pacientes (Figura 6.6). Os critérios do ILAR[2] para diagnóstico de AP estão apresentados no Quadro 6.2.

Manifestações Clínicas

Em geral, a doença se inicia com o envolvimento de poucas articulações, com comprometimento assimétrico de grandes e pequenas articulações em aproximadamente 70% dos casos (principalmente joelhos e pequenas articulações das mãos e dos pés).

O edema de uma única articulação associado à dactilite (definida como edema de articulação digital e tecidos periarticulares se estendendo além do limite da articulação, dando a aparência de "dedo em salsicha") é bastante sugestivo de AP[31]. A AP acomete o quadril e os ombros com menor frequência, podendo ocorrer sacroileíte na minoria, geralmente associada ao antígeno HLA-B27. A doença tem, via de regra, evolução pior que as outras formas de artrite crônica oligoarticular, com curso ativo prolongado e muitas vezes incapacitante.

A forma de comprometimento cutâneo mais típica é chamada psoríase vulgar, que ocorre em cerca de 80% dos casos de AP, e consiste em lesões eritematosas bem delimitadas, nas superfícies extensoras de cotovelos, antebraços, joelhos e articulações interfalangianas. Em crianças menores, as lesões cutâneas podem não

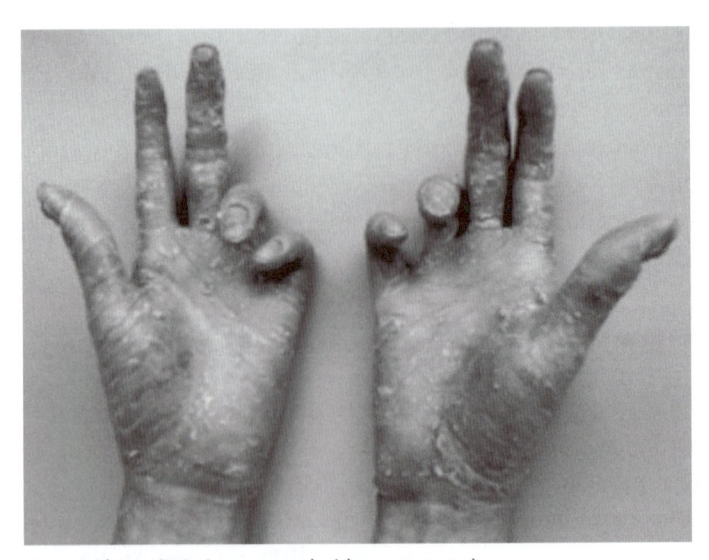

Figura 6.6 Artrite psoriásica. (Veja imagem colorida no encarte.)

ser óbvias, devendo ser observadas com atenção áreas como umbigo, posterior das orelhas e virilha. Cerca de 30% dos pacientes têm uma forma de comprometimento ungueal chamada *nail pitting*, que consiste em pequenas erosões rasas de até 1 mm de diâmetro e podem estar associadas ao comprometimento de articulações interfalangianas distais. Podem ocorrer outras alterações, como distrofia ungueal completa e onicólise.

Cerca de 15 a 20% dos pacientes com AP têm quadro de uveíte, geralmente assintomática e que acomete a câmara anterior. Clinicamente indistinguível da uveíte da AIJ, em geral é associada ao FAN. A minoria das crianças pode apresentar uveíte anterior aguda e sintomática, frequentemente associada ao HLA-B27 e ao comprometimento do esqueleto axial.

Artrite Indiferenciada

A artrite indiferenciada inclui pacientes que não satisfazem os critérios de inclusão para nenhuma categoria da AIJ (ILAR), ou que apresentam critérios para mais de uma. Entretanto, estudos mostraram que vários pacientes com diagnóstico já definido encaixam-se nessa categoria, portanto, a revisão dos critérios de exclusão vem sendo realizada, a fim de diminuir o número de pacientes sob essa denominação.

EXAMES COMPLEMENTARES

Em AIJ, os exames laboratoriais são usados para auxiliar o diagnóstico clínico, para mostrar a intensidade do processo inflamatório, das reações adversas à terapia e como ferramenta na compreensão da patogênese da doença. Não há exame específico que possibilite o diagnóstico de AIJ. As principais alterações laboratoriais observadas na casuística do ICr-HCFMUSP são mencionadas na Tabela 6.1.

Tabela 6.1 Principais alterações laboratoriais da artrite idiopática juvenil de acordo com os tipos de inícios sistêmico, poliarticular (FR+ e FR-) e oligoarticular (Casuística do Instituto da Criança do HCFMUSP)

	Sistêmica (%) (n = 248)	Poliarticular (%) (n = 155)	Oligoarticular (%) (n = 217)
Anemia	70	30 a 50	2 a 5 (leve)
Leucocitose	67	20 a 40	2 a 5 (leve)
Plaquetose	88	10 a 20	2 a 10 (leve)
Elevação PFA	100	90 a 100	20 a 40
Fator reumatoide	0	8 a 20	0
Fator antinúcleo	2	0 a 15	30 a 80

PFA: provas de fase aguda.

Alterações Hematológicas

Na maioria das vezes, as alterações hematológicas refletem a intensidade do processo inflamatório. Embora em pacientes com doença articular leve raramente sejam observadas alterações no hemograma, pode ocorrer uma anemia leve. Em crianças com doença ativa e grave, em particular aqueles com a forma de início sistêmico ou poliarticular, pode ocorrer anemia significativa, geralmente normocítica hipocrômica, com níveis de hemoglobina entre 7 e 10 g/dL. Embora a anemia da AIJ seja decorrente da doença crônica, pode ocorrer também depleção de ferro associada. Os níveis de ferritina geralmente estão elevados na doença sistêmica ativa, não sendo, portanto, um bom parâmetro para avaliar os estoques de ferro, funcionando como marcador da resposta de fase aguda[32]. Na AIJ, podem ocorrer, embora raramente, aplasia eritroide e doença hemolítica.

Os pacientes com doença ativa geralmente apresentam leucocitose, que pode atingir nível bastante elevado nas formas sistêmicas (30.000 a 60.000/mm³), em geral com predomínio de polimorfonucleares. A síndrome de Felty, que consiste em esplenomegalia e neutropenia em pacientes com poliartrite FR+, é bastante rara na infância.

Os pacientes com AIJ ativa (com exceção dos oligoarticulares) frequentemente cursam com plaquetose, que pode exceder 1.000.000/mm³ nas formas sistêmicas. Plaquetopenia raramente ocorre e deve levantar suspeita para outro diagnóstico, como lúpus eritematoso sistêmico juvenil (LESJ) e SAM.

Provas de Fase Aguda

A velocidade de hemossedimentação (VHS) sempre foi muito utilizada para monitorar a atividade de doença, entretanto, sabe-se que não é uma medida totalmente confiável, com oscilações que muitas vezes não se correlacionam com a melhora clínica ou a resposta terapêutica[33]. A proteína C-reativa (PCR), por sua vez, parece ser mais precisa na monitoração da resposta inflamatória, pois encontra-se raramente alterada em um paciente que não apresente doença inflamatória clínica. Nos pacientes com doença poliarticular ativa, geralmente observam-se elevações significativas do VHS, PCR e imunoglobulinas, embora de forma menos proeminente que na forma sistêmica. Os pacientes com oligoartrite frequentemente têm provas de fase aguda (PFA) normais ou levemente aumentadas, e aqueles com ARE e AP podem cursar com atividade clínica sem elevação das provas inflamatórias, embora na maioria das vezes isso não ocorra.

Imunoglobulinas

Os níveis séricos de imunoglobulinas podem estar aumentados na atividade de doença, quando refletem a resposta de fase aguda, podendo oscilar de acordo com a atividade da doença. Como regra, a hipergamaglobulinemia persistente é sinal de pior prognóstico e resposta pobre à terapêutica. A associação de AIJ com deficiência seletiva de IgA é descrita, sendo mais evidente na forma de início oligoarticular.

Líquido Sinovial

A análise do líquido sinovial (LS) tem pouco valor no diagnóstico da AIJ, sendo mais importante para o diagnóstico diferencial com outras artrites crônicas. O líquido sinovial tem características inflamatórias, sem correlação entre a celularidade e o grau de atividade clínica. O número de células inflamatórias pode variar desde menos de 10.000/mm^3 até contagens altíssimas, como são observadas na artrite séptica (100.000 células/mm^3). Os principais componentes celulares do LS são os polimorfonucleares. Os níveis de glicose podem estar diminuídos, como ocorre na artrite reumatoide do adulto.

Fator Reumatoide

O FR IgM, inicialmente detectado pelos métodos de Látex e Waaler-Rose, apresenta positividade variável em crianças com AIJ, dependendo do subtipo de doença, sendo em geral a positividade mais elevada quando se utiliza o método de ELISA. O valor diagnóstico do FR+ é baixo, visto que o resultado pode estar presente em outras doenças do tecido conectivo, como o LESJ. Em crianças com poliartrite, a positividade do FR IgM ocorre em menos de 10% dos casos, sendo incomum em pacientes com as outras formas de AIJ. As crianças que têm altos títulos de FR, em geral, parecem pertencer a um subgrupo distinto dos pacientes soronegativos, apresentando doença de início mais tardio, de longa duração, com acometimento poliarticular e com erosões articulares ou nódulos subcutâneos; esses pacientes evoluem para incapacitação funcional maior. Os FR da classe IgG e IgA também podem ser encontrados em frequências variáveis e parecem estar associados à maior gravidade de doença.

Anticorpos Antinucleares

Os anticorpos antinucleares (FAN) têm importância maior que o FR no diagnóstico de AIJ e geralmente apresentam títulos baixos a moderados. A maioria desses anticorpos é da classe IgG, sendo padrões mais frequentes o pontilhado e o homogêneo. A frequência do FAN é mais elevada em meninas com início precoce de doença e forma oligoarticular, atingindo prevalência máxima (65 a 85%) nos pacientes que também possuem uveíte. Desse modo, a positividade do FAN pode identificar pacientes em maior risco para desenvolver essa alteração ocular[34]. Em crianças com ARE, em geral, o FAN é negativo, podendo apresentar-se positivo em 30 a 60% dos casos com AP.

A presença do anticorpo anti-DNA dupla hélice em pacientes com artrite crônica deve aventar a possibilidade de progressão para LESJ. Em um estudo realizado em 77 crianças, a frequência de anticorpos contra antígenos nucleares (anti-Sm, anti-RNP, anti-DNA, anti-RNA, anti-SS-A e anti-SS-B) foi de somente 13%[35].

Imunocomplexos e Complemento

Imunocomplexos podem ser detectados em 39 a 79% dos pacientes com AIJ – em particular naqueles com FR+, doença poliarticular e sistêmica –, geralmente associada à atividade de doença. O terceiro componente do complemento (C3) está frequentemente elevado em pacientes com AIJ ativa, funcionando como proteína de fase aguda. No líquido sinovial, por sua vez, os níveis de complemento geralmente estão normais ou diminuídos.

Alterações Radiológicas

A radiografia simples é um exame importante para acompanhamento da progressão da doença. Nas fases iniciais, as radiografias costumam ser normais, exceto pelo aumento de partes moles periarticulares; alterações pouco específicas podem ocorrer de forma precoce, como aumento de espaço articular secundário ao aumento de fluido articular ou hipertrofia da membrana sinovial, osteoporose periarticular e linhas de parada de crescimento. A formação periosteal ocorre principalmente nos ossos tubulares de falanges, metacarpos e metatarsos. Mais tardiamente são observadas diminuição de espaço articular, erosões marginais (raramente são registradas pela radiografia simples antes de 2 anos do início de doença ativa), cistos subcondrais e, por fim, anquilose. Subluxações, fraturas de compressão vertebral e fraturas epifisárias são igualmente de ocorrência tardia[36].

Desaceleração e aceleração do crescimento ósseo podem ocorrer como reflexo da cronicidade e da atividade da doença, respectivamente. Crescimento insuficiente dos pequenos ossos tubulares pode resultar em braquidactilia decorrente da fusão prematura dos núcleos epifisários. Micrognatia, principalmente nas formas sistêmica e poliarticular, ocorre por distúrbio no crescimento da mandíbula, em razão do comprometimento da articulação temporomandibular (ATM).

A ultrassonografia é um excelente método para avaliar a presença de fluido intra-articular, particularmente em articulações de quadril e ombro, nas quais podem haver dificuldades clínicas. Esse exame também pode avaliar cistos ou tenossinovites e monitorar procedimentos diagnósticos ou infiltrações articulares.

A tomografia computadorizada (TC) é um bom método para avaliar o comprometimento ósseo de articulações sacroilíacas, ATM e pés, entretanto a ressonância magnética (RM) tem o poder de identificar anormalidades nos tecidos não calcificados antes de evoluírem para lesões ósseas detectadas pela radiografia simples. A RM pode identificar derrame articular, hipertrofia da membrana sinovial, além de alterações na cartilagem articular, sendo, portanto, um método adjuvante na indicação e na monitoração de terapêuticas mais agressivas.

Em pacientes com ARE, o comprometimento de SI pode ocorrer anos antes que seja detectável pela radiografia simples, por este motivo, os critérios do ILAR[2] excluíram a avaliação radiológica da classificação, o que não ocorre quando se utiliza o termo EAJ. Nesses pacientes, as SI podem ser inicialmente unilaterais, com borramento das bordas, erosões subcondrais (mais frequentes do lado ilíaco), esclerose reacional, diminuição do espaço articular e, tardiamente, anquilose. A TC é um método sensível na detecção de erosões ósseas, principalmente nos estágios iniciais da doença. A RM é um excelente método para avaliar o processo inflamatório nas SI, pois possibilita a detecção precoce de alterações e auxilia na escolha terapêutica. Em relação ao comprometimento da coluna vertebral, as alterações radiológicas são menos frequentes e mais tardias que o envolvimento de SI. Pode ocorrer periostite com deposição óssea na margem anterior da borda vertebral, retificação da concavidade do corpo vertebral, formação de sindesmófitos e aspecto de bambu (raros na infância).

DIAGNÓSTICO DIFERENCIAL

A AIJ na forma sistêmica é a que pode apresentar maiores dificuldades diagnósticas, principalmente em pacientes que apresentam febre e sinais de comprometimento sistêmico, mas sem artrite ou outros sinais que sugiram o diagnóstico. Nesses casos, após exclusão das outras patologias possíveis, o paciente só fechará critérios para a doença quando o comprometimento articular característico tiver aparecido, o que pode ocorrer meses depois.

Os principais diagnósticos diferenciais da AIJ sistêmica estão listados na Tabela 6.2. Em geral, deve ser considerada a possibilidade de malignidade, doença inflamatória intestinal, vasculites, outras doenças do tecido conectivo (LESJ) e processos infecciosos. A febre em crianças com doenças infecciosas, em geral, não apresenta padrão tão típico quanto o da AIJ sistêmica; com picos menos previsíveis, geralmente não retorna repetidamente à temperatura basal e a criança permanece prostrada, mesmo após a melhora da febre. Infecções virais, como a do parvovírus B19, adenovírus e rubéola, podem apresentar quadros articulares prolongados associados à exantema, mimetizando o quadro clínico de AIJ.

Tabela 6.2 Diagnósticos diferenciais do tipo de início sistêmico da artrite idiopática juvenil

Infecções	• Endocardite bacteriana • Febre reumática aguda • Doença de Lyme (*Borrelia burgdorferi*) • Parvovírus B19 • Adenovírus • Outros
Malignidade	• Leucemia linfoblástica aguda • Neuroblastoma
Doença inflamatória intestinal	
Doenças do tecido conectivo	• Dermatomiosite • Lúpus eritematoso sistêmico juvenil • Vasculites (poliarterite, doença de Kawasaki)
Doença de Castelman	
Febre familiar do Mediterrâneo	
Sarcoidose	
Síndromes de febres periódicas	• Síndrome da hipergamaglobulinemia D • Síndrome PFAPA (febre periódica, estomatite aftosa, faringite e adenite) • Síndrome periódica associada ao receptor de TNF (TRAPS) • Síndrome de Muckle-Wells • Síndrome CINCA (doença crônica inflamatória com envolvimento neurológico, cutâneo e articular) • Síndrome autoinflamatória familiar ao frio

O diagnóstico diferencial das poliartrites é apresentado na Tabela 6.3. Artrite infecciosa em crianças pode envolver mais de uma articulação. A doença de Lyme, causada pela *Borrelia burgdorferi*, pode apresentar artrite poliarticular, embora

Tabela 6.3 Diagnósticos diferenciais do tipo de início poliarticular da artrite idiopática juvenil

Infecções	Doença de Lyme
Artrites reativas	
Doenças do tecido conectivo	• Artrite relacionada à entesite • Lúpus eritematoso sistêmico • Artrite idiopática juvenil sistêmica • Artrite psoriásica
Doença inflamatória intestinal	
Displasias ósseas	
Doenças de depósito	• Mucopolissacaridoses: síndrome de Scheie e Morquio • Mucolipidose tipo II • Doença de Gaucher tipo III
Sinovite familiar hipertrófica	
Sarcoidose	
Acrosteólise	

apresente padrão intermitente de atividade possivelmente estar associado a alterações cutâneas, neurológicas e cardíacas. O início de poliartrite em meninas pré-adolescentes deve levantar a possibilidade de LESJ, que deve ser mais provável quando estiverem presentes algumas características: *rash* malar em asa de borboleta, alopecia, nefrite, comprometimento de sistema nervoso central, fenômeno de Raynaud, leucopenia, anemia hemolítica e alterações laboratoriais, como anticorpo anti-DNA dupla hélice positivo ou hipocomplementemia.

Acrosteólise

O diagnóstico diferencial das poliartrites também inclui artrite relacionada à entesite, na qual o comprometimento de grandes articulações de membros inferiores, em geral, precede a doença do esqueleto axial. A presença de dor em região lombar ou glútea pode ser um sinal precoce. A infiltração maligna de osso e sinóvia pode mimetizar a poliartrite, embora na maioria das vezes a lesão seja mais justarticular do que propriamente sinovial. Dor óssea não articular, lombalgia persistente, sintomas constitucionais, anemia e plaquetopenia podem ser indícios de leucose. Nesses pacientes, em geral, os níveis de desidrogenase láctica estão bastante aumentados e o mielograma confirma o diagnóstico.

Os principais diagnósticos diferenciais das oligoartrites estão listados na Tabela 6.4. Em pacientes com monoartrite crônica, deve-se pensar em tuberculose, sarcoidose, sinovite vilonodular, hemofilia e outras pseudoartrites, como hemangioma sinovial, lipoma etc. É importante ressaltar que é obrigatória a punção articular de pacientes com monoartrite aguda, para que seja excluída a possibilidade de artrite séptica. A biópsia articular por agulha ou artroscopia deve ser realizada quando houver suspeita de doença articular granulomatosa.

Tabela 6.4 Diagnósticos diferenciais do tipo de início oligoarticular da artrite idiopática juvenil

Infecções	Tuberculose
Artrite idiopática juvenil	• Artrite relacionada à entesite • Artrite psoriásica
Doenças sinoviais/mecânicas	• Sinovite vilonodular • Hemangioma • Lipoma arborescente • Plica sinovial • Osteocondrite • Condromalácia de patela
Alterações hematológicas	• Hemofilia
Imunodeficiências	• Ágama ou hipogamaglobulinemia • Deficiência de componentes do complemento • Deficiência seletiva de IgA

MEDIDAS DE DESFECHO

Diversos instrumentos foram desenvolvidos para a avaliação mais objetiva de eficácia terapêutica, assim como ferramentas para avaliação da qualidade de vida, um componente importante no cuidado de crianças com AIJ. Os critérios de resposta pediátrica do Colégio Americano de Reumatologia (ACR Pedi) são uma pontuação composta baseada na melhoria em seis variáveis (VAS do médico, VAS do paciente/pais, CHAQ, número de articulações ativas, número de articulações limitadas e VHS). O Jadas (*juvenile arthritis disease activity score*) também foi desenvolvido, proporcionando a medição contínua da atividade de doença, baseado no *disease activity score* em pacientes adultos com artrite reumatoide (AR).

TRATAMENTO

Embora a cura da AIJ ainda não esteja disponível, muitos pacientes felizmente apresentam remissão espontânea. Os objetivos do tratamento são, portanto, controlar a dor, preservar a amplitude de movimento e a força muscular, prevenir deformidades, controlar as manifestações sistêmicas e extra-articulares, promovendo crescimento e desenvolvimento adequados, ou seja, proporcionar qualidade de vida.

A abordagem terapêutica deve incluir equipe multidisciplinar com reumatologista pediátrico, oftalmologista, enfermeiro, assistente social, fisioterapeuta, terapeuta ocupacional e psicólogo. É fundamental que a família e o paciente se envolvam no processo terapêutico, que ocorre em longo prazo e demanda aceitação, mudança de rotina diária e adesão.

É difícil prever, no início da doença, quais crianças entrarão em remissão e quais terão doença grave evoluindo para comprometimento funcional significativo. Portanto, a abordagem terapêutica inicial deve ser vigorosa em todos os pacientes, respeitando as diferenças entre as diversas formas de início da AIJ e fatores associados a pior prognóstico, bem como a tolerância e o gerenciamento de eventos adversos. As principais modalidades terapêuticas para o tratamento da AIJ são os anti-inflamatórios não hormonais (AINH), drogas de base, corticosteroides, imunossupressores e imunomoduladores.

Drogas Anti-inflamatórias não Hormonais

Na maioria das crianças, as drogas AINH são a opção terapêutica inicial, por terem efeitos analgésicos, antipiréticos e anti-inflamatórios. Os AINH melhoram o processo inflamatório articular, a dor muscular e periarticular, bem como a rigidez matinal, embora não modifiquem o curso da doença. A resposta clínica à terapêutica anti-inflamatória é variável e, de certa forma, imprevisível. Uma criança pode não responder a uma droga e responder a outra, entretanto, exceto por contada toxicidade, não se costuma trocar vários AINH esperando resposta, pois esse procedimento pode retardar a instituição de terapêuticas de segunda linha mais eficazes. Um estudo realizado em uma população pediátrica mostrou que 65% das crianças respondem a determinado AINH após 4 semanas de tratamento, embora a resposta possa ocorrer em até 12 semanas[37].

Os principais AINH utilizados para o tratamento da AIJ são expostos na Tabela 6.5. O uso do ácido acetilsalicílico como droga de escolha na abordagem inicial da AIJ foi suplantado pelos outros AINH, embora tenha boa potência anti-inflamatória, apresenta dificuldades posológicas e mais efeitos colaterais. O naproxeno e o ibuprofeno são eficazes nos sintomas da artrite, têm a vantagem de estarem disponíveis sob a forma de suspensão e serem relativamente bem tolerados em crianças. A indometacina é uma droga bastante eficaz no tratamento da febre e da pericardite da AIJ sistêmica, apresentando maior potência anti-inflamatória, entretanto, pode estar associada a efeitos colaterais gastrointestinais e cefaleia. Novos AINH vêm sendo introduzidos na terapêutica da AIJ, principalmente os inibidores seletivos de COX-2, como o rofecoxibe e o celecoxibe, relacionados à menor toxicidade gástrica e renal. Entretanto, há necessidade de estudos controlados na faixa etária pediátrica.

Tabela 6.5 Principais anti-inflamatórios não hormonais e corticosteroides utilizados para controle das artrites

Nome do medicamento	Dose/kg (dose máxima)	Intervalo (em 24 horas)	Efeitos colaterais
AINH			
Ácido acetilsalicílico	80 a 100 mg (2,5 g)	3 a 4 vezes	Gastrite, aumento das transaminases, inibição da agregação plaquetária, síndrome de Reye
Naproxeno	10 a 20 mg (1 g)	2 vezes	Gastrite, erupções cutâneas
Ibuprofeno	30 a 40 mg (2,4 g)	3 a 4 vezes	Gastrite, aumento das transaminases, erupções cutâneas
Indometacina	1,5 a 3 mg (150 mg)	3 vezes	Cefaleia, gastrite, aumento das transaminases
Diclofenaco	2 a 3 mg (150 mg)	3 vezes	Gastrite, aumento das transaminases, erupções cutâneas
Piroxicam	0,2 a 0,3 mg (20 mg)	1 vez	Gastrite, hematúria
Corticosteroides			
Prednisona ou prednisolona	1 a 2 mg (60 mg)	1 a 4 vezes	Hipertensão, síndrome de Cushing, diabetes, catarata, glaucoma, alterações do crescimento, osteoporose, alterações cutâneas, infecções, fraturas etc.
Pulsoterapia com metilprednisolona*	10 a 30 mg (1 g)	1 vez	

* Via endovenosa em 1 a 3 horas, por 3 a 5 dias consecutivos. AINH: anti-inflamatório não hormonal.

Drogas de Base ou Remissivas

O metotrexato (MTX) é a principal droga de segunda linha no tratamento da AIJ, por ter início de ação relativamente rápido, facilidade de administração (uma vez por semana), com toxicidade aceitável. Em geral, a resposta ocorre em até 3 meses, com dose mínima inicial de 10 mg/m^2 de peso (equivale a 0,3 mg/kg), e dose máxima de 0,6 a 1 mg/kg, sendo que doses altas devem ser administradas por via parenteral. Ácido fólico deve ser administrado diariamente a fim de minimizar a toxicidade gastrointestinal e de mucosas. A literatura já comprovou por meio de estudos controlados duplo-cegos que o MTX é uma ótima droga para o tratamento da doença, alterando o curso e a progressão da AIJ, sendo inclusive considerado droga remissiva[38]. O leflunomide é um inibidor da síntese da pirimidina, cujas ações são semelhantes às do MTX, entretanto, seu papel no tratamento da AIJ não é bem estabelecido; há poucos estudos na literatura a respeito do uso em crianças, sendo utilizado tanto isoladamente quanto em combinação com o MTX, com resultados na maioria das vezes satisfatórios.

A hidroxicloroquina é uma droga cujo efeito terapêutico é, em geral, mais sutil que o do MTX, e raramente é notado antes dos 3 meses de tratamento, na dose de 5 a 7 mg/kg/dia (máximo de 400 mg). Em razão da possibilidade de toxicidade ocular, exames oftalmológicos de rotina devem ser realizados antes do início e durante o tratamento, de forma periódica.

A sulfassalazina tem efeito em média 4 a 8 semanas, embora possa ter baixa eficácia em controlar a atividade de doença em alguns pacientes com AIJ. A dose utilizada é de 12,5 a 50 mg/kg (máximo 2 g). A droga não deve ser utilizada em pacientes com hipersensibilidade às sulfas ou aos salicilatos, e em outras várias condições. Efeitos adversos graves podem ser observados em pacientes sistêmicos.

O papel de outras drogas de base, como a D-penicilamina e os sais de ouro, diminuiu drasticamente após a comprovação de eficácia do MTX e dos agentes biológicos no tratamento da AIJ.

Corticosteroides

Apesar de os CE serem excelentes drogas anti-inflamatórias, o uso parece não alterar o curso da AIJ, o aparecimento de erosões articulares e as manifestações extra-articulares da doença, além de apresentar inúmeros efeitos colaterais. Portanto, o uso de CE deve ser restrito e reservado para manifestações sistêmicas graves ou incontroláveis (pericardite, vasculite, síndrome de ativação macrofágica), no tratamento da uveíte crônica ou como agentes intra-articulares[39].

A pulsoterapia com metilprednisolona é uma alternativa terapêutica para doença crônica e não responsiva, geralmente aplicada em 3 dias consecutivos com intervalos mensais.

O uso de CE intra-articulares (hexacetonido de triancinolona) é um procedimento bastante seguro e eficaz no controle do processo inflamatório, principalmente em pacientes com poucas articulações acometidas que não respondem ao tratamento com AINH.

Imunossupressores e Imunomoduladores

As drogas citotóxicas ou imunossupressoras (azatioprina, clorambucil, ciclofosfamida, ciclosporina) devem estar reservadas para crianças com complicações graves que ameacem a vida, toxicidade significativa aos CE ou doença erosiva progressiva. A ciclofosfamida EV é utilizada associada à metilprednisolona e MTX em pacientes com AIJ sistêmica irresponsiva ao tratamento convencional. A ciclosporina pode ser utilizada associada ao MTX, permitindo a redução da dose de CE em pacientes com doença grave e é indicada no tratamento da síndrome de ativação macrofágica.

Os biológicos bloqueadores da ação do fator de necrose tumoral (TNF), como o etanercepte e o adalimumabe, mostraram resultados promissores no tratamento de pacientes com a forma de início poliarticular da AIJ, com bom perfil de segurança em longo prazo[40,41] e respostas ACR PEDi 30 acima de 70%. Além disso, a associação de MTX à terapia anti-TNF foi relacionada à maior eficácia terapêutica[41].

Um estudo randomizado duplo-cego, controlado por placebo de abatacepte (inibidor do sinal coestimulatório para a ativação de células T) mostrou resposta ACR Pedi30 de 72% em pacientes com AIJ intolerantes ou refratários a pelo menos um DMARD. O perfil de segurança de abatacepte de longo prazo foi adequado[42].

O bloqueio de anticorpo monoclonal antirreceptor de interleucina-6 (tocilizumabe) mostrou benefícios no tratamento de pacientes com a forma sistêmica[41], assim como canaquinumabe, antagonista da IL-1, parece ser uma alternativa segura e muito eficaz no tratamento de pacientes sistêmicos, com melhora da febre e dos sintomas sistêmicos já no início do tratamento[43].

A gamaglobulina EV é uma alternativa terapêutica, principalmente para pacientes com manifestações sistêmicas não responsivas a outras medidas, embora o alto custo seja muitas vezes empecilho para o uso rotineiro.

Procedimentos Cirúrgicos

Os pacientes com AIJ podem necessitar de sinovectomias, liberação de tecidos moles, alongamentos tendíneos, bem como cirurgias reparadoras, como artroplastias com colocação de próteses articulares (principalmente quadril e joelho), em pacientes com doença grave e limitante.

Curso e Prognóstico

Vários estudos demonstraram que a maioria dos pacientes com artrites crônicas (50 a 70%) apresentam bom prognóstico de longo prazo, não apresentando incapacitação funcional importante. Entretanto, após mais de 10 anos de doença, 10 a 48% apresentam limitações funcionais de moderadas a graves. Apesar de a maioria das crianças e adolescentes acometidos apresentar remissão da doença, em alguns casos há persistência da atividade clínica na idade adulta. Sabe-se que os fatores associados ao pior prognóstico são presença de FR IgM positivo, retardo no início do tratamento e acompanhamento, doença de longa duração, envolvimento precoce das pequenas articulações das mãos e dos pés, aparecimento precoce de erosões articulares, atividade inflamatória persistente, presença de nódulos subcutâneos e doença sistêmica em meninos.

A taxa de mortalidade em pacientes com AIJ é de aproximadamente 0,29 a 4%. Na maioria das vezes está associada a complicações da forma sistêmica (amiloidose e problemas cardiopulmonares) ou à própria terapêutica (infecções, SAM etc.).

CONCLUSÕES

A artrite idiopática juvenil é a patologia crônica articular mais frequente na infância e pode cursar com morbidade significativa e impacto negativo sobre a qualidade de vida dos acometidos. O reconhecimento dessa entidade pelo pediatra e o encaminhamento precoce para o reumatologista pediátrico estão associados ao melhor prognóstico de curto e longo prazos.

O melhor entendimento da complexa fisiopatologia da AIJ, bem como o surgimento de estudos multicêntricos sobre novas modalidades terapêuticas específicas para as diversas formas da AIJ são pontos centrais para o manejo dos acometidos.

REFERÊNCIAS BIBLIOGRÁFICAS

1. Cassidy JT, Levinson JE, Brewer EJ Jr. The development of classification criteria for children with juvenile rheumatoid arthritis. Bull Rheum Dis. 1989;38(6):1-7.
2. Petty RE, Southwood TR, Manners P, Baum J, Glass DN, Goldenberg J, et al. International League of Associations for Rheumatology. International League of Associations for Rheumatology classification of juvenile idiopathic arthritis: second revision, Edmonton, 2001. J Rheumatol. 2004;31(2):390-2.
3. Oen KG, Cheang M. Epidemiology of chronic arthritis in childhood. Semin Arthritis Rheum. 1996;26(3):575-91.

4. Gare BA. Epidemiology. Baillieres Clin Rheumatol. 1998;12(21):191-208.
5. Ansell BM, Albert ED. Juvenile chronic arthritis, pauciarticular type. In: Albert ED, Baur MR, Mayr WR, editors. Hystocompatibility testing. New York: Springer-Verlag; 1984.
6. Berman A, Cahn P, Perez H, Spdindler A, Lucero E, Paz S, et al. Human immunodeficiency virus infection associated arthritis: clinical characteristics. J Rheumatol. 1999;26(5):1158-62.
7. Massa M, Mazzoli F, Pignatti P, De Benedetti F, Passalia M, Viola S, et al. Proinflammatory responses to HLA self epitopes are triggered by molecular mimicry to Epstein-Barr virus proteins in oligoarticular juvenile idiopathic arthritis. Arthritis Rheum. 2002;46(10):2721-9.
8. Woo P. Cytokines in childhood rheumatic diseases. Arch Dis Child. 1993;69(5):547-9.
9. Rooney M, David J, Symons J, Di Giovine F, Varsani H, Woo P. Inflammatory cytokine responses in juvenile chronic arthritis. Br J Rheumatol. 1995;34(5):454-60.
10. De Benedetti F, Martini A. Is systemic juvenile rheumatoid arthritis an interleukin 6 mediated disease? J Rheumatol. 1998;25(2):203-7.
11. Hough AJ, Sokoloff L. Pathology of rheumatoid arthritis and allied conditions. In: McCarty DJ. Arthritis and allied conditions. 11th ed. Philadelphia: Lea and Febiger; 1989. p. 674-97.
12. Cassidy JT, Petty RE, Laxer RM, Lindsley CB. Textbook of pediatric rheumatology. 5th ed. Philadelphia: Elsevier; 2005.
13. Cabral DA, Tucker LB. Malignancies in children who initially present with rheumatic complaints. J Pediatr. 1999;134(1):53-7.
14. Saha MT, Verronen P, Laippala P, Lenko HL. Growth of prepubertal children with juvenile chronic arthritis. Acta Paediatr. 1999;88(7):724-8.
15. Lindsley CB. Seasonal variation in systemic onset juvenile rheumatoid arthritis. Arthritis Rheum. 1987;30(7):838-9.
16. Miller LC, Sisson BA, Tucker LB, Schaller JG. Prolonged fevers of unknown origin in children: patterns of presentation and outcome. J Pediatr. 1996;129(3):419-23.
17. Isdale IC, Bywaters EGL. The rash of rheumatoid arthritis and Still's disease. Q J Med. 1956;25(99):377-87.
18. Brewer E Jr. Juvenile rheumatoid arthritis-cardiac involvement. Arthritis Rheum. 1977;20 (Suppl2):231-6.
19. Sawhney S, Woo P, Murray KJ. Macrophage activation syndrome: a potentially fatal complication of rheumatic disorders. Arch Dis Child. 2001;85(5):421-46.
20. Silva CA, Silva CH, Robazzi TC, Lotito AP, Mendroni Junior A, Jacob CM, et al. Macrophage activation syndrome associated with systemic juvenile idiopathic arthritis. J Pediatr (Rio J). 2004;80(6):517-22.
21. Ravelli A, De Benedetti F, Viola S, Martini A. Macrophage activation syndrome in systemic juvenile rheumatoid arthritis succesfully treated with cyclosporine. J Pediatr. 1996;128(2):275-8.
22. Sullivan DB, Cassidy JT, Petty RE. Pathogenic implications of age of onset in juvenile rheumatoid arthritis. Arthritis Rheum. 1975;18(3):251-5.
23. Ravelli A, Martini A. Juvenile idiopathic arthritis. Lancet. 2007;369(9563):767-78.
24. Kaye BR, Kaye RL, Bobrove A. Rheumatoid nodules: review of the spectrum of associated conditions and proposal of a new classification, with a report of four seronegaive cases. Am J Med. 1984;76(2):279-92.
25. Kotaniemi K, Kaipianem-Seppanem O, Savolainem A, Karma A. A population-based study on uveitis in juvenile rheumatoid arthritis. Clin Exp Rheumatol. 1999;17(1):119-22.
26. Bywaters EGL. Ankylosing spondylitis of childhood onset. Clin Rheum Dis. 1976;2:387.
27. Van der Linden SM, Valkenburg HA, de Jongh BM, Cats A. The risk of developing ankylosing spondylitis in HLA-B27 positive individuals. A comparison of relatives of spondylitis patients with the general population. Arthritis Rheum. 1984;27(3):241-9.
28. Sherry DD, Sapp LR. Enthesalgia in childhood: site-specific tenderness in healthy subjects and in patients with seronegative enthesopathic arthropathy. J Rheumatol. 2003;30(6):1335-40.

29. Burgos-Vargas R, Pacheco-Tena C, Vazquez-Mellado J. A short-term follow-up of enthesitis and arthritis in the active phase of juvenile onset spondyloarthropathies. Clin Exp Rheumatol. 2002;20(5):727-31.
30. Malleson PN, Fung MY, Rosenberg AM. The incidence of pediatric rheumatic diseases: results from the Canadian Pediatric Rheumatology Association Disease Registry. J Rheumatol. 1996;23(11):1981-7.
31. Southwood TR, Petty RE, Malleson PN, Delgado EA, Hunt DW, Wood B, et al. Psoriatic arthritis in children. Arthritis Rheum. 1989;32(8):1007-13.
32. Pelkonen P, Swanljung K, Siimes MA. Ferritinemia as an indicator of systemic disease activity in children with systemic juvenile rheumatoid arthritis. Acta Paediatr Scand. 1986;75(1):64-8.
33. Giannini EH, Brewer EJ. Poor correlation between the erythrocyte sedimentation rate and clini- cal activity in juvenile rheumatoid arthritis. Clin Rheumatol. 1987;6(2):197-201.
34. Schaller JG, Johnson GD, Holborow EJ, Ansell BM, Smiley WK. The association of antinuclear antibodies with the chronic iridocyclitis of juvenile rheumatoid arthritis (Still's disease). Arthritis Rheum. 1974;17(4):409-16.
35. Alspaugh MA, Miller JJ. A study of specificities of antinuclear antibodies in juvenile rheumatoid arthritis. J Pediatr. 1977;90(3):391-5.
36. Azouz EM. Arthritis in children: conventional and advanced imaging. Semin Musculoskelet Radiol. 2003;7(2):95-102.
37. Lovell DJ, Giannini EH, Brewer EJ Jr. Time course of response to nonsteroidal antiinflammatory drugs in juvenile rheumatoid arthritis. Arthritis Rheum. 1984;27(12):1433-7.
38. Giannini EH, Brewer EJ, Kuzmina N, Shaikov A, Maximov A, Vorontsov I, et al. Methotrexate in resistant juvenile rheumatoid arthritis. Results of the USA-USSR double-blind, placebo-controlled trial. The Pediatric Rheumatology Collaborative Study Group and The Cooperative Children's Study Group. N Engl J Med. 1992;326(6):1043-9.
39. Allen RC, Gross KR, Laxer RM, Malleson PN, Beauchamp RD, Petty RE. Intraarticular triamcino-lone hexacetonide in the management of chronic arthritis in children. Arthritis Rheum. 1986;29(8):997-1001.
40. Lovell DJ, Reiff A, Jones OY, Schneider R, Nocton J, Stein LD, et al. Pediatric Rheumatology Collaborative Study Group. Long-term safety and efficacy of etanercept in children with polyar- ticular--course juvenile rheumatoid arthritis. Arthritis Rheum. 2006;54(6):1987-94.
41. Lovell DJ, Ruperto N, Goodman S, Reiff A, Jung L, Jarosova K, et al.; Pediatric Rheumatology Collaborative Study Group; Pediatric Rheumatology International Trials Organisation. Adalimumab with or without methotrexate in juvenile rheumatoid arthritis. N Engl J Med. 2008;359(8):810-20.
42. Ruperto N, Lovell DJ, Quartier P, Paz E, Rubio-Pérez N, Silva CA, et al.; Paediatric Rheumatology International Trials Organization and the Pediatric Rheumatology Collaborative Study Group. Long-term safety and efficacy of abatacept in children with juvenile idiopathic arthritis. Arthritis Rheum. 2010;62(6):1792-802.
43. Yokota S, Miyamae T, Imagawa T, Iwata N, Katakura S, Mori M, et al. Therapeutic efficacy of humanized recombinant anti-interleukin-6 receptor antibody in children with systemic-onset juvenile idiopathic arthritis. Arthritis Rheum. 2005;52(3):818-25.
44. Ruperto N, Brunner HI, Quartier P, Constantin T, Wulffraat N, Horneff G, et al.; PRINTO; PRCSG. Two randomized trials of canakinumab in systemic juvenile idiopathic arthritis. N Engl J Med. 2012;367(25):2396-406.

Seção III

Doenças reumáticas sistêmicas

7 Febre de origem indeterminada e febres periódicas hereditárias

Katia Tomie Kozu
Adriana Almeida de Jesus

Após ler este capítulo, você estará apto a:

1. Definir febre de origem indeterminada clássica e febre periódica.
2. Realizar a abordagem diagnóstica em um paciente com febre de origem indeterminada.
3. Discutir as principais causas de febre de origem indeterminada na reumatologia pediátrica.
4. Reconhecer o quadro clínico e a abordagem diagnóstica das principais febres periódicas hereditárias ou doenças autoinflamatórias.

INTRODUÇÃO

A abordagem diagnóstica das febres recorrentes ou prolongadas na faixa etária pediátrica requer ampla investigação e inclusão de inúmeros diagnósticos diferenciais. Inicialmente, para melhor compreensão, é importante classificar os principais padrões de febre.

- Febre prolongada: tem duração que excede o tempo esperado para a doença que a causou. A febre deve ter sido causada por uma única doença e, por exemplo, ultrapassar dez dias de duração, no caso de infecção viral de vias aéreas superiores, e três semanas para mononucleose infecciosa. A febre prolongada também pode ser considerada uma doença em que a febre é o sintoma inicial mais importante, tornando-se, subsequentemente, persistente, mas pouco relevante[1].
- Febre de origem indeterminada (FOI): febre com duração de pelo menos três semanas, presente na maior parte dos dias e com diagnóstico incerto após uma semana de ampla investigação diagnóstica[1].

- Febre recorrente: estado no qual a febre e outros sinais e sintomas têm períodos de remissão e exacerbação. Pode-se também considerar febre recorrente as infecções febris recidivantes envolvendo o mesmo órgão ou sistema ou, ainda, doenças diferentes ocorrendo com intervalos irregulares, que têm na febre um sintoma em comum[1].
- Febre periódica (FP): ocasionada por doenças de caráter recorrente, nas quais a febre é a característica mais marcante e os sintomas associados são peculiares. A duração da febre é variável entre essas condições (dias a semanas) e o intervalo entre os episódios pode ser preciso ou irregular[1,2].

Neste capítulo, serão discutidas a abordagem diagnóstica da FOI e da FP, com destaque às doenças importantes para a reumatologia pediátrica.

FEBRE DE ORIGEM INDETERMINADA

A FOI pode ser classificada em quatro tipos: clássica, nosocomial, no paciente imunocomprometido e relacionada ao HIV[3,4]. Será abordada, neste capítulo, a investigação diagnóstica da FOI clássica, definida como febre de temperatura superior a 38°C que persiste sem diagnóstico por, pelo menos, três semanas, apesar de duas ou mais consultas ambulatoriais ou três ou mais dias de internação[3,4].

Os princípios básicos que norteiam um diagnóstico preciso da FOI clássica são os mesmos de toda a medicina clínica: um histórico clínico detalhado e um bom exame físico. Além disso, alguns exames laboratoriais e de imagem, invasivos e não invasivos, ajudam a esclarecer a maioria dos casos. Deve-se ter em mente que, com frequência, a FOI é causada por uma apresentação incomum de uma doença comum, e não por uma patologia rara. Em diversas casuísticas, apesar de todos os esforços, cerca de 5 a 10% dos pacientes permanecem sem diagnóstico final[4].

O tratamento de pacientes com FOI deve, sempre que possível, ser protelado até que a causa subjacente seja identificada.

Anamnese

A anamnese é o passo mais importante para o estabelecimento da causa da FOI. Devem ser coletadas informações sobre os sintomas atuais: início, duração, periodicidade e sintomas associados. É imperativo investigar as drogas em uso, incluindo as que não necessitam de prescrição, e também de ervas medicinais; exposição ocupacional; viagens e locais prévios de domicílio; contato com animais domésticos ou selvagens e uso de álcool ou drogas ilícitas pelos pais ou cuidadores. História familiar, procedimentos cirúrgicos prévios e a história médica também necessitam de revisão. Na Tabela 7.1 estão relacionados dados da história clínica que sugerem diagnósticos específicos.

Tabela 7.1 Dados da história clínica de utilidade diagnóstica

Uso de medicações	• Febre induzida por drogas
Exposição a carrapatos	• Febre maculosa das montanhas rochosas • Doença de Lyme
Contato com animais	• Psitacose • Toxoplasmose • Febre Q • Febre da mordedura do rato • Brucelose • Doença da arranhadura do gato
Confusão mental	• Meningite por sarcoidose • Meningite criptocóccica • Meningite carcinomatosa • Meningite tuberculosa • Neoplasias do sistema nervoso central • Brucelose • Febre tifoide • HIV
Acidente vascular encefálico	• Endocardite bacteriana • Arterite de Takayasu • Poliarterite nodosa • Febre maculosa das montanhas rochosas
Dor ocular/distúrbios visuais	• Arterite temporal • Abscesso cerebral • Arterite de Takayasu • Endocardite bacteriana
Cervicalgia	• Tireoidite subaguda • Artrite idiopática juvenil sistêmica • Arterite temporal • Mastoidite recidivante • Flebite jugular séptica
Mialgias	• Triquinose • Polimiosite • Endocardite bacteriana • Poliarterite nodosa • Febre familiar do Mediterrâneo • Artrite idiopática juvenil sistêmica • Síndrome periódica associada ao receptor de TNF (TRAPS)
Cefaleia	• Malária • Meningite crônica/encefalite • Febre da mordedura do rato • Neoplasias do sistema nervoso central • Febre maculosa das Montanhas Rochosas

(continua)

Tabela 7.1 Dados da história clínica de utilidade diagnóstica *(continuação)*

Tosse não produtiva	• Tuberculose • Febre Q • Psitacose • Febre tifoide • Neoplasia pulmonar • Febre maculosa das montanhas rochosas • Febre reumática aguda
Dor abdominal	• Poliarterite nodosa • Febre familiar do Mediterrrâneo
Lombalgia	• Brucelose • Endocardite bacteriana
Fadiga	• Carcinomas • Linfomas • Citomegalovirose • Febre tifoide • Lúpus eritematoso sistêmico • Artrite reumatoide • Toxoplasmose

Fonte: adaptada de Cunha, 1996.[7]

Exame Físico

Inicialmente, deve ser confirmada a existência da febre. Apesar de trivial, essa medida é frequentemente esquecida. Em crianças com menos de 3 anos de idade, a intensidade da febre tem relação, ainda que imprecisa, com a probilidade de bacteriemia oculta. McCarthy et al.[5] relataram que a probabilidade de bacteriemia é de 7% em crianças com temperatura de 40°C ou menos, 13% nas temperaturas entre 40,5 e 41°C, e 26% quando as temperaturas são superiores a 41,1°C. Em outro estudo com 3.066 crianças com menos de 36 meses, os achados mais preditivos de bacteriemia oculta e meningite bacteriana foram aparência toxemiada, idade inferior a 30 dias e temperatura superior ou igual a 39,4°C[6].

Uma vez confirmada a febre, pacientes com FOI devem ser examinados repetidas vezes ao longo da investigação, na tentativa de identificar indícios sutis que direcionem ao diagnóstico. Em duas séries de pacientes pediátricos, o exame físico contribuiu para o diagnóstico em 60% dos casos, sendo que, em metade destes, as alterações foram notadas somente após exames repetidos[4]. Avaliações oftalmológica e neurológica são mandatórias, bem como uma detalhada busca por linfonodos aumentados. Pele, leitos ungueais e cavidade oral devem ser cuidadosamente inspecionados. Na Tabela 7.2, estão listados vários achados do exame físico que podem sugerir uma doença específica.

Tabela 7.2 Achados do exame físico de utilidade diagnóstica

Hiperpigmentação cutânea	• Doença de Whipple • Vasculite de hipersensibilidade
Ceratopatia em faixa	• Artrite idiopática juvenil sistêmica
Olhos ressecados	• Artrite reumatoide • Lúpus eritematoso sistêmico • Síndrome de Sjögren
Uveíte	• Tuberculose • Artrite idiopática juvenil sistêmica • Sarcoidose • Lúpus eritematoso sistêmico
Conjuntivite	• Tuberculose • Doença da arranhadura do gato • Lúpus eritematoso sistêmico • TRAPS
Sufusão conjuntival	• Leptospirose • Febre recidivante • Febre maculosa das Montanhas Rochosas
Dor na língua	• Febre recidivante
Epistaxe	• Febre recidivante • Psitacose
Dor na panturrilha	• Polimiosite • Febre maculosa das Montanhas Rochosas • Leptospirose
Dor na coxa	• Brucelose
Artrite/artralgia	• Febre familiar do Mediterrâneo • Pseudogota • TRAPS • Síndrome de hiper-IgD • Artrite idiopática juvenil • Lúpus eritematoso sistêmico • Doença de Lyme • Doença de Whipple • Brucelose
Dor no trapézio	• Abscesso subdiafragmático
Dor à palpação da coluna vertebral	• Osteomielite vertebral • Endocardite bacteriana • Brucelose • Febre tifoide
Linfadenopatia	• Linfoma • Doença da arranhadura do gato • Tuberculose • Mononucleose por EBV • Citomegalovirose • Toxoplasmose • HIV • Artrite idiopática juvenil sistêmica • Brucelose • Doença de Whipple • Doença de Kikuchi • Pseudolinfoma

(continua)

Tabela 7.2 Achados do exame físico de utilidade diagnóstica *(continuação)*

Hepatomegalia	<ul><li>Hepatoma</li><li>Febre recidivante</li><li>Linfomas</li><li>Carcinoma metastático</li><li>Doença hepática alcoólica</li><li>Hepatite granulomatosa</li><li>Febre Q</li><li>Febre tifoide</li></ul>
Esplenomegalia	<ul><li>Leucemia</li><li>Linfoma</li><li>Tuberculose</li><li>Brucelose</li><li>Endocardite bacteriana</li><li>Citomegalovirose</li><li>Mononucleose por EBV</li><li>Artrite reumatoide juvenil sistêmica</li><li>Sarcoidose</li><li>Psitacose</li><li>Doença hepática alcoólica</li><li>Febre tifoide</li><li>Febre maculosa das Montanhas Rochosas</li><li>Doença de Kikuchi</li></ul>
Dor esternal	<ul><li>Carcinoma metastático</li><li>Pré-leucemias</li></ul>
Sopro cardíaco	<ul><li>Endocardite bacteriana</li><li>Mixoma atrial</li></ul>
Bradicardia relativa	<ul><li>Febre tifoide</li><li>Malária</li><li>Febre por drogas</li><li>Leptospirose</li><li>Psitacose</li><li>Febre hipotalâmica</li></ul>
Tromboflebite	<ul><li>Psitacose</li></ul>
Orquiepididimite	<ul><li>Tuberculose</li><li>Linfoma</li><li>Brucelose</li><li>Leptospirose</li><li>Poliarterite nodosa</li><li>Mononucleose por EBV</li></ul>

Fonte: adaptada de Cunha[7]. EBV: vírus Epstein-Barr; HIV: vírus da imunodeficiência humana; TRAPS: síndrome periódica associada ao receptor de TNF.

Exames Laboratoriais

Apesar de existirem inúmeros algoritmos para a avaliação laboratorial de pacientes com FOI, a melhor estratégia é usar o exame físico e a anamnese como guias para os exames a serem realizados.

Exames laboratoriais contribuem para o diagnóstico em cerca de 25% dos casos, na maioria das séries publicadas[4]. Os exames mais úteis são as culturas e sorologias para patógenos e doenças reumatológicas. O Quadro 7.1 lista os exames mais comumente solicitados na avaliação inicial do paciente com FOI.

Hemoculturas são obrigatórias, incluindo meios para bactérias aeróbias e anaeróbias, micobactérias e fungos. Exame de medula óssea deve ser considerado para excluir doenças granulomatosas (como tuberculose, histoplasmose ou sarcoidose), carcinomas e síndrome hemofagocítica, especialmente em pacientes com anormalidades no hemograma.

Exames de Imagem

Os exames imagiológicos são notadamente úteis para sugerir anormalidades em certos órgãos, guiando testes mais invasivos. A ultrassonografia (USG) e a tomografia computadorizada (TC) de abdome são amplamente utilizadas, apesar de, isoladamente, apresentarem auxílio diagnóstico de apenas cerca de 10%. A TC de tórax pode indicar lesões compatíveis com pleurite, vasculites pulmonares ou sarcoidose. USG de articulações pode evidenciar sinovite e guiar punção aspirativa de líquido sinovial. Angiorressonância magnética pode demonstrar lesões vasculares compatíveis com vasculites de grandes e médios vasos, como poliarterite nodosa ou arterite de Takayasu[4,7].

O *scanning* com gálio-67 é particularmente útil na visualização de infecções crônicas (mais de duas semanas) e linfomas. A tomografia por emissão de pósitrons (PET) também é útil na avaliação de FOI, com desempenho comparável ao gálio-67[4,7].

Quadro 7.1 Exames complementares utilizados na avaliação de pacientes com febre de origem indeterminada

- Hemograma
- Exames bioquímicos de rotina
- Urina tipo I e urocultura
- Coprocultura
- Radiografia de tórax
- VHS
- Fator antinúcleo
- Fator reumatoide
- Hemoculturas: 3 ou mais amostras na ausência de antibioticoterapia
- Sorologia para CMV, EBV, HIV e sífilis
- PPD
- Ultrassonografia de abdome
- Tomografia computadorizada de tórax e abdome
- Ecocardiograma com Doppler
- Cintilografia com gálio-67, leucócitos marcados com índio-111 e PET
- Demais exames ditados pela suspeita clínica

CMV: citomegalovírus; EBV: vírus Epstein-Barr; HIV: vírus da imunodeficiência humana; PET: tomografia por emissão de pósitrons; PPD: derivado proteico purificado; VHS: velocidade de hemossedimentação.

Procedimentos Diagnósticos Invasivos

A maioria dos pacientes com FOI sofre pelo menos um procedimento invasivo no curso da avaliação. Biópsia excisional, biópsia por agulha e laparotomia ou laparoscopia são os procedimentos mais corriqueiros. Esses procedimentos oferecem auxílio diagnóstico e as biópsias devem, de preferência, ser guiadas por exames de imagem que sugiram inflamação no sítio a ser estudado.

Causas de Febre de Origem Indeterminada

As principais causas de FOI na faixa etária pediátrica são as doenças infecciosas (28 a 52%), reumatológicas (11 a 20%), neoplásicas (5 a 13%) e doença inflamatória intestinal (0 a 6%), em ordem decrescente de frequência. De 10 a 16% das causas de FOI estão no grupo das miscelâneas e, em 11 a 30% dos casos, o diagnóstico não é estabelecido[2,8]. Em uma série de 146 pacientes pediátricos avaliados por Jacobs e Schutze[9], a causa da febre foi estabelecida em 84 indivíduos (57,5%). Desses, 64 (43,8%) apresentaram infecções, 11 (7,5%) doenças autoimunes, 4 (2,7%) neoplasias e 5 (3,4%) apresentaram outras causas, como febre induzida por drogas, sarcoidose e envenenamento por mercúrio. As infecções mais comumente diagnosticadas nessa série foram: mononucleose infecciosa (15%), osteomielite (10%), bartonelose (5%) e infecção do trato urinário (4%)[9].

Infecções representam a causa mais frequente de FOI tanto em crianças como em adultos, mas a proporção de FOI secundária a infecções é maior na faixa etária pediátrica e em países em desenvolvimento.

Enquanto em crianças as infecções que mais comumente se apresentam como FOI são virais, bacterianas piogênicas, tuberculose e, em áreas endêmicas, malária e febre tifoide, em adultos, abscessos intra-abdominais e infecções hepatobiliares estão entre as causas mais comuns.

A tuberculose é uma causa frequente de FOI em crianças de países desenvolvidos e em adultos e crianças de países em desenvolvimento, com frequências que variam de 5 a 41%, de acordo com estudos envolvendo pacientes pediátricos[2,8].

Em relação às infecções bacterianas, é válido ressaltar a prevalência da meningite bacteriana (6,5%) e da infecção do trato urinário (11%) como causas de FOI em crianças[8].

Leucemia é a principal neoplasia desencadeante de FOI na faixa etária pediátrica (62% do total de neoplasias), enquanto os tumores sólidos podem corresponder a 25% dos casos neoplásicos de FOI nesses pacientes[8].

Entre as causas reumatológicas de FOI, a artrite idiopática juvenil (AIJ) na forma sistêmica é a mais prevalente, correspondendo a 53% dos casos. A febre reumática também pode apresentar-se como FOI onde a ocorrência ainda é elevada, e a doença de Kawasaki deve sempre ser considerada em crianças com menos de 5 anos de idade.

O envolvimento articular em crianças com FOI deve também sugerir a pesquisa de doenças de maior gravidade, como afecção do tecido conectivo, endocardite e leucemia[9,10,11,].

As principais patologias que cursam com FOI estão descritas na Tabela 7.3 e serão discutidas brevemente adiante. As doenças do tecido conectivo que mais comumente cursam com FOI são apresentadas na Tabela 7.4 e são discutidas na sequência.

Tabela 7.3 Causas mais frequentes de febre de origem indeterminada na faixa etária pediátrica[2,8,10]

Diagnóstico	Patologias mais frequentes
Infecções (28 a 52%)	
Vírus (25%)	• EBV, HIV, CMV, Enterovírus sp.
Bactérias (42%)	• Infecções respiratórias • Infecções do trato urinário • Meningite • Abscessos • Infecções hepatobiliares • Endocardite • Osteomielite
Outras infecções (33%)	• Tuberculose (5 a 11% de todas as infecções) • Infecções fúngicas e parasitárias • Brucelose • Doença de Lyme • Doença da arranhadura do gato (bartonelose) • Febre tifoide
Doenças reumatológicas (11 a 20%)	• Ver Tabela 7.4
Neoplasias (5 a 13%)	• Leucemia • Linfoma • Tumores sólidos
Miscelânea (10 a 16%)	• Doença inflamatória intestinal (0 a 6%) • Sarcoidose • Histicocitose de células de Langerhans classe I (Letterer-Siwe) • Urticária pigmentosa • Mastocitose • Febre induzida por drogas (doença do soro-símile) – antibióticos, anticonvulsivantes, anti-histamínicos (H1 e H2), AINES, salicilatos, hidralazina e procainamida • Febre factícia • Disautonomia familiar (síndrome de Riley-Day) • Diabete insípido • Doença de Fabry • Mixoma atrial • Ictiose • Displasia anidrótica

Fonte: adaptado de Majeed[2], Akpede[8], Miller[10]. EBV: vírus Epstein-Barr; CMV: citomegalovírus; HIV: vírus da imunodeficiência humana; AINES: anti-inflamatórios não esteroidais.

Tabela 7.4 Principais causas reumatológicas de febre de origem indeterminada e critérios diagnósticos ou de classificação[12,13]

Doenças reumatológicas (11 a 20%)	Critérios diagnósticos ou de classificação
Artrite idiopática juvenil (AIJ) forma sistêmica (53%)[A]	Artrite crônica associada à febre $\geq 39°C$ por no mínimo 15 dias e um ou mais dos seguintes sintomas: <ul><li>Exantema reumatoide</li><li>Serosite (pleurite ou pericardite)</li><li>Adenomegalia</li><li>Hepatomegalia</li><li>Esplenomegalia</li></ul> Critérios de exclusão: histórico pessoal ou familiar de psoríase; artrite HLA-B-27-positivo em indivíduo do sexo masculino e com mais de 6 anos de idade; espondilite anquilosante, artrite relacionada à êntese sacroileíte com doença inflamatória intestinal, síndrome de Reiter, uveíte anterior aguda em parente de primeiro grau; presença de fator reumatoide positivo em duas ocasiões com intervalo mínimo de 3 meses
Lúpus eritematoso sistêmico juvenil (LESJ)[B]	Quatro ou mais dos seguintes critérios: <ul><li>Eritema malar</li><li>Fotossensibilidade</li><li>Úlceras orais ou nasais</li><li>Lúpus discoide</li><li>Artrite não erosiva</li><li>Serosite</li><li>Manifestações renais (proteinúria > 0,5 g/24 h ou cilindros hialinos ou granulosos)</li><li>Manifestações hematológicas (anemia hemolítica ou leucopenia < 3.000/mL ou linfopenia < 1.500/mL ou plaquetopenia < 100.000)</li><li>Convulsão ou psicose</li><li>Fator antinúcleo</li><li>Anti-DNA ou anti-Sm ou anticardiolipina IgG ou IgM ou anticoagulante lúpico ou VDRL falso-positivo</li></ul>
Doença de Kawasaki[C]	Febre por pelo menos 5 dias com pelo menos quatro dos seguintes sinais: <ul><li>Exantema polimórfico</li><li>Alterações orais (enantema, língua em framboesa ou fissuras labiais)</li><li>Adenomegalia cervical</li><li>Alterações de extremidades (edema, eritema ou descamação de mãos e pés)</li><li>Conjuntivite não purulenta bilateral</li></ul>
Febre reumática[D]	Presença de dois critérios maiores ou um maior e dois menores, e evidência de estreptococcia recente definem o diagnóstico: <ul><li>Maiores: cardite, artrite, nódulos subcutâneos, eritema *marginatum*, coreia</li><li>Menores: febre, artralgia, elevação de provas de fase aguda, alargamento do intervalo PR no ECG</li></ul>
Doença de Behçet[E]	Úlceras orais recorrentes (pelo menos 3 episódios ao ano) associadas a dois ou mais dos seguintes critérios: <ul><li>Úlceras genitais recorrentes</li><li>Lesão ocular (uveíte ou vasculite retiniana)</li><li>Lesões cutâneas: eritema nodoso, pseudofoliculite, lesões papulopustulares ou nódulos acneiformes</li><li>Teste patérgico</li></ul>

(continua)

Tabela 7.4 Principais causas reumatológicas de febre de origem indeterminada e critérios diagnósticos ou de classificação[12,13] (continuação)

Doenças reumatológicas (11 a 20%)	Critérios diagnósticos ou de classificação
Arterite de Takayasu[f]	Anormalidades angiográficas (angiotomogragrafia computadorizada ou angiorressonância) da aorta e ramos, artérias pulmonares com aneurisma ou dilatação (mandatório) mais um dos seguintes critérios: • Pulso fraco em artérias periféricas ou claudicação • Diferença de pressão arterial nos quatro membros • Sopro • Hipertensão • Elevação de provas de fase aguda (velocidade de hemossedimentação ou proteína C-reativa)
Poliarterite nodosa sistêmica[f]	Anormalidades histopatológicas ou angiográficas (mandatório) mais um dos seguintes critérios: • Envolvimento cutâneo • Mialgia • Hipertensão arterial • Neuropatia periférica • Envolvimento renal
Granulomatose com poliangeíte/granulomatose de Wegener[f]	Pelo menos três dos seguintes critérios: • Histopatológico • Envolvimento de vias aéreas superiores • Estenoses lariongotraqueobrônquicas • Envolvimento pulmonar • ANCA positivo • Envolvimento renal

[A]: International League Against Rheumatism (ILAR): second revision, 2001; [B]: American College of Rheumatology, 1997; [C]: American Heart Association, 1993; [D]: modificado de Jones Criteria – JAMA, 1992; [E]: International Study Group for Behçet Disease, 1990; [F]: EULAR/PRINTO/PRES criteria for Henoch–Schönlein purpura, childhood polyarteritis nodosa, childhood Wegener granulomatosis and childhood Takayasu arteritis: Ankara 2008. Part II: Final classification criteria.

Artrite Idiopática Juvenil Sistêmica

A AIJ sistêmica (AIJ-S) representa 10 a 20% dos casos de AIJ e é uma doença potencialmente fatal caracterizada por artrite crônica associada à febre e à atividade inflamatória sistêmica. A febre na AIJ-S é tipicamente elevada (acima de 39°C), com um a dois picos diários e rápida queda da temperatura para menos de 37°C.

A febre pode ocorrer em qualquer momento do dia, sendo mais comum ao final da tarde ou início da noite, e é frequente haver calafrios e queda do estado geral, que desaparecem após a diminuição da temperatura. A febre é condição necessária para o diagnóstico de AIJ-S, devendo ter duração de pelo menos duas semanas e ser diária por pelo menos 3 dias. Entretanto, o período febril frequentemente dura meses, costuma recorrer com exacerbações da doença e pode persistir por anos.

A presença de febre e artrite crônica associada a uma ou mais das seguintes manifestações são exigidas para o diagnóstico de AIJ-S: *rash* evanescente, linfadenopatia generalizada, hepatomegalia ou esplenomegalia e serosite (Tabela 7.4)[12,13].

Lúpus Eritematoso Sistêmico Juvenil

O lúpus eritematoso sistêmico juvenil (LESJ) é uma doença autoimune multissistêmica, caracterizada pela presença de múltiplos autoanticorpos e quadro clínico variável. A febre é um sintoma frequente nesses pacientes e, muitas vezes, está associada a outros sintomas, como fadiga, anorexia e perda ponderal. Ela ocorre em 46% das crianças com LESJ, tanto no início da doença quanto nos períodos de exacerbação, e pode ser intermitente, contínua ou mesmo periódica[12]. O diagnóstico de LESJ deve sempre ser considerado em indivíduos com FOI, principalmente do sexo feminino e de idade superior a 10 anos. Na Tabela 7.4 são descritos os critérios de classificação do LESJ; presença de quatro ou mais critérios apresenta especificidade de 97% para o diagnóstico de LESJ[12,13]. As características clínicas dessa afecção são abordadas detalhadamente no Capítulo 10 "Lúpus eritematoso sistêmico juvenil e lúpus neonatal".

Doença de Kawasaki

A doença de Kawasaki é uma vasculite aguda autolimitada de vasos de médio e pequeno calibres, que acomete crianças com menos de 5 anos, com incidência maior em torno dos 2 anos de idade. Há predileção pelas artérias coronárias, podendo levar a complicações cardíacas permanentes e progressivas. Pode ser dividida em fases de acordo com seu quadro clínico e evolução:

- Aguda (10 dias): cursa com febre, conjuntivite, comprometimento oral e de extremidades, irritabilidade, *rash*, linfadenopatia, aumento de VHS e leucocitose com neutrofilia; pode ocorrer meningite asséptica, miocardite e pericardite.
- Subaguda (11 a 21 dias): a febre regride, mas persiste a irritabilidade; aneurismas coronarianos podem começar a se desenvolver.
- Convalescente (21 a 60 dias): a maioria dos sintomas desaparece, podendo persistir conjuntivite e trombocitose; infartos miocárdicos podem acontecer a partir desta fase.
- Crônica (mais de 60 dias): pode haver angina de peito, estenose coronariana e insuficiência miocárdica.

Critérios diagnósticos para a doença de Kawasaki foram definidos pela American Heart Association (AHA)[14] e estão descritos na Tabela 7.4. É possível que crianças com menos de 1 ano não apresentem o número de critérios suficientes para se firmar o diagnóstico. Mesmo nesses casos de diagnóstico duvidoso (doença de Kawasaki incompleta) deve-se efetuar avaliação cardiológica de rotina.

A febre na doença de Kawasaki, condição necessária para o diagnóstico, é mais frequentemente aguda e raramente tem duração maior do que duas semanas. As temperaturas são, geralmente, altas e a resposta às medicações antipiréticas é baixa[13]. O grau de suspeição para essa doença deve ser elevado, em especial em pacientes que apresentam doença atípica, já que o diagnóstico deve ser precoce, de modo a evitar evolução de aneurismas e dilatações coronarianas.

Doença de Behçet

A doença de Behçet (DB) é uma vasculite sistêmica com prevalência estimada em crianças de 1:100.000, sendo caracterizada por sintomas recorrentes, mais marcadamente úlceras orais, úlceras genitais, manifestações cutâneas, oculares, articulares, gastrointestinais e neurológicas. DB pode se apresentar com febre intermitente, tanto isolada quanto associada a outras manifestações clínicas (descritas na Tabela 7.4)[13,15].

Em crianças, é comum que os critérios diagnósticos estejam incompletos e úlceras genitais são muito raras antes da puberdade, devendo, pois, a DB ser lembrada em crianças apenas com febre prolongada e úlceras orais de repetição.

Febre Reumática

Atualmente, a febre reumática (FR) tem maior incidência em países em desenvolvimento, com prevalência de 100-150: 100.000 habitantes[12]. Ocorre, principalmente, em indivíduos de 5 a 15 anos de idade e é uma das principais causas de cardiopatia adquirida na infância. A febre é um dos critérios menores para o diagnóstico de FR (Tabela 7.4), normalmente varia de 38,5 a 40°C e tem intensidade e duração muito variáveis[12]. Apesar de mais comumente persistir por curtos períodos e acompanhar sintomas articulares, a FR deve sempre ser lembrada como causa de FOI, pois um diagnóstico precoce previne lesões cardiovasculares, fonte importante de morbidade a longo prazo nesses pacientes. Quadro clínico, investigação diagnóstica e tratamento da febre reumática serão abordados no Capítulo 8 "Febre reumática".

Granulomatose com Poliangeíte (Granulomatose de Wegener)

A granulomatose de Wegener (GW) é uma vasculite necrosante e granulomatosa de vasos de pequeno e médio calibres, especialmente do trato respiratório e rins.

A GW é muito rara na faixa etária pediátrica (0,1:100.000), porém nesses pacientes, de maneira distinta ao que ocorre com adultos, existe predominância no sexo feminino e maior frequência de estenose subglótica[12].

O quadro clínico é marcado pelo envolvimento de seios paranasais, ouvido, garganta em 91% dos casos (perfuração de septo nasal, nariz em sela, condrite auricular, estenose subglótica, estridor laríngeo), sintomas constitucionais em 89% (febre e perda de peso), trato respiratório em 79% (dispneia, nódulos pulmonares, hemorragia pulmonar), envolvimento de pele e mucosas em 64% (úlceras mucosas), sistema musculoesquelético em 59% (artralgia, artrite e mialgia) e ocular em 35% (conjuntivite, blefarite, ceratite), segundo Bohm et al.[16]. A doença renal é caracterizada por glomerulonefrite pauci-imune necrosante e crescentérica, sendo grave, com rápida evolução para doença renal terminal[12].

Os critérios diagnósticos de GW estão listados na Tabela 7.4.

Poliarterite Nodosa Juvenil

A poliarterite nodosa juvenil (PANJ) é uma vasculite que envolve especialmente artérias de pequeno e médio calibres. Em algumas séries, PANJ e vasculites PAN símile são a segunda mais comum causa reumatológica de FOI, depois apenas da AIJ-S. A PANJ assemelha-se clínica e histopatologicamente à doença de Kawasaki e, quando há envolvimento das artérias coronarianas, é completamente indistinguível desta última. A fisiopatologia é desconhecida, cursando com inflamação grave das camadas média e adventícia dos vasos, causando estenoses e dilatações.

Os achados clínicos da PANJ são diversos, sendo frequente a apresentação com sintomas inespecíficos, como febre, mal-estar, anorexia, perda de peso e dor abdominal. Os órgãos mais comumente afetados são rins, coração e trato gastrointestinal. O acometimento renal é geralmente assintomático e inclui hipertensão renovascular, hematúria, proteinúria e insuficiência renal. As manifestações cardíacas mais comuns incluem o desenvolvimento de aneurismas coronarianos, insuficiência cardíaca, pericardite e infarto do miocárdio. Elevação das enzimas hepáticas, dor abdominal, sangramento e perfuração intestinal são as manifestações mais regulares no trato gastrointestinal. A complicação neurológica mais corriqueira é a mononeurite multiplex. Erupções cutâneas, como *rash* maculopapular ou urticariforme, livedo reticular ou úlceras vasculíticas, ocorrem em mais de 50% dos pacientes. Mialgias, artralgias e dor testicular são outros achados frequentes.

O diagnóstico de PANJ requer a demonstração de vasculite necrosante em material de biópsia ou exame de imagem que comprove aneurismas, estenoses, oclusões de artéria de médio ou pequeno calibres, sem que essas alterações sejam decorrentes de displasia fibromuscular ou outra causa não inflamatória. A arteriografia ainda é considerada um bom exame de imagem para deteção dessas alterações. Em contraste com a PAN de adultos, o anticorpo anticitoplasma de neutrófilos (ANCA) raramente é positivo em crianças. O subtipo sistêmico da PAN é a forma da doença mais frequente na faixa etária pediátrica (cerca de 57% dos casos), seguida de PAN cutânea (30%), PAN microscópica (8%) e PAN clássica (4,5%). Apesar de não estar entre os critérios diagnósticos de PAN sistêmica (Tabela 7.4), a febre é uma manifestação prevalente nesses pacientes (57%)[17].

Arterite de Takayasu

A arterite de Takayasu (AT) é uma vasculite de grandes e médios vasos que acomete principalmente a aorta, seus ramos maiores e as artérias pulmonares.

Tem etiologia desconhecida e incidência em torno de 2,6:1.000.000 de habitantes/ano. É diagnosticada com maior frequência em mulheres jovens, na segunda e terceira décadas de vida. Entretanto, há dezenas de descrições de casos em crianças. As manifestações clínicas são secundárias à inflamação crônica dos vasos, que leva à formação de áreas de estenose e dilatações aneurismáticas.

O quadro clínico da AT em pacientes pediátricos difere daquele observado nos adultos. As crianças apresentam muito mais comumente sintomas sistêmicos, como febre, mal-estar e fadiga. Febre e hipertensão são os sintomas mais comuns da AT nesses pacientes. Artrite, insuficiência cardíaca, cardiomiopatia e assimetria de pulsos são outras manifestações comuns nessa faixa etária. Claudicação e acometimento do sistema nervoso central (SNC) são raros em crianças, em comparação com adultos.

A avaliação da aorta e seus ramos por angiotomografia computadorizada ou angiorressonância magnética tornou-se essencial e a alteração constitui o critério mandatório para o diagnóstico. Os exames laboratoriais são inespecíficos, como elevação das provas de fase aguda e ausência de autoanticorpos. O EULAR/PRINTO/PRESS propôs critérios para o diagnóstico da AT, listados na Tabela 7.4.

Sarcoidose

A sarcoidose é uma doença inflamatória crônica caracterizada pela formação de granulomas epitelioides não caseosos em diversos órgãos. Tem prevalência de 1-40: 100.000 habitantes em adultos, mas é muito rara na infância.

A apresentação clínica é muito variável e os sintomas em crianças com mais de 4 anos são similares aos dos adultos. O início é insidioso, com febre, fadiga e perda de peso. O período de febre sem outros sintomas pode ser muito prolongado, dificultando o diagnóstico. Os pulmões são os órgãos acometidos com mais frequência, com linfadenopatia hilar (95 a 97% dos casos) e envolvimento do parênquima pulmonar com tosse seca e dispneia. Uveíte anterior é muito frequente e pode estar associada a edema parotídeo ("febre uveoparotídea"). Em uma minoria de pacientes, há comprometimento do SNC, miocárdio ou outros órgãos e sistemas, como fígado, rins e articulações. Ao exame físico, eritema nodoso é um achado típico. Em crianças com menos de 4 anos, a sintomatologia predominante é a tríade de *rash* cutâneo, uveíte e artrite, sem envolvimento pulmonar, e, se identificada mutação no gene *NOD2,* recebe o nome de sarcoidose de início precoce, ou síndrome de Blau, discutida adiante neste capítulo[12,18].

Exames que auxiliam no diagnóstico incluem dosagem de cálcio sérico e calciúria de 24 horas, sendo hipercalciúria vista em aproximadamente 50% dos pacientes. Elevação da enzima conversora de angiotensina (ECA) é encontrada em 60% dos casos e FAN positivo em 30% dos indivíduos. Exames de imagem, como radiografia e TC de tórax são muito úteis, pois podem evidenciar linfadenopatia e/ou doença parenquimatosa pulmonar em mais de 90% dos casos. Biópsia de qualquer sítio afetado é de grande utilidade, podendo demonstrar os granulomas típicos e firmar o diagnóstico. Outro exame relevante, mas raramente disponível, é o teste de Kveim, no qual um extrato de baço ou linfonodo de um indivíduo com sarcoidose é injetado intradermicamente no paciente sob suspeita e uma biópsia é realizada no sítio de injeção 4 a 6 semanas mais tarde. A formação de granuloma não caseoso no local é altamente específica para sarcoidose[12,18].

SÍNDROMES HEREDITÁRIAS DE FEBRE PERIÓDICA

As síndromes hereditárias de febre periódica (SHFP) são doenças raras, caracterizadas por episódios recidivantes de febre associada a sintomas inflamatórios sistêmicos. Devem ser obrigatoriamente incluídas no diagnóstico diferencial de FOI. A maioria das doenças desse grupo se manifesta por combinações variadas de *rash* cutâneo, artrite, serosite, inflamação ocular e meningite asséptica, além da febre[19]. Uma pista para a presença de SHFP como causa subjacente de uma FOI é febre recorrente de longo período de evolução, normalmente mais de 1 ano e, por vezes, muitos anos. Nos casos de febre de tão longa evolução, a probabilidade de etiologia infecciosa ou neoplásica é remota.

Nas SHFP, os episódios recorrentes de febre são acompanhados de sintomas inflamatórios em vários órgãos e sistemas, como pele, serosas, articulações e SNC. Nessas síndromes, não são encontrados altos títulos de autoanticorpos circulantes ou linfócitos T autorreativos, distintamente ao que ocorre nas doenças autoimunes. Para marcar essa diferença, atribuiu-se o nome "autoinflamatórias" às patologias desse grupo. As doenças autoinflamatórias hereditárias (DAIH) são causadas por defeitos monogênicos da imunidade inata, que cursam com desregulação significativa das vias moleculares de controle de mediadores inflamatórios em monócitos e leucócitos[20]. Em 1997, foi identificado o primeiro gene associado a uma doença autoinflamatória, o *MEFV*. Mutações nesse gene causam febre familiar do Mediterrâneo (FFM). Desde então, cerca de 30 doenças autoinflamatórias e genes associados foram descritos.

Serão discutidas nesta seção, de forma breve, as DAIH mais prevalentes, incluindo a FFM, a síndrome periódica associada ao receptor de TNF, as criopirinopatias (doença inflamatória multissistêmica de início neonatal, síndrome de Muckle-Wells e síndrome autoinflamatória familiar associada ao frio), síndrome de hiper-IgD/deficiência de mevalonatoquinase, síndrome Blau/sarcoidose de início precoce e síndrome de artrite piogênica asséptica, pioderma gangrenoso e acne (PAPA) (sumarizadas na Tabela 7.5). Serão discutidas também as síndromes que cursam com pustulose cutânea e osteomielite asséptica, síndrome de Majeed e deficiência do antagonista do receptor de interleucina 1 (DIRA). Serão abordadas ainda as interferonopatias mais recentemente descritas: SAVI (vasculopatia de início na infância associada a STING) e CANDLE (dermatose neutrofílica atípica crônica com lipodistrofia e temperatura elevada); e a deficiência de adenosina deaminase 2 (DADA2).

A investigação de uma febre recorrente requer, inicialmente, a diferenciação entre uma criança saudável com diversas infecções virais autolimitadas, uma criança imunocomprometida com infecções de repetição e uma criança de fato portadora de uma síndrome febril periódica[1]. A Tabela 7.6 apresenta as características que podem auxiliar nessa diferenciação.

Febre Familiar do Mediterrâneo

A FFM é a doença autoinflamatória hereditária de maior prevalência, com mais de 100 mil pacientes descritos. Acomete predominantemente indivíduos de origem mediterrânea, incluindo judeus sefárdicos, turcos, árabes e armênios, mas já foi descrita em gregos, italianos, cubanos, belgas e brasileiros[19].

A FFM (OMIM n. 249100) é uma doença causada por mutações no gene *MEFV* (*mediterranean fever*). Pelo menos 100 mutações relacionadas à FFM foram descritas até o momento, sendo a maioria delas substituições tipo *missense* localizadas no éxon 10 do gene *MEFV*. Apesar de classicamente considerada uma doença de herança autossômica recessiva, têm sido descritos casos de pacientes com apenas uma mutação heterozigótica em *MEFV*. Esse gene codifica uma proteína de 781 aminoácidos chamada pirina ou marenostrina, expressa principalmente em neutrófilos, eosinófilos, monócitos, células dendríticas e fibroblastos. A principal função da pirina parece ser modular à maturação e à liberação da citocina inflamatória IL-1-beta[21,22].

Tabela 7.5 Características clínicas e terapia de escolha das principais síndromes hereditárias de febre periódica

	FFM	SHID	TRAPS	NOMID	MWS	FCAS	Blau	PAPA
Herança	Recessiva	Recessiva	Dominante	Dominante	Dominante	Dominante	Dominante	Dominante
Gene	*MEFV*	*MVK*	*TNFRSF1A*	*CIAS1*	*CIAS1*	*CIAS1*	*NOD2/ CARD15*	*PSTPIP1*
Etnia	Judeus, armênios árabes, turcos, italianos	Holandeses franceses	Europeus do norte ou qualquer etnia	Qualquer etnia	Europeus do norte	Europeus		
Duração episódios de febre	1 a 3 dias	3 a 7 dias	> 1 semana	Curso contínuo com exacerbações frequentes	24 a 48 h	< 24 h	Curso crônico persistente	Febre é frequente
Manifestações cutâneas	Eritema erisipeloide	Eritema maculopapular, petequial ou purpúrico	Eritema erisipeloide	*Rash* urticariforme	*Rash* urticariforme	*Rash* urticariforme	Exantema ictiosiforme	Pioderma gangrenoso, acne cística
Manifestações oculares	Incomum	Incomum	Conjuntivite ou edema periorbitário	Conjuntivite, uveíte, papiledema, amaurose progressiva	Conjuntivite, episclerite, edema do disco óptico	Conjuntivite	Uveíte, catarata, glaucoma e amaurose	
Manifestações musculoesqueléticas	Monoartrite episódica, sacroileíte	Artralgia, poliartrite não erosiva	Mialgia migratória, artralgia, monoartrite não erosiva	Alargamento epifisário/patelar, elevação periosteal, artrite crônica	Mialgias, artralgia, oligoartrite	Mialgias, artralgia	Poliartrite, tenossinovite hipertrófica	Artrite piogênica, estéril deformante
Manifestações abdominais	Peritonite asséptica	Dor abdominal, vômitos e diarreia	Dor abdominal, peritonite, diarreia	Hepatoesplenomegalia nas exacerbações	Dor abdominal	Náuseas		
Peculiaridades clínicas	Pleurite, pericardite assintomática, dor escrotal	Adenopatia cervical, elevação de IgD, elevação mevalonato urinário	Pleurite	Retardo mental, meningite asséptica crônica, surdez neurossensorial	Surdez neurossensorial	Cefaleia	Tríade: artrite, uveíte e exantema ictiosiforme	Tríade: artrite piogênica, pioderma e acne

(continua)

Tabela 7.5 Características clínicas e terapia de escolha das principais síndromes hereditárias de febre periódica *(continuação)*

	FFM	SHID	TRAPS	NOMID	MWS	FCAS	Blau	PAPA
Amiloidose	Comum, risco varia com genótipo, gênero e fatores ambientais	Muito raro	10% dos casos	Descrita na minoria dos pacientes que alcançaram a vida adulta	10 a 50%	Incomum		
Tratamento	Colchicina, esteroidais para mialgia	AINES, esteroidais, etanercepte, estatinas	AINES, esteroidais, etanercepte	Anti IL-1	Anti IL-1, esteroidais, AINES	Proteção do frio, anti IL-1, AINES	AINES, esteroidais, etanercepte	Colchicina, AINES, esteroidais

AINES: anti-inflamatórios não esteroidais; FCAS: síndrome autoinflamatória familiar associada ao frio; FFM: febre familiar do Mediterrâneo; MWS: síndrome de Muckle-Wells; NOMID: doença inflamatória multissistêmica de início neonatal; PAPA: artrite piogênica, pioderma gangrenoso e acne; SHID: síndrome hiper-IgD; TRAPS: síndrome periódica associada ao receptor de TNF.

Tabela 7.6 Características distintivas na história clínica para abordagem da criança com febre recorrente[1]

	Criança saudável com infecções autolimitadas	Criança imunocomprometida	Criança com SHFP
Periodicidade dos episódios	Irregular	Recorrência de infecções bacterianas logo após a suspensão de antibioticoterapia	Precisa; irregularmente frequente ou ocasional
Características dos episódios	Curso recidivante de uma mesma doença (p. ex., EBV); múltiplas infecções distintas	Resposta insatisfatória ao tratamento antimicrobiano; necessidade de antibioticoterapia parenteral e internações hospitalares	Episódios de início e término abruptos; febre é o principal sintoma; não há sintomas respiratórios
Curso dos episódios	Variável, a depender do agente infeccioso	Infecções complicadas e refratárias	Previsível e grande semelhança entre os episódios
Intervalo entre os episódios	Assintomático ou com sintomas atópicos	Estado geral sempre comprometido e sintomas residuais	Assintomático
Crescimento e desenvolvimento	Excelente	Precário	Adequado ou comprometido dependendo da síndrome

Fonte: adaptado de Long[1]. EBV: vírus Epstein-Barr; SHFP: síndromes hereditárias de febre periódica.

O quadro clínico da FFM é caracterizado por episódios febris recorrentes acompanhados de serosites (peritonite e pleurite) e artrite. Outros tecidos afetados com menos frequência são a pele, o pericárdio e a túnica vaginal testicular. A maior parte dos pacientes (90%) apresenta o primeiro episódio de febre antes dos 20 anos de idade. Esses episódios surgem abruptamente, duram poucas horas (de 6 a 96) e cessam espontaneamente. Os pacientes habitualmente apresentam febre alta (38,5 a 40°C) de aparecimento súbito, queda do estado geral e dor incapacitante durante os episódios agudos, sendo que os períodos intercríticos são assintomáticos[19].

Dor abdominal é o sintoma mais frequente (95%) e os achados clínicos e patológicos são compatíveis com peritonite aguda generalizada. Ocorre início súbito de dor abdominal generalizada, defesa da musculatura abdominal, dor à descompressão brusca e distensão abdominal. A dor é mais intensa nas primeiras 6 a 20 horas e cessa após cerca de 24 a 48 horas. Obstipação durante os episódios é característica e diarreia ocorre em apenas 10 a 20% dos pacientes. A radiografia de abdome pode evidenciar níveis hidroaéreos sugestivos de íleo paralítico. A dor abdominal frequentemente simula abdome agudo, podendo haver necessidade de realizar laparotomia exploradora e apendicectomia[19].

Artrites agudas ocorrem em 75% dos pacientes, com maior incidência entre os judeus sefárdicos, e podem ser o sintoma de apresentação em 16% deles. A artrite é mais comumente monoarticular e envolve grandes articulações de membros inferiores, com duração de aproximadamente uma semana. O comprometimento articular pode surgir espontaneamente ou ser precedido de trauma ou esforço físico prolongado. Cerca de 5% dos pacientes podem apresentar artrite crônica de quadril, joelho, tornozelo ou, raramente, articulação temporomandibular. Outro sintoma musculoesquelético frequente é a mialgia (10%), que acomete principalmente panturrilhas e é desencadeada por atividade física. FFM pode manifestar-se como "mialgia febril refratária", caracterizada por dor intensa bilteral em membros inferiores, febre prolongada e dor abdominal[19].

Episódios de dor torácica secundários à pleurite ocorrem em cerca de 40% dos pacientes. Na maioria dos casos, o exame físico e a radiografia de tórax são normais, podendo haver, entretanto, apagamento do seio costofrênico e espessamento pleural. Pericardite ocorre em apenas 1 a 2,4% dos pacientes, sendo muito rara a evolução para tamponamento cardíaco ou pericardite constritiva[19,20].

A manifestação cutânea mais comum e específica da FFM é o eritema erisipeloide (7 a 40% dos casos). As lesões são geralmente localizadas em membros inferiores, principalmente em tornozelos e dorso de pés, e caracterizadas por edema, dor, eritema e calor, sendo frequente o uso de antibióticos por um diagnóstico errôneo de celulite. As lesões cutâneas são, em geral, acompanhadas de febre ou artrite periférica e podem durar de 24 a 48 horas[19,20].

O diagnóstico da FFM é baseado em critérios clínicos, história familiar, exclusão de outras síndromes periódicas febris e resposta terapêutica à colchicina. A pesquisa de mutações no gene *MEFV* é necessária para estabelecer o diagnóstico de certeza da doença[19].

Os exames laboratoriais podem evidenciar leucocitose e elevação de provas inflamatórias, como velocidade de hemossedimentação (VHS), proteína C-reativa (PCR), fibrinogênio, haptoglobina, ferritina, C3, C4 e proteína sérica amiloide A (SAA), sendo esta última considerada o melhor marcador laboratorial de inflamação subclínica, quando comparada a outras proteínas de fase aguda (VHS, PCR, fibrinogênio e ferritina)[20].

O uso diário de colchicina é a terapêutica inicial de escolha, induzindo remissão completa ou redução de frequência, duração e gravidade dos surtos na maioria dos pacientes com FFM. A colchicina também é útil na prevenção e no retardo ou na reversão da amiloidose renal. A dose preconizada é de 1 a 2 mg/dia, podendo ser aumentada com cautela para 2,5 a 3 mg/dia, nos 5 a 10% dos pacientes que não respondem à dose inicial. O tratamento com colchicina é relativamente seguro, sendo os efeitos colaterais mais comuns diarreia e dor abdominal e, mais raramente, *rash* cutâneo, alopécia, leucopenia, trombocitopenia, neuropatia, miopatia, lesão hepática e disfunção espermática[20,23]. Para pacientes refratários à colchicina, devem ser usados inibidores de IL-1. O rinolacepte, um inibidor de longa duração da IL-1, foi usado com sucesso em estudo duplo-cego placebo-controlado[22].

A principal complicação da FFM é o desenvolvimento de amiloidose secundária do tipo AA, envolvendo principalmente os rins, que se manifesta por proteinúria de piora progressiva com evolução para síndrome nefrótica e, ocasionalmente, insuficiência renal crônica[19,23].

Síndrome Periódica Associada ao Receptor do TNF

A síndrome periódica associada ao receptor do fator de necrose tumoral (do inglês, TNF *receptor associated periodic syndrome*, ou TRAPS; OMIM n. 142680) é a segunda doença autoinflamatória hereditária mais prevalente, superada apenas pela FFM[20].

TRAPS é uma doença de herança autossômica dominante cujo gene causador, *TNFRSF1A*, está localizado no braço curto do cromossomo 12. Esse gene codifica o receptor p55 do TNF (TNFR1). A maioria das mutações são substituições do tipo *missense* nos exons 2, 3, 4 e 6. Cerca de 80% dos portadores de mutações têm histórico familiar positivo[24,25].

TRAPS ocorre em povos de várias etnias e tende a se apresentar mais comumente na infância ou na adolescência (média de idade de 10 anos, variando de 1 a 63 anos). O paciente apresenta surtos de febre alta de início abrupto que duram em média 14 dias, variando de 2 a 56 dias. Entre os fatores desencadeantes das crises, pode-se citar exercício físico, trauma, infecções virais e ingestão de etanol. O intervalo entre os surtos é bastante variável, de meses a anos, bem como a duração e a gravidade[20,25].

A febre é frequentemente acompanhada de dor abdominal (em 77% dos casos), levando à laparotomia branca em 33% dos pacientes. O segundo sintoma mais comum é mialgia, acometendo cerca de 60% dos doentes. Essa mialgia é localizada e migratória, cursando com dor à palpação e *rash* sobre a área afetada. A causa subjacente é a fasciíte monocítica, e não a miosite, como demonstrado por biópsia e ressonância magnética (RM). O *rash* cutâneo é de aparência variada, com 55% dos indivíduos apresentando máculas eritematosas ou, mais raramente, placas edematosas e urticariformes, sobre as áreas de mialgia. Menos comumente, o exantema é disseminado, de aparência serpiginosa ou reticulada.

Manifestações oculares são frequentes (48%), podendo haver conjuntivite e uveíte, com dor e vermelhidão ou edema periorbital. Outros sintomas comuns incluem artralgia ou artrite e pleurite em 51 e 32% dos pacientes, respectivamente, além de cefaleia (68% dos casos). Manifestações diversas no SNC também já foram relatadas, como meningite, neurite óptica e alterações comportamentais. Entretanto, a relação causal entre essas manifestações e TRAPS ainda não é clara. Há ainda relatos ocasionais de dor escrotal, pericardite, faringite e linfadenopatia cervical[19].

Não há exame específico para o diagnóstico de TRAPS. Durante as crises, é comum a elevação de marcadores de atividade inflamatória, como VHS, PCR e SAA, além de leucocitose e plaquetose moderadas. Dependendo da gravidade da doença, as provas inflamatórias podem permanecer elevadas, mesmo no período intercrítico afebril. O diagnóstico de certeza é dado pelo sequenciamento do gene *TNFRS-F1A* em DNA genômico[25].

Diferentemente da FFM, a colchicina tem eficácia limitada no tratamento de TRAPS, com resposta em menos de 22% dos pacientes. Anti-inflamatórios não esteroidais também não costumam oferecer outro alívio além de supressão da febre.

Corticoterapia pode ser usada nos surtos, mas não previne ou atenua a gravidade de surtos posteriores. Após a descoberta do envolvimento do TNF na patogênese da doença, o imunobiológico inibidor dessa citocina, etanercepte (receptor recombinante solúvel de TNF, p75-TNFR-Fc), já foi considerado a terapia de escolha, embora sua eficácia diminua após o uso prolongado. Os inibidores de IL-1 (anakinra e canaquinumabe) são atualmente considerados a terapia de escolha para TRAPS, sugerindo que IL-1 possa ter um papel relevante na patogênese da doença[21].

O prognóstico é bom, e o único fator complicante é o desenvolvimento de amiloidose secundária com insuficiência renal, reduzindo a expectativa de vida. O tipo de mutação está associado ao risco de desenvolver amiloidose secundária. Indivíduos com mutações em resíduos de cisteína têm risco de 64% de desenvolver amiloidose, comparado com 14% dos doentes de um modo geral. Esse maior risco está possivelmente associado à doença mais grave nesse grupo de pacientes[19].

Síndromes Periódicas Associadas à Criopirina

As síndromes periódicas associadas à criopirina, ou criopirinopatias, são um grupo de doenças causadas por mutações no gene *NLRP3 (CIAS1),* que codifica a proteína chamada criopirina (também conhecida como NALP3 ou PYPAF1). Três patologias pertencem a esse grupo: a doença inflamatória multissistêmica de início neonatal (*neonatal onset multisystem inflammatory disease*, ou NOMID; também chamada síndrome neurológica, cutânea e articular crônica infantil, do inglês *chronic infantile neurologic, cutaneous and articular syndrome,* ou CINCA), a síndrome de Muckle-Wells (MWS) e a síndrome autoinflamatória familiar associada ao frio (*familial cold autoinflammatory syndrome,* ou FCAS)[21].

As mutações em *NLRP3* são transmitidas de maneira autossômica dominante ou surgem *de novo. NLRP3* codifica a criopirina, proteína expressa principalmente em monócitos e leucócitos, mas também em condrócitos. Já foram descritas mais de 100 diferentes mutações em *NLRP3*[26], sendo mais de 90% localizadas no éxon 3. Mutações em criopirina causam aumento da secreção de IL-1-beta por células da imunidade inata, com consequentes manifestações clínicas[21,27].

Doença Inflamatória Multissistêmica de Início Neonatal/Síndrome Neurológica, Cutânea e Articular Crônica Infantil

Síndrome neurológica, cutânea e articular crônica infantil (NOMID/síndrome CINCA; OMIM n. 607115), é a mais grave das criopirinopatias e foi descrita pela primeira vez em 1981, por Prieur e Griscelli. É caracterizada pela tríade de *rash* cutâneo, meningite asséptica crônica e artropatia. As manifestações clínicas surgem nas primeiras semanas de vida, sendo comum aparecerem lesões cutâneas algumas horas após o parto. O sintomas inflamatórios, como febre, são praticamente contínuos, com períodos de exacerbação. As crianças apresentam grave retardo de crescimento, ficando frequentemente abaixo do percentil 5 nas curvas de peso e altura[20].

Lesões de pele são observadas em 100% dos casos, sendo, juntamente com a febre, os achados mais comuns. O *rash* é urticariforme, não prurítico e acomete todo o corpo, incluindo a face[27].

O segundo órgão mais envolvido é o SNC, sendo típica uma meningite asséptica crônica por infiltração leucocitária, causando grande variedade de sintomas, como cefaleia, convulsões, hemiplegia transitória e espasticidade de membros inferiores. Sem tratamento, cerca de 80% dos doentes desenvolvem perda auditiva neurossensorial e alterações oculares como conjuntivite, uveítes anterior e posterior, edema do disco óptico e atrofia óptica com perda da visão. Outros achados incluem retardo do desenvolvimento neuropsicomotor e mental. O crânio sofre alterações morfológicas peculiares, com embossamento frontal e aumento do volume. Nariz em sela também é frequente[20,27]. As alterações musculoesqueléticas em NOMID/síndrome CINCA são marcantes. Podem variar de sinovite leve até artropatia deformante. A maioria dos doentes apresenta epifisite e metafisite de ossos longos, levando à calcificação epifiseal anormal (*en mie de pain* ou "migalha de pão") e sobrecrescimento da cartilagem, com consequente encurtamento dos membros e deformidades articulares.

Ossificação patelar prematura com sobrecrescimento patelar simétrico é um achado característico da doença. Artropatia típica é vista em 50% dos pacientes. Quadris, ombros e coluna são geralmente poupados[19,28].

O diagnóstico laboratorial de NOMID/síndrome CINCA depende da correta suspeita clínica e da realização de testes genéticos confirmatórios. Contudo, apenas 50% dos pacientes com quadro típico de NOMID/síndrome CINCA apresentam mutações em *NLRP3*, destes, mais de 70% têm uma mutação somática. Alterações laboratoriais não específicas incluem anemia hipocrômica, plaquetose, leucocitose moderada e elevação de provas inflamatórias, como VHS e PCR[27].

Quando não identificada precocemente, o prognóstico dos pacientes com NO-MID/síndrome CINCA é ruim. Além das lesões articulares deformantes e das sequelas neurológicas, há risco elevado de desenvolvimento de amiloidose secundária nos raros pacientes que atingem a idade adulta. Por essas razões, o diagnóstico correto e imediato é primordial[27,28].

Após a descoberta do papel central de IL-1-beta na patogênese da doença, agentes inibidores desta citocina foram empregados com sucesso no tratamento[28]. Atualmente, as drogas anti-IL-1 anakinra ou canaquinumabe são o tratamento de escolha para NOMID/síndrome CINCA[27,28].

Síndrome de Muckle-Wells

Muckle e Wells descreveram pela primeira vez, em 1962, uma síndrome familiar autossômica dominante com urticária, perda auditiva e amiloidose, afetando nove indivíduos. Os sintomas de síndrome de Muckle-Wells (MWS; OMIM n. 191100) manifestam-se na infância, inicialmente como *rash* urticariforme não prurítico, febre baixa e artralgia. Surtos recorrentes de artrite franca e conjuntivite também são comuns. Uma inflamação crônica do órgão de Corti, com atrofia do nervo coclear, leva à perda auditiva neurossensorial que pode passar despercebida até a adolescência, levando à surdez. Outros achados clínicos incluem aftose genital e bucal, cistinúria e ictiose, dor abdominal recorrente e hematúria microscópica. O prognóstico da doença é complicado pelo desenvolvimento de amiloidose secundária em um terço a um quarto dos pacientes. O achado de mutação em *NLRP3* sela o diagnóstico. Outros indícios laboratoriais incluem plaquetose, anemia e elevação de reagentes de fase aguda. À semelhança das outras criopirinopatias, inibição de IL-1 com anakinra ou canaquinumabe estabiliza e reverte os achados clínicos, inclusive a perda auditiva[21,29].

Síndrome Autoinflamatória Familiar Associada ao Frio

A FCAS (OMIM n.120100), também chamada urticária familiar ao frio, situa-se no extremo benigno das criopirinopatias, possuindo o melhor prognóstico do grupo. A doença é caracterizada por surtos de febre, poliartralgia e *rash* urticariforme que surgem de 1 a 2 horas (variando de 30 minutos a 6 horas) após exposição ao frio, e duram cerca de 12 horas. Os sintomas são mais intensos em adultos jovens, mas podem ter início na infância. Menos comumente, a síndrome pode manifestar-se com febre recorrente, artralgia leve, cardiomiopatia inflamatória, nefropatia e tireoidite, sem lesões cutâneas. Amiloidose secundária é a principal causa de morte. O diagnóstico diferencial com urticária física induzida pelo frio pode ser feito pelo histórico clínico, exame dermatológico e teste do cubo de gelo. O tratamento inclui a prevenção da exposição ao frio e anakinra ou canaquinumabe, nos casos mais graves. AINES e esteroidais têm efeito variável, e os anti-histamínicos são ineficazes[19,29].

Síndrome de Hiperimunoglobulinemia-D e Febre Periódica

A síndrome de hiperimunoglobulinemia-D e febre periódica (SHID) é uma doença febril periódica de herança autossômica recessiva causada por mutações do gene da mevalonatoquinase (*MVK*), que tem 11 éxons e está localizado no cromossomo 12q. O gene *MVK* codifica a mevalonatoquinase (MK), uma enzima com 396 aminoácidos, que é essencial no funcionamento das vias de síntese dos isoprenoides e do colesterol. Altos níveis de imunoglobulina-D (IgD) são característicos da síndrome, porém não parecem estar relacionados com a gravidade ou a fisiopatologia da SHID. À semelhança das criopirinopatias e da FFM, foi recentemente demonstrado importante papel da IL-1-beta na fisiopatlogia da SHID[23,30].

Foram identificadas, até o momento, mais de 30 mutações associadas à SHID, sendo a maior parte delas *missense*. Essas mutações causam redução significativa da atividade da MK (1 a 10% da atividade normal), enquanto mutações que eliminam totalmente a atividade enzimática causam uma condição conhecida como acidúria mevalônica (AM). AM é uma entidade rara, caracterizada por febre periódica associada a grave comprometimento do SNC, com retardo mental, ataxia, miopatia, baixo ganho ponderoestatural e óbito precoce[21].

Os episódios de febre se iniciam mais frequentemente no primeiro ano de vida, duram 3 a 7 dias e recorrem a cada 4 a 6 semanas. Os intervalos entre as crises, entretanto, podem variar entre os pacientes e no próprio indivíduo. Os episódios febris recorrem por muitos anos, com uma frequência maior na infância e na adolescência, mas podem permanecer ausentes por meses a anos. As crises podem ser desencadeadas por vacinação, traumas, cirurgias ou estresse e são caracterizadas por febre elevada precedida de calafrios em 76% dos pacientes. A linfadenopatia é uma manifestação muito comum (94%), sendo principalmente de cadeia cervical, bilateral e dolorosa. Dor abdominal também é um sintoma frequente (72%), podendo ser acompanhada de vômitos (56%) ou diarreia (82%). Os pacientes, comumente, também apresentam cefaleia (52%) e hepatoesplenomegalia. Cerca de 80% dos casos apresentam poliartralgia e 68% cursam com artrite não destrutiva de grandes articulações, especialmente joelhos e tornozelos. A artrite é usualmente poliarticular e simétrica. Mais de 82% dos pacientes apresentam lesões cutâneas difusas, como máculas e pápulas eritematosas, lesões urticariformes, nódulos eritematosos, petéquias ou lesões purpúricas. Os pacientes raramente apresentam serosites ou mialgias e a evolução para amiloidose é muito pouco frequente. Uma minoria apresenta úlceras orais ou vaginais[19,23].

Durante os episódios febris ocorre elevação súbita das provas de fase aguda, como leucocitose e neutrofilia, altos níveis de VHS, PCR e SAA. Os níveis de IgD são persistentemente elevados (superiores a 100 U/mL) na maioria dos pacientes, e mais de 80% deles apresentam, conjuntamente, níveis aumentados de IgA (> 260 mg/dL). A dosagem de mevalonato urinário durante as crises pode ser útil, especialmente em pacientes com níveis normais de IgD[23,30].

O diagnóstico é baseado em sinais clínicos associados à elevação de IgD, baixa atividade da MK e análise de mutações no *MVK*. A elevação dos níveis de IgD não é específica para SHID, pois é observada em outras doenças inflamatórias, como FFM e TRAPS. Nessas condições, entretanto, as concentrações de IgD não ultrapassam 100 U/mL, como ocorre na SHID[30].

A maioria das terapias usuais é ineficaz no controle da SHID, como corticosteroides, imunoglobulina endovenosa, anti-inflamatórios não hormonais, colchicina e talidomida. Estudos demonstraram a eficácia do inibidor de HMG-CoA-redutase (sinvastatina) e do anti-TNF-alfa etanercepte no tratamento da SHID[23]. Entretanto, mais recentemente as drogas anti IL-1 tem sido utilizadas no tratamento da SHID com maior eficácia[31].

Síndrome Blau/Sarcoidose de Início Precoce

A síndrome Blau (BS; OMIM n. 186580), primeiramente descrita em 1985, é uma doença de herança autossômica dominante com manifestações clínicas causadas pela inflamação granulomatosa de articulações, olhos e pele. Essa síndrome é clinicamente indistinguível da sarcoidose de início precoce (SIP) e ambas são causadas por mutações no gene que codifica a proteína NOD2/CARD15. As mutações relacionadas à BS estão localizadas, principalmente, no domínio NOD e mutações no segmento LRR da NOD2 podem estar relacionadas à doença de Crohn. A NOD2 é uma proteína da família NOD-LRR, sendo estruturalmente muito semelhante à criopirina. Possui um segmento NOD-LRR N-terminal e dois domínios CARD C-terminais, sendo expressa primariamente em células mieloides e do epitélio intestinal. A NOD2 é considerada um sensor citoplasmático para componentes patogênicos de forma semelhante aos *toll-like receptors* (TLR) e o estímulo da NOD2 pode resultar na ativação das vias do NF-kappa-B e MAPK, levando à produção de citocinas envolvidas na resposta imune inata, como IL-1-beta e defensinas[21,32].

O quadro clínico é caracterizado pela tríade artrite, uveíte e exantema. Em um registro internacional realizado em 2006, foram avaliados 26 pacientes. Destes, 96% apresentaram poliartrite e 4% pauciartrite, enquanto 40% apresentaram tenossinovite hipertrófica. O envolvimento ocular foi observado em 84% deles, com um curso crônico e persistente em todos, exceto um paciente. Sete manifestaram uveíte anterior ou intermediária e 15 apresentaram panuveíte. Dos 22 pacientes, 2 apresentaram uveíte bilateral e 50% deles desenvolveram catarata. Um terço desenvolveu glaucoma e 9 dos 22 apresentaram perda visual grave. O exantema típico da BS é descrito como de coloração marrom e ictisioseforme e foi observado em 88% dos pacientes. Um paciente apresentou lesões coalescentes em placas e três não apresentaram envolvimento cutâneo[33].

O tratamento pode ser baseado tanto em medicamentos anti-TNF como anti-IL-1.

Síndrome de Artrite Piogênica Asséptica, Pioderma Gangrenoso e Acne

A síndrome de artrite piogênica asséptica, pioderma gangrenoso e acne (*sterile pyogenic arthritis, pyoderma gangrenosum and acne syndrome – PAPA syndrome*, OMIM n. 604416) é de herança autossômica dominante. Os pacientes acometidos apresentam artrite estéril e deformante, úlceras cutâneas (pioderma gangrenoso) e acne cística extensa. Distintamente das outras SHFP, a febre não é o sintoma mais frequente da síndrome PAPA[21].

A síndrome PAPA é causada por mutações no gene que codifica a proteína PSTPIP1 (*pro lineserine-threonine phosphatase interacting protein 1*). Apenas cinco mutações foram descritas até o momento. PSTPIP1 tem 416 aminoácidos e é expressa, principalmente, em neutrófilos. Acredita-se que mutações na PSTPIP1 levem à hiperfosforilação dessa proteína, o que aumentaria a força de interação com a pirina, com consequente ativação da produção de IL-1-beta, de forma semelhante ao que ocorre na FFM[21].

DEFICIÊNCIA DO ANTAGONISTA DO RECEPTOR DE INTERLEUCINA 1

A deficiência do antagonista do receptor de interleucina 1 (DIRA) é uma síndrome autoinflamatória, de herança autossômica recessiva, causada por mutações em *IL1RN*, gene que codifica o antagonista do receptor da interleucina 1 (IL1Ra).

Os pacientes com DIRA apresentam dermatite pustulosa e osteomielite multifocal asséptica com elevação acentuada de provas inflamatórias em geral de início no periodo neonatal. As lesões cutâneas podem variar de pústulas esparsas até a dermatite pustulosa generalizada grave ou lesões ictiosiformes.

A biópsia de pele pode evidenciar infiltrado inflamatório neutrofílico em epiderme e derme, presença de pústulas córneas, acantose e hiperqueratose. Todos os pacientes descritos apresentaram osteomielite, caracterizada clinicamente por dor à manipulação e edema periarticular, os achados radiológicos mais frequentes são: alargamento de arcos costais, elevação periosteal de ossos longos e lesões osteolíticas multifocais.

A febre, assim como na síndrome PAPA, não é uma característica marcante dessa síndrome autoinflamatória, e não estava presente em nenhum dos pacientes relatados.

O tratamento de escolha para DIRA é o ILRa recombinante, anakinra, que determina melhora significativa dos sintomas cutâneos e ósseos e da qualidade de vida desses pacientes[34,35].

Síndrome de Majeed

É uma rara doença autossômica recessiva decorrente de mutação em *LPIN2* e caracteriza-se por osteomielite asséptica recorrente, anemia diseritropoiética desde o nascimento e dermatose neutrofílica, os episódios de febre periódica coincidem com os episódios de osteomielite. O tratamento consiste em biológicos anti-IL-1.

Osteomielite Crônica Multifocal Recorrente

A osteomielite crônica multifocal recorrente (*chronical recurrent multifocal osteomyelitis* [CRMO]) é uma doença autoinflamatória que acomete ossos, descrita em adolescentes e adultos jovens, com múltiplas lesões osteolíticas assépticas, com ou sem febre. Entre os ossos acometidos encontram-se: arcos costais, esqueleto axial, principalmente em adultos, e, em crianças, chamam a atenção o envolvimento de vértebras, metáfises de ossos longos e até mesmo mandíbula[31,36]. Até o momento não foram identificados defeitos genéticos associados à CRMO.

Vasculopatia de Início na Infância Associada a STING

A vasculopatia de início na infância associada a STING (*associated vasculophaty with onset in infancy* [SAVI]) é uma doença autoinflamatória raríssima causada por mutações heterozigotas em *TMEM173/STING*. SAVI é clinicamente caracterizada por vasculite e ou vasculopatia desde o nascimento em pequenos vasos da derme e extremidades que levam a vaso-oclusão, gangrena e consequentemente amputação. Doença intersticial pulmonar com elevada letalidade é frequentemente observada na SAVI[31,36].

Síndrome CANDLE

A CANDLE (*chronic atypical neutrophilic dermatosis with lipodystrophy and elevated temperature*) é uma rara doença autoinflamatória que tem como características a inflamação sistêmica, dermatose neutrofílica, paniculite, lipodistrofia, contraturas articulares, atrofia muscular e anemia microcítica. Na maioria dos casos descritos, é causada por mutações bialélicas em *PSMB8*, porém foram recentemente descritas mutações nos genes *PSMB4, PSMB9, PSMA3* e *POMP*[31,36].

Deficiência de Adenosina Deaminase 2 ou Forma Monogênica de Poliarterite Nodosa

A deficiência de adenosina deaminase 2 (DADA2) ou forma monogênica de poliarterite nodosa (PANM) é causada por mutações bialélicas em *CECR1*, gene que codifica a enzima ADA2 e é clinicamente caracterizada por vasculite cutânea, acidente vascular encefálico (AVE) de início precoce, neuropatia periférica, livedo reticular e fenômeno de Raynaud. A PANM é clinicamente indistinguível da PAN sistêmica e mais de um caso de PAN na mesma família sugere a presença de mutações em *CECR1*. Os pacientes com PANM respondem à terapia com biológicos anti-TNF[36].

CONCLUSÕES

Uma anamnese exaustiva e repetidos exames físicos, associados a um número limitado de testes de imagem e laboratoriais são as ferramentas mais importantes de ajuda ao médico incumbido de diagnosticar uma FOI. Os reumatologistas têm um papel especial nessa tarefa, visto que doenças autoimunes ocupam o segundo lugar entre as causas de FOI na infância. Entre as diversas patologias discutidas neste capítulo, destacam-se as febres periódicas, geralmente não diagnosticadas pela aparente raridade, mas cujo diagnóstico precoce tem efeito dramático na qualidade de vida do paciente. Ademais, os últimos anos testemunharam uma revolução na terapêutica dessas síndromes, com a introdução de drogas altamente eficazes e direcionadas, como os inibidores de IL-1, exemplos concretos dos benefícios de uma medicina translacional, trazendo os achados de ciência básica para a prática clínica.

REFERÊNCIAS BIBLIOGRÁFICAS

1. Long SS. Distinguishing among prolonged, recurrent, and periodic fever syndromes: approach of a pediatric infectious diseases subspecialist. Pediatr Clin North Am. 2005;52(3):811-35.
2. Majeed HA. Differential diagnosis of fever of unknown origin in children. Curr Opin Rheumatol. 2000;12(5):439-44.
3. Agarwal PK, Gogia A. Fever of unknown origin. J Assoc Physicians India. 2004;52:314-8.
4. Mackowiak PA, Durack DT. Fever of unknown origin. In: Mandell GL, Bennett JE, Dolin R, editors. Principles and practice of infectious diseases. 6. ed. Philadelphia: Elsevier; 2005. p.718-9.
5. McCarthy P. Fever without apparent source on clinical examination. Curr Opin Pediatr. 2005;17(1):93-110.
6. Pantell RH, Newman TB, Bernzweig J, Bergman DA, Takayama JI, Segal M, et al. Management and outcomes of care of fever in early infancy. JAMA. 2004;291(10):1203-12.
7. Cunha BA. Fever of unknown origin. Infc Dis Clin North Am. 1996;10(1):111-27.
8. Akpede GO, Akenzua G. Management of children with prolonged fever of unknown origin and difficulties in the management of fever of unknown originin children in developing countries. Paediatr Drugs. 2001;3(4):247-62.

9. Jacobs RF, GE Schutze. Bartonella henselae as a cause of prolonged fever and fever of unknown origin in children. Clin Infect Dis. 1998;26(1):80-4.

10. Miller LC, Sisson BA, Tucker LB, Schaler JG. Prolonged fevers of unknown origin in children: patterns of presentation and outcome. J Pediatr. 1996;129(3):419-23.

11. Oztürk MA, Kiraz S, Ertenli I, Uzun O, Calgüneri M, Ünal S. Rheumatic diseases as causes of fever of unknown origin: an update of classic data. Clin Rheumatol. 2004;23(1):90-1.

12. Cassidy JT, Petty RE, Laxer RM, Lindsley CB. Textbook of pediatric rheumatology. 7th ed. Philadelphia: Elsevier Saunders; 2016.

13. Ozen S, Pistorio A, Iusan SM, Bakkaloglu A, Herlin T, Brik R, et al. EULAR/PRINTO/PRES criteria for Henoch-Schönlein purpura, childhood polyarteritis nodosa, childhood Wegener granulomatosis and childhood Takayasu arteritis: Ankara 2008. Part II: Final classification criteria. Ann Rheum Dis. 2010;69(5):798-806.

14. Newburger JW, Takahashi M, Gerber MA, Gewitz MH, Tani LY, Burns JC, et al. Diagnosis, treatment and long-term manegement of Kawasaki disease: a statment for health profissionals from the commitee on Rheumatic Fever, Endocarditis and Kawasaki Disease, council on cardiovascular disease in the Young American Heart Association. Circulation. 2004;110(17):2747-71.

15. Ozen S, Eroglu FK. Pediatric-onset Behçet disease. Curr Opin Rheumatol. 2013;25(5):636-42.

16. Bohm M, Gonzalez Fernandez MI, Ozen S, Pistorio A, Dolezalova P, Brogan P, et al. Clinical features of childhood granulomatosis with polyangiitis (wegener's granulomatosis) Pediatr Rheumatol Online J. 2014;12:18.

17. Ozen S, Anton J, Arisoy N, Bakkaloglu A, Besbas N, Brogan P, et al. Juvenile polyar teritis: results of a multicenter survey of 110 children. J Pediatr. 2004;145(4):517-22.

18. Iannuzzi MC, Rybicki BA, Teirstein AS. Sarcoidosis. N Engl J Med. 2007;357(21):2153-65.

19. Padeh S, Berkun Y. Familial Mediterranean fever. Curr Opin Rheumatol. 2016;28(5):523-9.

20. Kastner DL. Hereditary periodic fever syndromes. Hematology Am Soc Hematol Educ Program. 2005:74-81.

21. Ter Haar N, Lachmann H, Ozen S, Woo P, Uziel Y, Modesto C, et al.; Paediatric Rheumatology International Trials Organisation (PRINTO) and the Eurofever/Eurotraps Projects. Treatment of autoinflammatory diseases: results from the Eurofever Registry and a literature review. Ann Rheum Dis. 2013;72:678-85.

22. Hashkes PJ, Spalding SJ, Giannini EH, Huang B, Johnson A, Park G, et al. Rilonacept for colchicine-resistant or – intolerant familial Mediterranean fever: a randomized trial. Ann Intern Med. 2012;157:533-41.

23. Drenth JP, van der Meer JW. Hereditary periodic fever. N Engl J Med. 2001;345(24):1748-57.

24. Rezaei N. TNF-receptor-associated periodic syndrome (TRAPS): an autosomal dominant multisystem disor der. Clin Rheumatol. 2006;25(6):773-7.

25. McDermott MF, Aksentijevich I, Galon J, McDermott EM, Ogunkolade BW, Centola M, et al. Germline mutations in the extracellular domains of the 55 kDa TNF receptor, TNFR1, define a family of dominantly inherited autoinflammatory syndromes. Cell. 1999;97(1):133-44.

26. Infevers. Available: http://fmf.igh.cnrs.fr/infevers.

27. Feldmann J, Prieur AM, Quartier P, Berquin P, Certain S, Cortis E, et al. Chronic infantile neurological cuta neous and articular syndrome is caused by mutations in CIAS1, a gene highly expressed in polymorphonuclear cells and chondrocytes. Am J Hum Genet. 2002;71(1):198-203.

28. Goldbach-Mansky R, Dailey NJ, Canna SW, Gelabert A, Jones J, Rubin BI, et al. Neonatal-onset multisystem inflammatory disease responsive to interle kin-1b inhibition. N Eng J Med. 2006;355(6):581-92.

29. Hoffman HM. Mutation of a new gene encoding a putative pyrin-like protein causes familial cold autoinflammatory syndrome and Muckle-Wells syndrome. Nat Genet. 2001;29(3): 301-5.

30. Drenth JP, Cuisset L, Grateau G, Vasseur C, van de Velde-Visser SD, de Jong JG, et al. Mutations in the gene encoding mevalonatekinase cause hyper-IgD and periodic fever syndrome. International Hyper-IgD Study Group. Nat Genet. 1999;22(2):178-81.
31. Jesus AA, Goldbach-Mansky R. IL-1 blockade in autoinflammatory syndromes. Annu Rev Med. 2014;65:223-44.
32. Alonso D, Elgart GW, Schachner LA. Blau syndrome: a new kindred. J Am Acad Dermatol. 2003;49(2):299-302.
33. Rose CD, Wouters CH, Meiorin S, Doyle TM, Davey MP, Rosenbaum JT, et al. Pediatric granulomatous arthritis: an international registry. Arthritis Rheum. 2006;54(10):3337-44.
34. Aksentijevich I, Masters SL, Ferguson PJ, Dancey P, Frenkel J, van Royen-Kerkhoff A, et al. An autoinflammatory disease with deficiency of the interleukin-1-receptor antagonist. N Engl J Med. 2009;360(23):2426-37.
35. Reddy S, Jia S, Geoffrey R, Lorier R, Suchi M, Broeckel U, et al. An autoinflammatory disease due to homozygous deletion of the IL1RN locus. N Engl J Med. 2009;360(23):2438-44.
36. de Jesus AA, Canna SW, Liu Y, Goldbach-Mansky R. Molecular mechanisms in genetically defined autoinflammatory diseases: disorders of amplified danger signaling. Annu Rev Immunol. 2015;33:823-74.

8 Febre reumática

Adriana Maluf Elias Sallum
Marília Vieira Febrônio
Roberta Oriana A. L. de Sousa
Clovis Artur Almeida da Silva

Após ler este capítulo, você estará apto a:

1. Identificar a epidemiologia da febre reumática.
2. Descrever sua fisiopatogenia.
3. Aplicar corretamente os critérios de Jones.
4. Solicitar os métodos que auxiliam no diagnóstico.
5. Orientar o tratamento, que consiste na erradicação do foco de estreptoco-co, nos tratamentos de cardite, artrite, coreia e na profilaxia secundária.

INTRODUÇÃO

A febre reumática (FR) é uma doença do tecido conectivo secundária à infec-ção de orofaringe causada pelo estreptococo beta-hemolítico do grupo A (EBHGA) de Lancefield, que pode comprometer o coração, assim como os sistemas nervoso central (SNC), articular, cutâneo e subcutâneo[1,2].

É a principal causa de doença cardiovascular adquirida na infância e na ado-lescência[3].

EPIDEMIOLOGIA

No Brasil, a prevalência da FR é de 3 a 5% em crianças e adolescentes e é res-ponsável por 40% das cirurgias cardíacas no país[3,4].

ETIOLOGIA E FISIOPATOLOGIA

As estruturas da célula bacteriana (cápsula, parede celular e produtos liberados pelo estreptococo) estão envolvidas na patogenia da FR. A cápsula é formada por ácido hialurônico e parece estar associada à virulência do estreptococo[1,2]. A parede celular é composta pelas camadas externa, média e interna, sendo que a primeira contém as proteínas M, T, R e o ácido lipoteicoico, que parece ser responsável pela ligação da bactéria à fibronectina presente na célula epitelial oral do hospedeiro, iniciando, assim, uma colonização bacteriana. As camadas média e interna são formadas por açúcares e conferem rigidez à parede, mantendo a morfologia bacteriana[1,2]. As proteínas M, T, R são antigênicas, porém, o fator de virulência mais importante do estreptococo do grupo A é a proteína M, altamente antigênica, que se projeta na superfície da bactéria, em forma fibrilar dupla, impedindo a fagocitose. Anticorpos contra essa proteína têm ação neutralizante e opsonizante.

A proteína M apresenta hipervariabilidade nos onze primeiros resíduos de aminoácidos da porção N-terminal (composta por aproximadamente 200 resíduos), que definem os 80 sorotipos reconhecidos atualmente[1]. Alguns desses sorotipos – M1, M5, M6 e M19 – são mais frequentemente relacionados com episódios da FR, denominados reumatogênicos[1,2]. A metade C-terminal é constante. Essa proteína apresenta-se, estruturalmente, em módulos de sete aminoácidos, em forma de alfa-hélice, o que lhe confere um caráter fibrilar.

A Figura 8.1 mostra, esquematicamente, a estrutura do estreptococo[1,2].

Os produtos extracelulares elaborados pelos estreptococos são: estreptolisina O, desoxirribonuclease B (Dnases B), hialuronidase, DNases A, C e D, estreptolisina

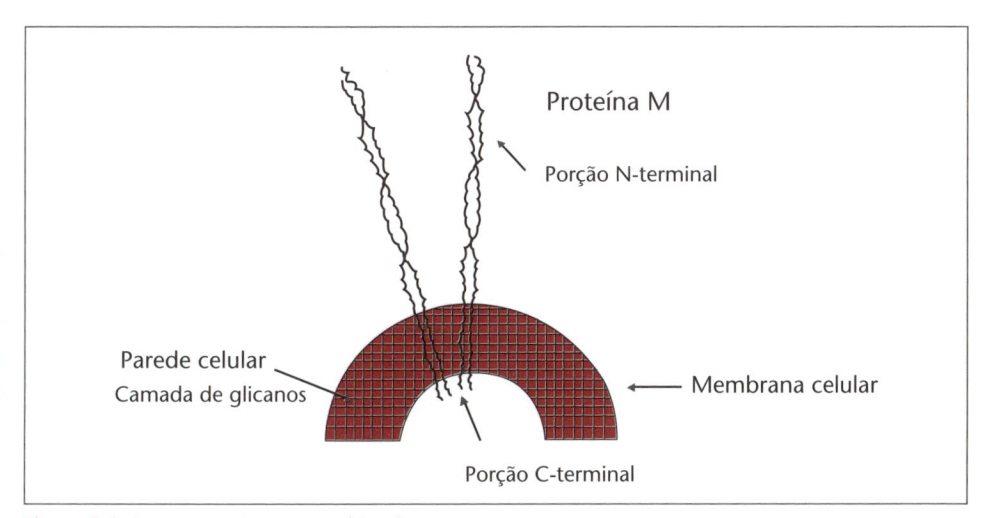

Figura 8.1 Representação esquemática do estreptococo.

S, proteinase, nicotinamida adenina deaminase, estreptoquinase e algumas substâncias denominadas exotoxinas pirogênicas. A dosagem de anticorpos antiestreptolisina O (ASLO) e de outros anticorpos permite a avaliação de infecções recentes em pacientes com FR ou glomerulonefrite difusa aguda (GNDA)[2].

A similaridade da proteína M com proteínas fibrilares do tecido humano (miosina, tropomiosina, proteínas valvares e outras) é corrente de semelhanças tanto na sequência de aminoácidos como na conformação espacial (mimetismo molecular). Entende-se que essa homologia possa desencadear resposta imunológica celular e humoral cruzada, quebrando a tolerância às proteínas próprias do organismo, particularmente do tecido cardíaco, levando ao desencadeamento da doença.

GENÉTICA

Estudos demonstram a existência de possíveis marcadores genéticos de linfócitos B (não associados ao sistema HLA) nos pacientes com FR, destacando-se os antígenos 883 e D8/17 observados em 72 e 10% dos pacientes estudados, respectivamente, e em 15% dos indivíduos normais[5,6]. Foi evidenciada associação entre antígenos de histocompatibilidade (HLA) da classe II e FR, como a associação entre HLA-DR4 e pacientes caucasianos e entre DR2 e pacientes negros com FR e indianos com DR3[6-8]. Na população brasileira, dois estudos independentes mostraram HLA-DR7 e HLA-DR53[9]. Dados sugerem que alelos HLA-DRB1*07 possam ser um fator genético para o aumento da suscetibilidade para o desenvolvimento de doença cardíaca e faringite recorrente[10]. Alelos HLA-DRB1*11 parecem ser um fator protetor contra a doença cardíaca[5,10,11]. Em trabalhos com familiares de pacientes com FR, foi sugerida a existência de um gene de suscetibilidade de caráter dominante para a doença, porém não foi encontrada associação com antígenos HLA de classe I ou II[1].

PATOGENIA

Para explicar a patogenia da FR, aceita-se a teoria imunológica e, para a maioria dos autores, a FR é o resultado de resposta imune normal (humoral e/ou celular) do hospedeiro geneticamente suscetível à infecção estreptocócica[12]. Os pacientes com FR aguda apresentam altos títulos de anticorpos contra a proteína M, que tem propriedades de superantígeno, provocando resposta exagerada e autoimunidade. Além da proteína M, outros produtos degradados do estreptococo com semelhança molecular iniciam a resposta autoimune (teoria da reação cruzada ou do mimetismo molecular)[12,13].

Quanto à população de linfócitos T e seu papel na patogenia da doença, sabe-se que os linfócitos CD4+ estão aumentados na fase aguda da doença, associados a aumento de interleucinas e diminuição de linfócitos CD8+[1].

PATOLOGIA

Na cardite reumática aguda, os sinais patológicos incluem miócitos de Anitsch-kow e nódulos de Aschoff[14]. Nas válvulas cardíacas, observam-se edema e infiltrado celular com células CD4+ e CD8+ e expressão de antígenos do complexo maior de histocompatibilidade (MHC) classe II no endotélio vascular e fibroblastos valva-res[15]. Na histologia, além do infiltrado linfocítico com evidência de valvulite crô-nica, há sinais de fibrose, neovascularização e ausência de calcificação[14]. No exame patológico, as válvulas cardíacas são espessadas e exibem enfileirados de pequenas vegetações ao longo da superfície.

MANIFESTAÇÕES CLÍNICAS MAIORES

Artrite

Artrite, presente em 60 a 80% dos pacientes, é a manifestação mais comum e precoce[11,16]. Acomete grandes articulações como joelhos, tornozelos, cotovelos e punhos (Figura 8.2).

As articulações podem apresentar edema, eritema, calor e dor. A artrite ca-racteriza-se por ser migratória, assimétrica e muito dolorosa. O quadro doloroso costuma resolver-se espontaneamente em 2 a 3 semanas e apresentar boa resposta terapêutica ao uso de anti-inflamatório não hormonal (AINH).

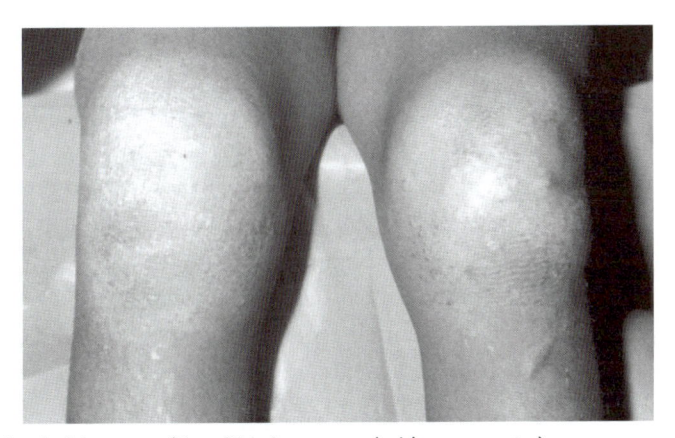

Figura 8.2 Artrite da febre reumática. (Veja imagem colorida no encarte.)

Alguns pacientes não apresentam envolvimento articular clássico com poliartrite migratória. As características desse quadro atípico são: período de latência entre a faringoamigdalite estreptocócica e início mais rápido da artrite (1 a 2 semanas); não resposta da artrite ao AINH e artrite mais grave com ausência de cardite[17,18]. Também podem ocorrer artrite de curso crônico, com comprometimento de coluna e pequenas articulações e rigidez matinal, assim como tenossinovites[17,18]

Essas manifestações articulares também devem ser consideradas como espectro da FR[11,19], e uma profilaxia secundária deve ser indicada pelo risco do comprometimento cardíaco.

A síndrome de Jaccoud é uma complicação rara de surtos repetidos de FR, caracterizada por um processo crônico e deformante, com subluxação das articulações metacarpofalangeanas e desvio ulnar. Não se trata de uma sinovite verdadeira, e sim de uma fibrosite periarticular.

A história natural da poliartrite na FR aguda pode ser alterada pelo uso precoce de AINH por pacientes com quadros articulares não característicos, impedindo a caracterização correta da poliartrite migratória. A artrite isolada é a manifestação clínica que mais induz ao diagnóstico incorreto de FR, portanto, o padrão articular deve ser criteriosamente avaliado.

Cardite

A cardite aguda está presente em aproximadamente 50% dos pacientes[11], trata-se da manifestação clínica mais importante pela elevada taxa de morbimortalidade. Geralmente ocorre com outras expressões maiores, como a artrite. Caso não esteja presente inicialmente, a cardite pode seguir a artrite dentro de uma semana. O aparecimento após esse intervalo é raro[20,21].

Em alguns pacientes, como aqueles com coreia de Sydenham, os sinais de cardite podem ser sutis e o envolvimento cardíaco pode ser despercebido, a menos que o diagnóstico seja auxiliado pela ecocardiografia com Doppler.

A FR produz uma pancardite, comprometendo pericárdio, miocárdio e endocárdio, e é regra o envolvimento do endocárdio, com valvulite. A válvula mais comumente envolvida é a mitral, frequentemente associada com o envolvimento da válvula aórtica. As válvulas cardíacas do lado direito (tricúspide e pulmonar) são raramente comprometidas[20].

Os achados clínicos incluem taquicardia, insuficiência cardíaca congestiva, arritmias e atrito pericárdico. No primeiro surto, suspeita-se de valvulite pela presença de um sopro anteriormente ausente, sistólico apical de regurgitação mitral (associado ou não a sopro diastólico leve apical) e/ou um sopro diastólico basal de regurgitação aórtica[22]. Regurgitação mitral é o achado mais frequente. Estenose mitral é indício de cicatrização tardia e calcificação de válvulas danificadas após a lesão aguda, portanto, um achado que sugere doença cardíaca crônica. Na presença de miocardite ou pericardite isoladas, sem envolvimento valvular, é pouco provável o diagnóstico de FR[20].

As lesões valvulares na FR frequentemente resultam em dano residual (Figura 8.3). No entanto, nas formas mais leves de cardite reumática, os pacientes podem se recuperar da valvulite sem sequelas[21]. No primeiro surto, as lesões são predominantemente regurgitantes, por conta da presença de dilatação, edema de cúspides, rotura de cordas tendíneas ou disfunção papilar. Na fase crônica, as lesões obstrutivas são mais frequentes, como fusão de comissuras, espessamento grave de cúspides, estenose valvar, fusão e encurtamento das cordas tendíneas[21,22].

Alguns pacientes apresentam insuficiência cardíaca grave, com febre e toxemia, dificultando o diagnóstico diferencial com endocardite infecciosa, em particular pacientes com doença reumática recorrente. A insuficiência cardíaca congestiva (ICC) é a síndrome clínica que mais ameaça a vida do portador de FR, devendo ser prontamente tratada[22].

A doença cardíaca reumática crônica é a sequela mais grave da FR, permanecendo como um dos maiores problemas de saúde pública nos países em desenvolvimento. A evolução da cardite reumática depende da gravidade no surto inicial ou das recorrências. Assim, quando no surto inicial evidencia-se cardite leve, 80% dos pacientes evoluem para cura após cinco anos. No entanto, se no diagnóstico a cardite for grave, com ICC, apenas 30% dos pacientes evoluem para cura completa e quando há doença cardíaca prévia, todos permanecem com sequelas após cinco anos[21].

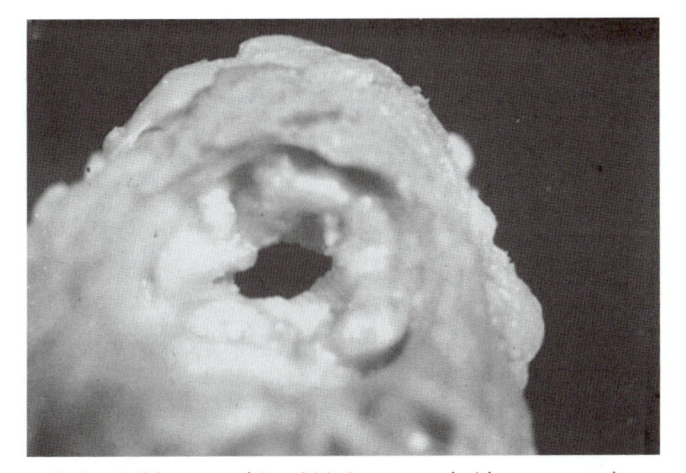

Figura 8.3 Lesão valvular da febre reumática. (Veja imagem colorida no encarte.)

Portadores de cardite reumática devem fazer uso de doses suplementares de antibióticos para prevenção de infecções endocárdicas. Em procedimentos dentários, recomenda-se o uso de amoxicilina 1 hora antes e 6 horas após o procedimento.

Coreia de Sydenham

Coreia de Sydenham (coreia menor ou dança de São Vitor) é a manifestação do envolvimento inflamatório dos gânglios da base e do núcleo caudado do SNC, ocorrendo em 15% dos pacientes com FR[23]. É um distúrbio neurológico, consistindo em movimentos involuntários, abruptos, incoordenados, principalmente da face e das extremidades, fraqueza muscular e distúrbios emocionais.

O período de latência entre a faringoamidalite estreptocócica e o início dos sinais clínicos da coreia é mais prolongado do que nas outras manifestações maiores da doença, em média 2 a 4 meses, algumas vezes, estendendo-se para 12 meses[24]. É frequentemente um sintoma isolado da FR, contudo, pode ocorrer em associação com outras manifestações maiores, particularmente, no primeiro surto[24]. Acomete preferencialmente meninas em idade escolar e no início da adolescência. Alguns pacientes com coreia não apresentam outros sintomas, embora um exame cardíaco cuidadoso possa revelar sopro cardíaco.

Os movimentos comumente são mais marcantes em um dimídio, ocasionalmente unilaterais (hemicoreia), acentuam-se com os esforços e as emoções e reduzem ou desaparecem com o repouso e o sono.

Fraqueza muscular é evidenciada quando se sugere ao paciente que aperte as mãos do examinador; a pressão exercida pelas mãos do paciente aumenta e diminui continuamente, um fenômeno conhecido como "sinal da ordenha".

As crianças comumente exibem disfunção psicológica concomitante, especialmente distúrbios obsessivo-compulsivos, aumento da labilidade emocional, como choro, agitação, hiperatividade, irritabilidade e comportamento incompatível com a idade[25-29]. Podem apresentar também baixo rendimento escolar, careteamento e piora da caligrafia. A extensão dos braços sobre a cabeça leva à pronação das mãos (sinal do pronador) e a extensão das mãos anteriormente resulta na hiperextensão dos dedos (sinal do prato). Há pacientes que se demonstram incapazes de manter a língua imóvel fora da boca (movimentos reptiliformes) e de levar a ponta do indicador ao nariz, fazendo geralmente um movimento quebrado. E outros que se mostram inaptos a se equilibrar sobre uma perna, enquanto a outra fica fletida. Pode ser evidente hipotonia muscular difusa[27].

Embora a coreia na criança possa estar presente em outras doenças — como lúpus eritematoso sistêmico (LES), síndrome antifosfolípide, encefalites virais e intoxicações —, no Brasil, está frequentemente relacionada à etiologia reumática.

Estudos recentes apresentam altas taxas de resultados positivos (85%) para o antígeno D8/17 em crianças com distúrbios obsessivo-compulsivos e síndrome de Tourette, comparáveis às encontradas em crianças com coreia (89%)[26]. Esses achados deram embasamento ao estudo dos PANDAS (distúrbios neuropsiquiátricos autoimunes em pediatria associados a infecções estreptocócicas), nomenclatura usada para abarcar amplo espectro de doenças autoimunes relacionadas ao EBHGA e com pelo menos alguns marcadores genéticos comuns[29].

Na maioria dos pacientes, os sintomas resolvem-se espontaneamente após alguns meses. Contudo, tem sido descrita a incidência de recorrência acima de 32%, apesar do uso regular da profilaxia secundária com penicilina benzatina[29].

Nódulos Subcutâneos

Os nódulos são endurecidos, móveis e indolores; o diâmetro varia de alguns milímetros a 1 a 2 cm (Figura 8.4). São mais comumente localizados sobre as proeminências ósseas, superfícies extensoras das articulações (particularmente, joelhos, punhos e cotovelos) ou próximos aos tendões. Ocasionalmente, na região occipital e na coluna. O número de nódulos é variável, em média 3 ou 4. Quando numerosos, comumente são simétricos. Estão presentes por uma ou mais semanas, raramente por mais de um mês. Os nódulos da FR são menores e de duração mais curta do que os da artrite reumatoide. Além disso, embora os cotovelos sejam envolvidos frequentemente nas duas doenças, os nódulos da FR são mais comuns no olécrano, enquanto os reumatoides são encontrados geralmente 3 a 4 cm distalmente[29] deste

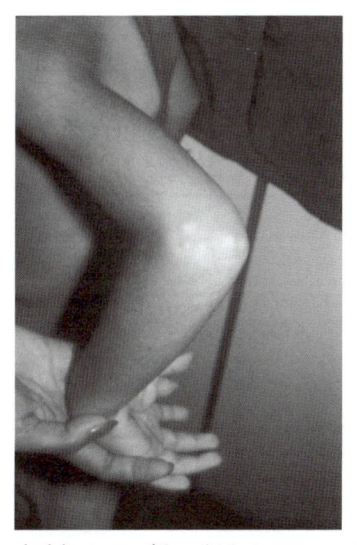

Figura 8.4 Nódulos subcutâneos da febre reumática. (Veja imagem colorida no encarte.)

olécrano. Os nódulos subcutâneos são raramente vistos (menos de 3% das crianças) e, quando presentes, são normalmente associados com cardite grave.

Eritema Marginado

Eritema marginado (Figura 8.5) ocorre em cerca de 5% dos pacientes, é um *rash* não pruriginoso, evanescente, róseo ou ligeiramente avermelhado, comumente presente no tronco e nas extremidades próximas dos membros[30]. O exantema é raro na face ou em outras áreas expostas[31-33]. A lesão desenvolve-se centrifugamente, com centro pálido e margens redondas ou serpiginosas. A margem mais externa da lesão é bem nítida, enquanto a parte interna é difusa. Como a margem da lesão normalmente é contínua, definindo um círculo, também é conhecida como eritema anular. As lesões podem aparecer, desaparecer e frequentemente reaparecer em questão de horas e podem ser desencadeadas ou exacerbadas por um banho morno[30].

O eritema marginado comumente ocorre precocemente na FR. Com frequência, persiste ou recorre quando todas as outras manifestações da doença desapareceram. Em alguns casos, as lesões surgem tardiamente ou durante o período de convalescença. Esse distúrbio, assim como os nódulos subcutâneos, normalmente ocorre somente em pacientes com cardite grave[31].

MANIFESTAÇÕES CLÍNICAS MENORES

Os critérios menores são representados por artralgia, febre, reagentes de fase aguda, como proteína C-reativa (PCR), velocidade de hemossedimentação (VHS) e elevação da alfa-1-glicoproteína ácida. Todos os reagentes são inespecíficos, mas podem auxiliar no monitoramento do processo inflamatório e na remissão. Outros achados podem contribuir para o diagnóstico da doença, como a radiografia de

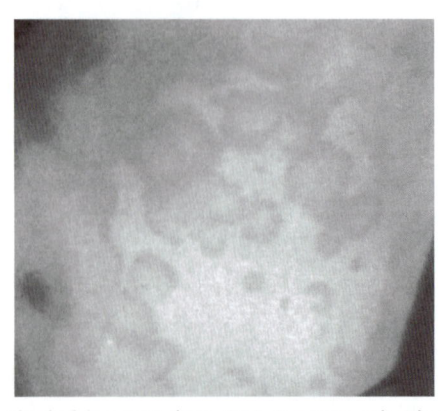

Figura 8.5 Eritema marginado da febre reumática. (Veja imagem colorida no encarte.)

tórax para avaliar cardiomegalia e congestão pulmonar, o eletrocardiograma que pode mostrar aumento do espaço PR, taquicardia sinusal, distúrbios de alterações de ST-T e baixa voltagem do complexo QRS e da onda T no plano frontal. A febre é variável na intensidade e na duração e pode apresentar temperaturas elevadas (38,5 a 40 °C) durante a fase aguda da doença[34].

DIAGNÓSTICO

Não existe um teste laboratorial ou sintoma específico que estabeleça o diagnóstico de FR. O diagnóstico, até início de 2015, baseava-se nos critérios clínicos e laboratoriais para o primeiro surto definidos e modificados por Jones e publicados em 1992, posteriormente adotados pela Organização Mundial da Saúde. Os critérios diagnósticos foram revisados pela American Heart Association em 2015, que passou a adotar critérios diferenciados conforme populações classificadas em baixo, médio ou alto risco (Tabela 8.1), incluindo a monoartrite aguda e a poliartralgia aguda como critérios maiores, e a monoartralgia aguda e a elevação da velocidade de hemossedimentação acima de 30 mm como critérios menores em populações

Tabela 8.1 Critérios para o diagnóstico de febre reumática[34]

Critérios de Jones modificados	Critérios de Jones revisados	
	Populações de baixo risco	Populações de alto risco
Critérios maiores		
Cardite	Cardite	Cardite
Poliartrite	Poliartrite (somente)	Mono ou poliartrite ou poliartralgia
Coreia	Coreia	Coreia
Nódulos subcutâneos	Nódulos subcutâneos	Nódulos subcutâneos
Eritema marginado	Eritema marginado	Eritema marginado
Critérios menores		
Febre	Febre	Febre
Artralgia	Poliartralgia	Monoartralgia
Provas de atividade inflamatória elevadas	VHS ≥ 60 mm e/ou PCR ≥ 3,0 mg/dL	VHS ≥ 30 mm e/ou PCR ≥ 3,0 mg/dL
Aumento de PR no ECG	Aumento de PR no ECG	Aumento de PR no ECG
Evidências de estreptococia recente		
Cultura positiva da orofaringe para estreptococo beta-hemolítico do grupo A		
Títulos elevados de antiestreptolisina O ou outro anticorpo estreptocócico Teste rápido para antígenos do estreptococo Escarlatina recente		

O diagnóstico será positivo para febre reumática se houver a presença de dois critérios maiores ou de um critério maior e dois menores, se acompanhados de evidência de infecção estreptocócica anterior.
ECG: eletrocardiograma.

de moderado e alto riscos. É importante frisar que o diagnóstico depende de uma avaliação inicial que leve em consideração a possibilidade da doença. São utilizados como guia para auxiliar no diagnóstico de FR, baseando-se na divisão dos achados clínicos e laboratoriais, em sinais maiores e menores, associados à evidência de infecção estreptocócica anterior. A presença de duas manifestações maiores ou uma maior e duas menores indica alta probabilidade de febre reumática[23]. As duas exceções para esse requisito são coreia de Sydenham e cardite subclínica.

TESTES LABORATORIAIS

Provas de Fase Aguda

As provas de fase aguda são úteis para ajudar a reconhecer FR e para excluir a possibilidade de outras doenças. A PCR e a VHS auxiliam no acompanhamento do curso da doença e na resposta ao tratamento[33].

Por ser a FR uma condição inflamatória, os reagentes da fase aguda ficam aumentados. Invariavelmente, PCR e VHS são anormais durante o processo reumático agudo, se não forem suprimidos pelo uso de drogas anti-inflamatórias[33]. Quando o tratamento é descontinuado ou está sendo finalizado, PCR e VHS são úteis para monitorar a inflamação. Um teste normal obtido poucas semanas após a descontinuação da terapia antirreumática sugere que a doença esteja sob controle, a menos que apareça coreia[33].

Infecção Estreptocócica

Evidência laboratorial de infecção prévia pelo EBHGA deve ser investigada pela cultura de orofaringe positiva, títulos aumentados de anticorpos específicos (ASLO, anti-DNase B, anti-hialuronidose etc.) ou testes rápidos para o diagnóstico de EBHA. A cultura de orofaringe deve ser realizada em todos os pacientes com suspeita de FR, ressaltando-se que a determinação do grupo do estreptococo é importante, pois outros estreptococos são habitualmente encontrados na flora bacteriana da orofaringe (p. ex., S. viridans)[20]. No início dos sintomas da FR, a cultura de orofaringe apresenta taxa de positividade muito baixa (em torno de 20 a 30%) por conta do período de latência (2 a 3 semanas) entre a faringoamidalite estreptocócica e o início da sintomatologia. Algumas crianças são portadoras de EBHGA, portanto, o isolamento não corresponde necessariamente à infecção, a menos que haja confirmação sorológica.

Títulos elevados ou ascendentes de ASLO ocorrem em mais de 80% dos pacientes, valor que se eleva cerca de 95% quando são dosados 3 ou mais anticorpos (anti-DNase B, anti-hialuronidase, antiestreptoquinase). Nos casos de normalidade da ASLO, é sempre conveniente a repetição após 2 a 3 semanas, pela possibilidade de se detectar a ascensão dos títulos e, portanto, estabelecer o diagnóstico de infecção estreptocócica recente[20,26].

É importante salientar que crianças em idade escolar apresentam infecção estreptocócica com frequência e, portanto, com títulos elevados de ASLO. Podem ser encontrados títulos entre 200 e 400 U Todd, em crianças saudáveis, especialmente nas de nível socioeconômico mais baixo[20].

A ASLO pode ser normal na maioria dos pacientes com doença cardíaca reumática crônica e em uma alta proporção de pacientes com coreia de Sydenham. Assim, nem a ASLO nem outros anticorpos estreptocócicos são diagnósticos de FR. São usados para fornecer evidência de infecção estreptocócica prévia, no entanto, deve ser questionado seriamente o diagnóstico de FR, se esses testes apresentarem valores normais.

Os testes rápidos para o diagnóstico do EBHGA não substituem a cultura de orofaringe. Os testes rápidos disponíveis comercialmente apresentam elevada especificidade (em torno de 95%), no entanto, a sensibilidade é muito variável (30 a 90%)[20].

AVALIAÇÃO DO COMPROMETIMENTO CARDÍACO

Anormalidades eletrocardiográficas cercam todos os graus de bloqueio cardíaco, incluindo dissociação atrioventricular. Alargamento do espaço PR é utilizado como critério menor. Cardiomegalia é a manifestação radiológica mais comum da cardite. Testes mais sensíveis com técnicas ecocardiográficas têm mostrado que quase todos os pacientes com FR aguda apresentam sinais de cardite aguda[27]. Cintilografia com gálio-67 (mapeamento cardíaco) tem 80% de sensibilidade para detecção de cardite; embora essa técnica informe sobre dano cardíaco, não é específica para cardite reumática[27].

DIAGNÓSTICO DIFERENCIAL

O diagnóstico diferencial é extenso em razão da falta de especificidade de muitos achados clínicos e laboratoriais e também pela indisponibilidade de um teste laboratorial para confirmar o diagnóstico (Quadro 8.1).

O Quadro 8.1 inclui as doenças que mais frequentemente apresentam dificuldade no diagnóstico. Devem ser consideradas artrite idiopática juvenil (AIJ) e outras doenças do tecido conectivo. O envolvimento articular na AIJ comumente é mais prolongado do que na FR, geralmente poliarticular e simétrico, tipicamente comprometendo as pequenas articulações das mãos. Os pacientes queixam-se de piora da

Quadro 8.1 Diagnóstico diferencial da febre reumática
• Artrite reumatoide juvenil/artrite idiopática juvenil
• Lúpus eritematoso sistêmico
• Endocardite infecciosa
• Leucemia
• Artrite reativa
• Outras doenças do tecido conectivo
• Artrite gonocócica
• Tuberculose
• Doença de Lyme
• Doença do soro

dor pela manhã ou após longos períodos de imobilidade. Artrite da coluna cervical ocorre em cerca de metade dos casos, mas é também muito frequente na FR aguda.

Endocardite infecciosa deve ser considerada em pacientes com FR recorrente com febre persistente de origem indeterminada.

LES compartilha características clínicas com FR. Artralgias e artrite transitória são comuns. O LES compromete múltiplos órgãos, rins, SNC, pulmões, pele e sangue. O diagnóstico é feito por critérios clínicos e sorológicos.

Leucemia é um diagnóstico diferencial importante, considerando que artralgia tem sido relatada como manifestação inicial em aproximadamente 50% dos casos. Pode ocorrer poliartralgia migratória, refratária ou simétrica. Alguns pacientes (cerca de 15%) podem apresentar artrite franca monoarticular, oligoarticular ou poliarticular e assimétrica. O mielograma confirma o diagnóstico, revelando substituição do tecido hematopoiético normal por células imaturas. Às vezes, é necessária biópsia de medula óssea.

TRATAMENTO

Os maiores objetivos no tratamento da FR são alívio das manifestações agudas da doença, erradicação do EBHGA (profilaxia primária) e profilaxia contra infecção futura pelo EBHGA, para prevenir a recorrência de doença cardíaca (profilaxia secundária)[35-37].

Tratamento Sintomático

Artrite

Os AINH costumam ter efeito benéfico na poliartrite característica da FR, com desaparecimento dos sintomas em 24 a 48 horas, como naproxeno (10 a 15 mg/kg/dia), indometacina (2 a 3 mg/kg/dia) e ibuprofeno (30 a 50 mg/kg/dia). A duração do tratamento deve cobrir o período de atividade da doença, que, na presença de artrite isolada, persiste por cerca de 4 semanas[38,39].

Cardite

Cardite moderada a grave é comumente indicação de corticosteroide, embora a eficácia na redução das sequelas não tenha sido comprovada. Estudos demonstram claramente que os corticosteroides são superiores aos AINH na resolução das manifestações agudas, porém as vantagens para prevenção do sopro patológico um ano após o tratamento são estatisticamente insignificantes[36]. Prednisona 2 mg/kg/dia (máximo 60 mg/dia) é utilizada por 2 semanas, posteriormente a dose é gradativamente diminuída até a retirada, sendo reduzida entre 20 a 25% da dose prévia, semanalmente, com tempo total de tratamento de 2 a 3 meses. Na cardite grave, a terapia pode ser iniciada com metilprednisolona (30 mg/kg/dia, máximo 1 g), em 3 dias, inicialmente[36].

Imunoglobulina intravenosa parece não alterar a extensão e a gravidade da cardite ou diminuir a morbidade crônica da doença[35]. Repouso no leito é sempre recomendado ou limitação das atividades físicas, dependendo da gravidade da cardite.

Insuficiência cardíaca comumente responde aos corticosteroides. Diuréticos e vasodilatadores podem ser usados em pacientes com descompensação hemodinâmica mais grave. Digoxina deve ser usada com cautela, por conta do risco de toxicidade na miocardite ativa.

Tratamento cirúrgico no estágio agudo deve ser considerado quando o tratamento clínico for ineficaz para controlar a insuficiência cardíaca.

Coreia

Tratamento com haloperidol (dose inicial de 0,5 a 1 mg/dia, máximo 5 mg/dia) ou ácido valproico (15 a 20 mg/kg/dia)[37,40] é útil na redução da intensidade dos movimentos involuntários, mas não melhora os sintomas comportamentais. Carbamazapina também tem sido sugerida como tratamento de primeira linha na coreia de Sydenham. Fenobarbital também pode ser usado na dose de 5 a 7 mg/kg/dia. O tratamento geralmente é mantido por 8 a 12 semanas. Os pacientes com coreia devem permanecer em ambientes tranquilos, sem muitos estímulos externos, visando à melhora dos movimentos coreicos. Atualmente a prednisona tem sido utilizada em pacientes com coreia moderada a intensa, com melhora rápida dos movimentos. A dose é de 1 mg/kg/dia (máximo 60 mg/dia), por 2 semanas, posteriormente é reduzida e suspensa em 2 semanas[41].

Profilaxia Primária

A prevenção do surto inicial da FR requer a erradicação do EBHGA da orofaringe. A Tabela 8.2 apresenta o esquema terapêutico recomendado atualmente.

Tabela 8.2 Prevenção primária da febre reumática	
Agente farmacológico	**Esquema terapêutico**
Penicilina G benzatina	600.000 U para pacientes < 27 kg
	1.200.000 U para pacientes > 27 kg, IM (dose única)
Penicilina V	Crianças: 250 mg, 2 a 3 x/dia, VO (10 dias)
	Adolescentes: 500 mg, 2 a 3 x/dia, VO (10 dias)
Para os pacientes alérgicos à penicilina (uma das duas opções)	
Estolato de eritromicina	20 a 40 mg/kg/dia, 2 a 4x/dia, VO (10 dias)
Etilsuccinato de eritromicina	40 mg/kg/dia, 2 a 4 x/dia, VO (10 dias), máximo 1 g/dia

Profilaxia Secundária

Portadores de FR apresentam riscos elevados (20 a 50%) de recorrência da doença após faringoamigdalite pelo EBHGA. Novos surtos da doença podem agravar lesões cardíacas prévias ou proporcionar o aparecimento, motivo pelo qual a profilaxia secundária (Tabela 8.3) é obrigatória. O objetivo é prevenir o surgimento de faringoamidalites estreptocócicas e, assim, impedir as recorrências de FR[38,39].

A droga de primeira escolha para a profilaxia secundária é a penicilina benzatina, por ser a que oferece proteção mais eficaz contra faringoamidalite estreptocócica e contra recorrências de FR em comparação com outras drogas, como penicilina oral e sulfadiazina[38,39].

Alergia à penicilina é extremamente rara. O Grupo Internacional de Estudos em Febre Reumática relata a frequência de reações alérgicas à penicilina benzatina em torno de 3,2% e frequência muito baixa de anafilaxia (cerca de 0,012%), assim, os benefícios sempre superam os riscos[38,39].

Além disso, a Portaria n. 156 do Ministério da Saúde reforça que as reações anafiláticas graves após o uso da penicilina benzatina são raras, ocorrendo entre 0,5 e 1 a cada 100 mil habitantes[4].

Tabela 8.3 Profilaxia secundária da febre reumática	
Agente farmacológico	**Esquema terapêutico**
Penicilina G benzatina ou	1.200.000 U a cada 4 semanas*, IM
Penicilina V	250 mg, 2 x/dia, VO
Sulfadiazina	500 mg, 1 x/dia, para pacientes < 27 kg ou 1 g, 1 x/dia para pacientes > 27 kg, VO
Para os pacientes alérgicos à penicilina e sulfadiazina	
Eritromicina	250 mg, 2 x/dia, VO

* Em situações de alto risco, nos países em desenvolvimento, a administração recomendada é a cada 3 semanas.

Testes cutâneos para detectar alergia à penicilina costumam ser inadequados, em razão da não utilização de determinantes, antigênicos primários ou mesmo secundários e, também, por erros técnicos.

A duração da profilaxia secundária baseia-se na presença ou ausência de cardite. Segundo a Associação Americana de Cardiologia, em pacientes com lesão valvar residual moderada a grave, a profilaxia será mantida até a quarta década de vida ou por toda a vida, e aqueles que não apresentaram cardite (somente artrite ou coreia) devem manter a profilaxia até os 21 anos de idade ou por pelo menos 5 anos após o último surto. Pacientes com regurgitação mitral leve ou cardite curada e baixo risco de contato com o EBHGA podem suspender a profilaxia com 25 anos de idade ou 10 anos após o último surto[23].

CONCLUSÕES

A FR permanece como um dos principais problemas de saúde pública no Brasil e é considerada a principal causa de cardiopatia crônica adquirida nos indivíduos com menos de 20 anos. O mimetismo molecular e a participação dos linfócitos T CD4+, linfocinas e moléculas de adesão parecem ter papel importante na patogenia da doença.

A melhor maneira de evitar a ocorrência de FR é o diagnóstico e o tratamento corretos da faringoamigdalite estreptocócica. Para os casos com diagnóstico confirmado de FR, a vigilância quanto à adesão à profilaxia secundária é extremamente importante.

Pesquisas recentes sobre vacinas para prevenção de infecções estreptocócicas abrem perspectivas otimistas quanto à melhora significativa na qualidade de vida de milhões de pessoas do mundo todo.

REFERÊNCIAS BIBLIOGRÁFICAS

1. Alsalid C, Uziel Y. Acute rheumatic fever and poststreptococcal reactive arthritis. In: Cassidy JT, Petty RE, editors. Textbook of pediatric rheumatology. 7th ed. Philadelphia: Saunders; 2016. p. 571-85.
2. Gerber MA. Streptococcus do Grupo A. In: Behrman RE, Kliegman RM, Jenson HB, editors. Tratado de pediatria. 18ª ed. Rio de Janeiro: Elsevier; 2009.
3. Carapetis JR, Steer AC, Mulholland EK, Weber M. The global burden of group A streptococcal diseases. Lancet Infect Dis. 2005;5(11):685-94.
4. Ministério da Saúde. Coordenação de doenças crônico-degenerativas. Incidência da febre reumática no Brasil. Brasília: Ministério da Saúde; 2003.
5. Atik FA, Dias AR, Pomerantzeff PM, Barbero-Marcial M, Stolf NA, Jatene AD. Immediate and long term evolution of valve replacement in children less than 12 years old. Arq Bras Cardiol. 1999;73(5):419-28.

6. World Health Organization. Rheumatic fever and rheumatic heart disease. Report of a WHO Expert Consultation. Geneva: World Health Organization; 2004 (technical Report Series n. 923).

7. Guedez Y, Kotby A, El-Demellawy M, Galal A, Thomson G, Zaher S, et al. HLA class II associations with rheumatic heart disease are more evident and consistent among clinically homogeneous patients. Circulation. 1999;99(21):2784-90.

8. Kudat H, Telci G, Sozen AB, Oguz F, Akkaya V, Ozcan M, et al. The role of HLA molecules in susceptibility to chronic rheumatic heart disease. Int J Immunogenet. 2006;33(1):41-4.

9. Visentainer JE, Pereira FC, Dalalio MM, Tsuneto LT, Donadio PR, Moliterno RA. Association of HLA-DR7 with rheumatic fever in the Brazilian population. J Rheumatol. 2000;27(6):1518-20.

10. Haydardedeoglu FE, Tutkak H, Kose K, Duzgun N. Genetic susceptibility to rheumatic heart disease and streptococcal pharyngitis: association with HLA-DR alleles. Tissue Antigens. 2006;68(4):293-6.

11. da Silva CH. Rheumatic fever: a multicenter study in the state of Sao Paulo. Pediatric Committee – Sao Paulo Pediatric Rheumatology Society. Rev Hosp Clin Fac Med Sao Paulo. 1999;54(3):85-90.

12. Dajani AS, Ayoub E, Bierman FZ, Bisno Al, Denny FN, Durack DT, et al. Guidelines for diagnosis of rheumatic fever: Jones criteria, Updated 1992. JAMA. 1992;268(15):2069-73.

13. Ferrieri P. Jones Criteria Working Group. Proceedings of the Jones criteria workshop. Circulation. 2002;106(19):2521-3.

14. Murphy G. The characteristic rheumatic lesions of striated and of non striated or smooth muscle cells of the heart. Medicine. 1963;42:73-118.

15. Robert S, Kosanke S, Terrence Dunn S, Jankelow D, Duran CM. Pathogenic mechanisms in rheumatic carditis: focus on valvular endothelium. J Infec Dis 2001;183(9):507-11.

16. Kiss MHB. Articular involvement in rheumatic fever. Rev Soc Cardiol Estado de São Paulo. 1993;3:26-31.

17. Ayoub EM, Majeed HA. Poststreptococcal reactive arthritis. Curr Opin Rheumatol. 2000;12(4):306-10.

18. Schaffer FM, Agarwal R, Helm J, Gingell RL, Roland JM, O'Neil KM. Post-streptococcal-reactive arthritis and silent carditis: A case report and review of the literature. Pediatrics. 1994;93(5): 837-9.

19. Mackie SL, Keat A. Poststreptococcal reactive arthritis: what is it and how do we know? Rheumatology (Oxford). 2004;43(8):949-54.

20. Special Writing Group of the Committee on Rheumatic Fever, Endocarditis, and Kawasaki Disease of the Council on Cardiovascular Disease in the Young of the American Heart Association. Guidelines for the diagnosis of rheumatic fever. Jones criteria, 1992 update. JAMA. 1992;268(15):2069-73.

21. Stollerman GH. Rheumatic fever. Lancet. 1997; 349(9056): 935-42.

22. Pomerance A. Cardiac involvement in rheumatic and 'collagen' diseases. In: Pomerance A, Davies MJ, editors. The pathology of the heart. Oxford: Blackwell Scientific Publications; 1975.

23. Sociedade Brasileira de Cardiologia. Diretrizes Brasileiras para o Diagnóstico, Tratamento e Prevenção da Febre Reumática. Arq Bras Cardiol. 2009;93(3 Suppl. 4):3-18.

24. Sacks L, Feinstein AR, Taranta A. A controlled psychologic study of Sydenham's chorea. J Pediatr. 1962;61(5):714-22.

25. Eshel G, Lahat E, Azizi E, Gross B, Aladjem M. Chorea as a manifestation of rheumatic fever – a 30-year survey (1960-1990). Eur J Pediatr. 1993;152(8):645-6.

26. Terreri MT, Roja SC, Len CA, Faustino PC, Roberto AM, Hilario MO. Sydenham's chorea – clinical and evolutive characteristics. São Paulo Med J. 2002;120(1):16-9.

27. Dajani AS, Bisno AL, Chung KJ, Durack DT, Gerber MA, Kaplan EL, et al. Prevention of rheumatic fever: a statement for health professionals by the Committee on Rheumatic Fever, Endocarditis and Kawasaki Disease of the Council on Cardiovascular Disease in the Young, the American Heart Association. Pediatr Infect Dis J. 1989;8(5):263-6.

28. Asbahr FR, Negrao AB, Gentil V, Zanetta DM, da Paz JA, Marques-Dias MJ, et al. Obsessive-compulsive and related symptoms in children and adolescents with rheumatic fever with and without chorea: a prospective 6-month study. Am J Psychiatry. 1998;155(8):1122-4.

29. Mercadante MT, Busatto GF, Lombroso PJ, Prado L, Rosario-Campos MC, do Valle R, et al. The psychiatric symptoms of rheumatic fever. Am J Psychiatry. 2000;157(12):2036-8.

30. Baldwin JS, Kerr JM, Kuttner AG, Doyle EF. Observations on rheumatic nodules over a 30-year period. J Pediatr. 1960;56(4):465-70.

31. Burke JB. Erytema marginatum. Arch Dis Child. 1955;30(152):359-65.

32. Secord E, Emre U, Shah BR, Tunnessen Jr. WW. Picture of the month: erythema marginatum in acute rheumatic fever. Am J Dis Child. 1992;146(5):637-8.

33. Harris TN. The erythrocyte sedimentation rate in rheumatic fever: its significance in adolescent and overweight children. Am J Med Sci. 1945;210:173.

34. da Silva NA, Pereira BA. Acute rheumatic fever. Still a challenge. Rheum Dis Clin North Am. 1997;23(3):545-68.

35. Voss LM, Wilson NJ, Neutze JM, Whitlock RM, Ameratunga RV, Cairns LM, et al. Intravenous immunoglobulin in acute rheumatic fever: a randomized controlled trial. Circulation. 2001;103(3):401-6.

36. Thatai D, Turi ZG. Current guidelines for then treatment of patients with rheumatic fever. Drugs. 1999;57(4):545-55.

37. Daoud AS, Zaki M, Shakir R, al Saleh Q. Effectiveness of sodium valproate in the treatment of Sydenham's chorea. Neurology. 1990;40(7):1140-1.

38. Dajani A, Taubert K, Ferrieri P, Peter G, Shulman S. Treatment of acute streptococcal pharyngitis and prevention of rheumatic fever: a statement for health professionals. Committee on Rheumatic Fever, Endocarditis, and Kawasaki Disease of the Council on Cardiovascular Disease in the Young, the American Heart Association. Pediatrics. 1995;96(4Pt1):758-64.

39. Gewitz MH, Baltimore RS, Tani LY, Sable CA, Shulman ST, Carapetis J, et al.; American Heart Association Committee on Rheumatic Fever, Endocarditis, and Kawasaki Disease of the Council on Cardiovascular Disease in the Young. Revision of the Jones Criteria for the diagnosis of rheumatic fever in the era of Doppler echocardiography: a scientific statement from the American Heart Association. Circulation. 2015;13(20):1806-18.

40. Genel F, Arslanoglu S, Uran N, Saylan B. Sydenham's chorea: clinical findings and comparison of the efficacies of sodium valproate and carbamazepine regimens. Brain Dev. 2002;24(2):73-6.

41. Paz JA, Silva CA, Marques-Dias MJ. Randomized double-blind study with prednisone in Sydenham's Chorea. Pediatr Neurol. 2006;34(4):264-9.

9 Vasculites

Ana Paula Vecchi
Clovis Artur Almeida da Silva

Após ler este capítulo, você estará apto a:
1. Identificar as principais vasculites da faixa etária pediátrica.
2. Orientar o tratamento das principais vasculites na criança e no adolescente.

INTRODUÇÃO

A vasculite é uma anormalidade que sugere a presença de processo inflamatório na parede de um vaso. Perivasculite é o termo que descreve uma inflamação ao redor do vaso sanguíneo, sem envolvimento da parede vascular, e vasculopatia indica uma anomalia do vaso que pode ser de origem inflamatória, degenerativa ou resultar de proliferação da íntima. As vasculites são classificadas de acordo com as manifestações clínicas, o tamanho do vaso sanguíneo acometido, a histologia da lesão vascular ou a patogênese envolvida. Elas também podem ser subdivididas em primárias ou secundárias.

CLASSIFICAÇÃO

Em 2008 foram validados os critérios classificatórios para vasculites na faixa etária pediátrica[1-3] (Tabela 9.1).

As nomenclaturas das vasculites foram revistas e algumas modificadas no último Consenso Chapell Hill, de 2012[3] (Tabela 9.2).

As principais vasculites primárias que acometem a criança e o adolescente são: vasculite por IgA (antigamente denominada púrpura de Henoch-Schönlein), doença de Kawasaki (DK), poliarterite nodosa, arterite de Takayasu, poliangeíte granulo-

Tabela 9.1 Classificação das vasculites na faixa etária pediátrica com a nova nomenclatura

Vasculite predominantemente de grandes vasos	Arterite de Takayasu	
Vasculite predominantemente de vasos de médio calibre	Poliarterite nodosa da infância	
	Poliarterite cutânea	
	Doença de Kawasaki	
Vasculite predominantemente de vasos de pequeno calibre	Granulomatosa	Poliangeíte granulomatosa (granulomatose de Wegener)
		Poliangeíte granulomatosa eosinofílica (síndrome Churg-Strauss)
	Não granulomatosa	Poliangeíte microscópica
		Vasculite por IgA (púrpura Henoch-Schönlein)
		Vasculite leucocitoclástica cutânea isolada
		Vasculite urticariforme hipocomplementêmica
Outras vasculites	Síndrome de Behçet	
	Vasculite secundária a infecções	
	Vasculite associada à doença do tecido conectivo	
	Vasculite isolada de sistema nervoso central	
	Síndrome de Cogan	
	Não classificada	

Tabela 9.2 Nomenclatura das vasculites adotada pelo Consenso de Chapel Hill, em 2012

Vasculite de grandes vasos	Arterite de Takayasu
	Arterite de células gigantes
Vasculite de médio calibre	Poliarterite nodosa (PAN)
	Doença de Kawasaki
Vasculite de vasos de pequeno calibre	Vasculites associadas ao ANCA* (anticorpo anticitoplasma de neutrófilo)
	Granulomatose eosinofílica com poliangeíte (Churg-Strauss)
	Poliangeíte microscópica (PAM)
	Granulomatose com poliangeíte (granulomatose de Wegener)
Vasculites por imunocomplexos	Vasculite por IgA (Henoch-Schönlein)
	Vasculite crioglobulinêmica
	Vasculite hipocomplementêmica
	Antimembrana basal glomerular
Vasculites de vasos variáveis	Doença de Behçet
	Síndrome de Cogan
Vasculites de único órgão	Angeíte leucocitoclástica cutânea
	Arterite cutânea
	Vasculite de sistema nervoso central
	Aortite isolada

(continua)

Tabela 9.2 Nomenclatura das vasculites adotada pelo Consenso de Chapel Hill, em 2012 *(continuação)*

Vasculite associada à doença sistêmica	Vasculite lúpica
	Vasculite reumatoide
	Vasculite sarcoidose
	Outras
Vasculites associadas com etiologia provável	Vasculite crioglobulinêmica associada ao vírus da hepatite C
	Vasculite associada ao vírus da hepatite B
	Aortite associada à sífilis
	Vasculite associada a drogas
	Vasculite associada ao ANCA associada a drogas
	Vasculite associada ao câncer
	Outras

* Anticorpos anticitoplasma de neutrófilos, ou ANCA, são imunoglobulinas dirigidas contra enzimas constituintes dos grânulos citoplasmáticos de neutrófilos. Estão associados a determinado grupo de vasculites.

matosa (antigamente denominada granulomatose de Wegener), doença de Behçet e angeíte primária do sistema nervoso central (SNC).

FISIOPATOLOGIA

Vasculite por IgA (púrpura de Henoch-Schönlein)

Vasculite de pequeno calibre por depósito de imunocomplexos formados por IgA na parede dos vasos, com acometimento de pele, articulações, trato gastrointestinal e rins[1].

A vasculite por IgA é a mais comum da infância e a incidência anual é de 10-30: 100.000 habitantes. Ocorre predominantemente em pré-escolares e escolares, com média de idade de 6 anos, sem diferença entre os sexos[2].

As infecções de vias aéreas superiores precedem o quadro em 40 a 50% das crianças e dos adolescentes, sugerindo um agente infeccioso como desencadeante. Outros possíveis fatores desencadeantes incluem imunizações (sarampo, cólera, tifo e febre amarela), drogas (ácido acetilsalicílico, penicilinas, cefalosporinas, eritromicina), alimentos (chocolate, leite, ovos, feijão, peixe), picadas de inseto e exposição ao frio[4].

Recentemente demonstrou-se que tanto pacientes com vasculite por IgA quanto aqueles com nefrite por IgA expressam uma deficiência congênita da glicosilação da Gal (galactose) na molécula de IgA, o que dificultaria o *clearance*, facilitando o depósito e a formação de imunocomplexos[3,5].

A manifestação clínica característica da vasculite por IgA é a púrpura palpável não plaquetopênica, estando presente em 100% dos pacientes e de localização simétrica em membros inferiores e nádegas (Figura 9.1). A localização preferencial das lesões nos membros inferiores está relacionada à força gravitacional, com maior pressão intravascular dessas regiões. Outras localizações incluem face, couro cabeludo, braços e, raramente, tronco, sobretudo em lactentes. As lesões aparecem em surtos, com intervalos de uma semana ou mais, sendo que a duração do quadro ativo é de 1 a 2 meses.

O envolvimento articular da vasculite por IgA ocorre em grandes articulações, com artrite aguda e migratória (geralmente envolvendo joelhos e tornozelos), com componente doloroso importante[6]. A manifestação gastrointestinal é a apresentação inicial da vasculite por IgA em cerca de 20% dos pacientes. Os sinais e sintomas mais frequentemente observados são dor abdominal periumbilical, náuseas, vômitos e diarreia sanguinolenta. A dor abdominal pode ser relevante e mimetizar apendicite aguda em até 22% dos pacientes; trata-se de uma consequência da vasculite, com edema e hemorragia que comprometem a parede intestinal. Habitualmente, a dor abdominal apresenta-se na forma de cólica e a intensidade é variável, correlacionada à gravidade do sangramento da parede intestinal e às vezes detectada por sangue oculto nas fezes. A complicação aguda mais grave da vasculite por IgA é a invaginação intestinal, que ocorre em 3,5% dos pacientes. A ultrassonografia é o exame mais adequado para seu reconhecimento e acompanhamento. Este exame pode evidenciar espessamento da parede intestinal (3 a 11 mm), obstruções e perfurações[7,8].

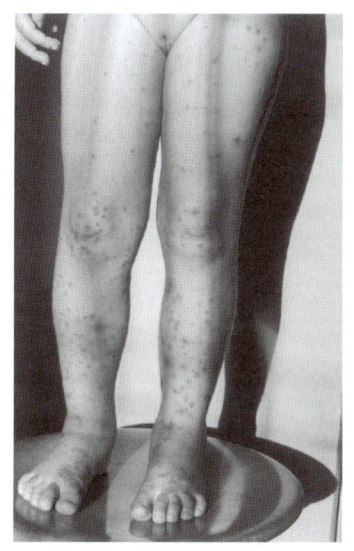

Figura 9.1 Lesões purpúricas palpáveis da púrpura de Henoch-Schönlein. (Veja imagem colorida no encarte.)

O envolvimento renal é o principal determinante prognóstico da PHS, tendo sido descrito em 10 a 50% dos pacientes, geralmente nos primeiros 3 meses da doença. As alterações renais mais frequentes são hematúria isolada (31%) e hematúria associada à proteinúria (11%) transitórias, com durações comuns de 1 a 3 meses[7]. Insuficiência renal pode ocorrer em 1 a 5% dos pacientes, em períodos variados de até 10 anos. O transplante renal é geralmente bem-sucedido, embora recidiva possa ocorrer em 30 a 50% dos pacientes[4].

Alterações dos exames laboratoriais, quando presentes, são inespecíficas e indicativas de atividade da vasculite, sangramentos e/ou comprometimento renal, podendo ocorrer: anemia, leucocitose moderada (até 20.000/mm^3), plaquetas normais ou levemente aumentadas (diferentemente da púrpura plaquetopênica), alterações do sedimento urinário (hematúria, leucocitúria, proteinúria, cilindrúria e dismorfismo eritrocitário), assim como elevação da proteinúria de 24 horas, ureia e creatinina. As provas de atividade inflamatória, como velocidade de hemossedimentação e proteína C-reativa podem estar normais ou com elevações discretas[4].

A biópsia de pele, realizada por *punch*, não é um procedimento diagnóstico necessário e evidencia vasculite leucocitoclástica. A imunofluorescência direta da lesão purpúrica, quando realizada nas primeiras 24 a 48 horas da doença, pode demonstrar depósitos de IgA na parede dos vasos[4].

O diagnóstico da vasculite por IgA é estabelecido de acordo com os novos critérios da Liga Europeia Contra Reumatismo (EULAR) e da Sociedade Europeia de Reumatologia Pediátrica (PReS)[2]. A presença de púrpura palpável (critério obrigatório) e de pelo menos um dos quatro critérios expostos na Tabela 9.3 definem o diagnóstico[2].

A maioria dos pacientes com vasculite por IgA não necessita de tratamento específico, apenas de manutenção das condições de hidratação, nutrição, equilíbrio eletrolítico e controle da dor com analgésicos, como paracetamol.

O tratamento da vasculite por IgA deve ser dirigido para identificação e remoção dos possíveis agentes etiológicos envolvidos – infecções, alimentos, drogas, vacinas etc. As lesões cutâneas, habitualmente, não respondem a anti-inflamatórios não hor-

Tabela 9.3 Vasculite por IgA (púrpura de Henoch-Schönlein) (critérios do EULAR/PRINTO/PReS)[2]	
Púrpura + pelo menos 1 critério	Púrpura palpável/petéquias, com predominância em membros inferiores
Dor abdominal	Em cólica, difusa e aguda, pode incluir intussuscepção e sangramento do trato gastrointestinal
Histopatologia	Vasculite leucocitoclástica com depósito de IgA/glomerulonefrite proliferativa com depósito de IgA
Artrite/artralgia	Artrite aguda com edema ou dor + limitação Artralgia aguda
Envolvimento renal	Proteinúria > 0,3 g/24 horas Hematúria > 5 hemácias/campo ou cilindros hemáticos

monais e anti-histamínicos[4,8]. A colchicina pode ser indicada nos casos de púrpuras recidivantes ou crônicas[9]. A ranitidina (5 mg/kg/dia) é indicada para pacientes com vasculite por IgA e sintomas gastrointestinais leves, com redução significativa da dor abdominal e sangramentos digestivos; e parece atenuar o quadro cutâneo.

O uso de corticosteroides deve ser indicado para os casos mais graves, especialmente quando existir comprometimento gastrointestinal, nefrite grave, orquiepididimite (Figura 9.2), hemorragia pulmonar e comprometimento neuropsiquiátrico. A eficácia dos corticosteroides está relacionada à introdução precoce da droga. Os corticosteroides utilizados são: prednisona em doses de 1 a 2 mg/kg/dia, por 3 a 7 dias, com posterior redução em 2 a 4 semanas, ou em forma de pulsoterapias com metilprednisolona nas doses de 30 mg/kg/dia, por 3 dias consecutivos, para pacientes que necessitem da administração por via endovenosa[7,8]. Não há indícios de que a utilização precoce da prednisona na terapia da PHS reduza o risco de desenvolvimento de nefrite com um ano de doença.

O tratamento de nefrite associada à vasculite por IgA é indicado nas formas graves, particularmente em glomerulonefrites rapidamente progressivas, reduzindo crescentes fibrosos e a evolução para insuficiência renal[7]. Vários imunossupressores têm sido utilizados no tratamento de casos graves, ressaltando-se: ciclosporina A, azatioprina e ciclofosfamida. Na Unidade de Reumatologia Pediátrica do Instituto da Criança (ICr) do HCFMUSP, a pulsoterapia com metilprednisolona – e, se necessária, associação entre pulsoterapia e ciclofosfamida – tem sido a opção preferencial para o tratamento da glomerulonefrite rapidamente progressiva da vasculite por IgA[4,7]. A maior preocupação no diagnóstico e no acompanhamento desses pacientes é a identificação do comprometimento renal. A biópsia renal é indicada se o paciente apresentar síndrome nefrítica ou nefrótica, insuficiência renal aguda ou crônica e manutenção da proteinúria de 24 horas (superior a 1 g/dia/m^2, em um mês ou entre 0,5 e 1 g/dia/m^2, mantida por três ou mais meses)[4].

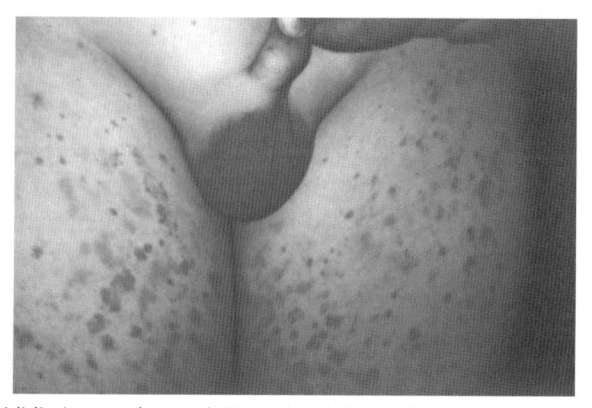

Figura 9.2 Orquiepididimite na púrpura de Henoch-Schönlein. (Veja imagem colorida no encarte.)

Recomenda-se o acompanhamento de crianças de ambos os sexos com vasculite por IgA, com avaliações periódicas da função renal, por pelo menos 5 a 10 anos, para aqueles que não apresentarem de início alterações renais. Atualmente, alguns autores recomendam que todas as grávidas que apresentaram vasculite por IgA na infância sejam monitoradas no pré-natal, mesmo aquelas que não apresentaram nefrite inicial ou evolutiva[10]. Os pacientes que apresentarem alterações laboratoriais renais, transitórias ou persistentes, devem ser rigorosamente acompanhados por toda a vida, pelo maior risco de desenvolver insuficiência renal, desencadeada por fatores como gravidez ou cirurgias, mesmo na ausência de doença renal ativa[4,7].

Doença de Kawasaki

A doença de Kawasaki (DK) é a segunda vasculite mais frequente na faixa etária pediátrica. Geralmente acomete crianças com menos de 5 anos de idade e em 50% com menos de 2 anos de idade, com discreto predomínio no sexo masculino. O comprometimento coronariano é o mais temido (aneurismas, estenoses ou irregularidades de artérias coronarianas) e ocorre entre 15 e 25% dos casos não tratados, elevando o risco de complicações como doença cardíaca isquêmica, infarto agudo do miocárdio e morte súbita precoce ou tardia. Esse pico da mortalidade ocorre em 15 a 45 dias após o início da febre, quando ocorre a vasculite, concomitante com a elevação de plaquetas e estado de hipercoagulabilidade[11]. A DK é a principal causa de cardiopatia adquirida e infarto agudo do miocárdio nos EUA e Japão; sendo que 4% dos adultos com menos de 40 anos infartados foram portadores de DK não diagnosticada[12]. O uso da gamaglobulina endovenosa diminuiu a incidência de alterações coronarianas para 4%[11,12].

A incidência maior em japoneses e descendentes apontam predisposição genética e a prevalência maior durante inverno e primavera, nos países temperados, sugerem que agentes do meio ambiente podem desencadear a reação autoimune. Embora já tenha sido descrito polimorfismo em seis genes (*CASP3, BLK, ITPKC, CD40, TGF-beta*) em famílias que desenvolveram SK, a etiologia permanece desconhecida.

Na DK ocorre inflamação sistêmica de muitos órgãos e tecidos, incluindo os vasos de médio calibre, não somente das coronárias. Ocorre ativação do sistema imune inato, inicialmente, com liberação em grande quantidade de IL-1, IL-6 e TNF. Linfócitos T já são encontrados na circulação na primeira semana após o início da febre, cuja melhora, após o uso da imunoglobulina endovenosa, parece estar relacionada com a expansão das células *T-reg*. A natureza limitada da doença e a ausência de recorrências sugerem a formação de células T e B de memória[12].

A vasculite pode ser explicada por três processos:

1. Arterite necrotizante: processo neutrofílico sincronizado que ocorre nas primeiras 2 semanas da doença. É autolimitado e destrói progressivamente a parede arterial até a adventícia, levando ao aneurisma.
2. Vasculite subaguda/crônica: infiltrado de linfócitos, células plasmáticas, eosinófilos e macrófagos, que se inicia na segunda semana de doença em um pequeno grupo de pacientes e pode continuar por meses e até anos.
3. Proliferação miofibroblástica luminal: caracterizada por um processo miofibroblástico derivado de células musculares da camada média, inicia-se nas primeiras 2 semanas e persiste por meses a anos, com potencial para causar estenose arterial progressiva.

O diagnóstico é essencialmente clínico, o que dispensa a solicitação de qualquer exame complementar, mas baseado nos critérios estabelecidos. Para o diagnóstico da DK completa, é necessária a ocorrência de febre por mais de cinco dias associada a quatro dos cinco critérios propostos (Quadro 9.1 e Figura 9.3)[12].

Pacientes cuja apresentação clínica sugira DK, mas sem preencherem os critérios, são classificados como DK incompleta ou atípica, sobretudo na presença de descamação e alterações cardíacas (Figura 9.4).

Em lactentes jovens, sobretudo com menos de 6 meses, a febre pode ser o único sinal da DK, por isso o ecocardiograma com medida das coronárias deverá ser solicitado em todos os lactentes com febre sem sinais localizatórios, com provas de atividade inflamatórias elevadas[12,13].

A febre é alta, contínua e não responsiva a antitérmicos comuns, com duração média de 10 dias. A hiperemia e o edema de mãos e pés são características marcantes da DK. O exantema é polimórfico, podendo apresentar-se como: maculopapular, urticariforme, eritrodermia, lesão escarlatiniforme, entre outros, com predomínio

Quadro 9.1 Critérios diagnósticos da doença de Kawasaki[12]

1. Febre com duração maior que 5 dias*

2. Hiperemia conjuntival bilateral

3. Alterações de mucosa (eritema labial e/ou ou fissura labial e/ou eritema difuso em orofaringe e/ou língua em framboesa)

4. Alterações de extremidades (edema indurado de mãos e pés e/ou eritema palmoplantar e/ou descamação periungueal)

5. Exantema polimorfo

6. Adenomegalia cervical com diâmetro superior a 1,5 cm

* Se quatro ou mais critérios estiverem presentes, sobretudo a hiperemia e o edema de extremidades, o diagnóstico poderá ser feito no quarto dia de febre.

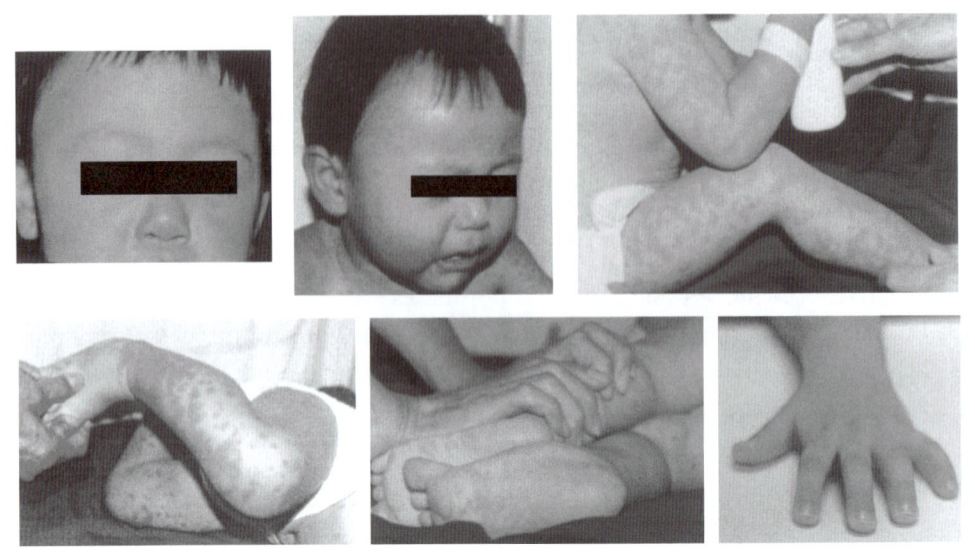

Figura 9.3 Critérios clínicos da doença de Kawasaki. (Veja imagem colorida no encarte.)

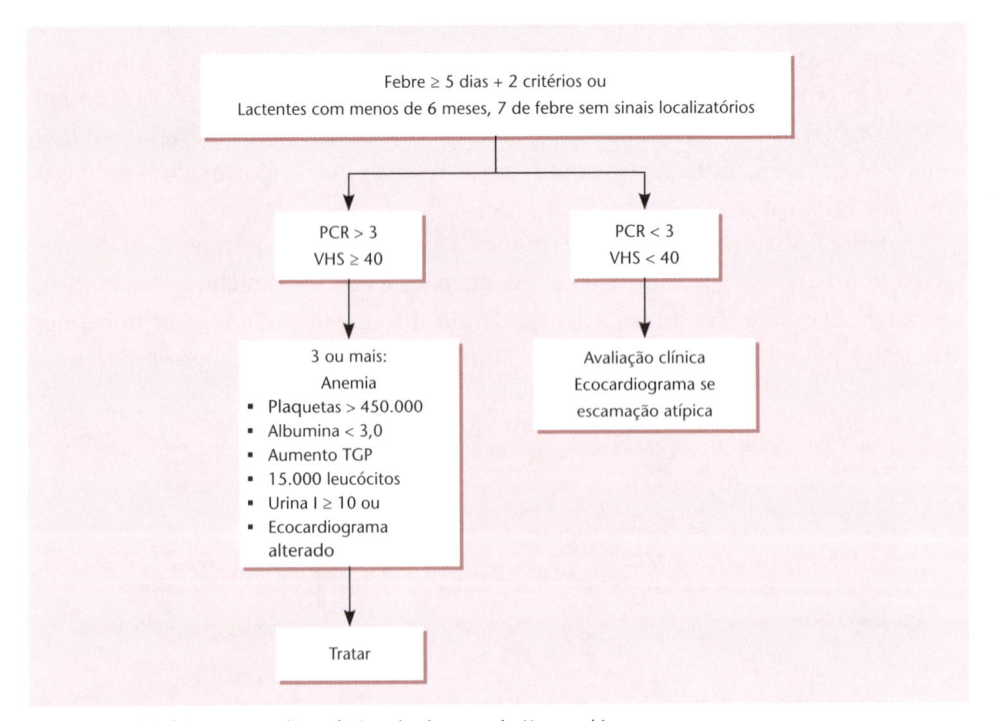

Figura 9.4 Critérios para o diagnóstico da doença de Kawasaki.
* Febre e qualquer um dos outros critérios na presença de alterações coronarianas o diagnóstico de DK completo está confirmado.
** Um ecocardiograma normal na primeira semana não afasta a doença. Deverá ser repetido.

em tronco, extremidades e virilha. Micropústulas e lesões psoriasiformes são menos comuns. Vesículas e bolhas, assim como petéquias, úlceras orais e exsudato em orofaringe, conjuntivite purulenta, esplenomegalia, sugerem outros diagnósticos. Em crianças com quadro clínico de Kawasaki e teste rápido ou cultura positiva para estreptococo, que não respondem ao tratamento com antibiótico em 48 horas, o diagnóstico de Kawasaki deverá ser considerado.

Alterações laboratoriais são inespecíficas, como: anemia aguda, leucocitose, plaquetose, especialmente a partir da segunda semana da doença, elevação das provas de fase aguda e piúria estéril[11]. As alterações coronarianas frequentemente aparecem na quarta semana e o derrame pericárdico, miocardite e alterações valvulares constituem os achados iniciais de comprometimento cardíaco. Podem estar presentes meningite asséptica, inflamação no local da BCG, miosite, artrite, hepatite, vesícula hidrópica, diarreia e neurite. Alterações respiratórias e síndrome de ativação macrofágica são raras.

O tratamento inclui gamaglobulina endovenosa (2 g/kg, em infusão contínua de 10 horas) e ácido acetilsalicílico. A terapia precoce (nos primeiros 10 dias de doença) reduz a incidência dos aneurismas coronarianos de 20 a 30% para 4 a 5%. O ácido acetilsalicílico deve ser utilizado em dose anti-inflamatória (80 a 100 mg/kg/dia, recomendação americana, ou 30 a 50 mg/kg/dia, recomendação japonesa) fracionado em quatro tomadas, com dose máxima de 500 mg, a cada 6 horas). Utiliza-se dose anti-inflamatória até que o paciente esteja afebril por 72 horas após a administração da gamaglobulina. Nesse momento, deve-se diminuir a dose para 3 a 5 mg/kg/dia (dose antiagregante plaquetária) até que se comprove a ausência de anormalidades coronarianas, habitualmente por 6 a 8 semanas. Nos casos com alterações coronarianas, essa dose deverá ser mantida indefinidamente. A gamaglobulina endovenosa pode e deve ser utilizada mesmo após o décimo dia de doença, se o paciente permanecer febril, com provas de atividade inflamatórias elevadas ou com alterações cardíacas.

Muito embora a maioria dos estudos prospectivos demonstre que corticosteroide na primeira infusão de gamaglobulina endovenosa esteja associado à redução da incidência de anormalidades coronarianas, a última revisão do manejo em DK da American Heart Association (AHA)[12] sugere que apenas pacientes com risco elevado para desenvolvimento de anormalidades coronarianas (Kato, Egami e Kobayashi escore) poderiam recebê-la na forma de pulsoterapia com metilprednisolona (30 mg/kg/dia, em apenas uma dose) ou prednisona (2 mg/kg/dia, por 7 dias) com esquema gradual de redução. Entretanto esses escores são pouco sensíveis na população americana e albumina sérica baixa parece ser o fator de risco mais relacionado à coronariopatia[14].

Atualmente a avalição das medidas das coronárias no ecocardiograma é baseada no z-escore (Quadro 9.2).

Quadro 9.2 Z-escore

< 2: não envolvimento

2 a 2,5: dilatação, a maioria se resolve em 8 semanas

2,5 a 5: aneurisma pequeno

5 a 10 (valor absoluto < 8 mm): aneurisma médio

≥ 10 (valor absoluto ≥ 8 mm): aneurisma gigante

Pequenas dilatações (z-escore até 2,5) podem ser transitórias e regredirem em 8 semanas. Aneurismas saculares que perderam as camadas íntima, média e elástica não regridem. Para os pacientes sem dilatação de coronárias, a repetição do ecocardiograma é recomendada em 1 a 2 semanas e 4 a 6 semanas. Para pacientes com Z-escore maior que 2,5 detectado durante a fase aguda, o ecocardiograma deverá ser repetido duas vezes por semana. Para os pacientes com aneurismas grandes e gigantes, o ecocardiograma deverá ser realizado duas vezes por semana, enquanto os diâmetros estiverem crescentes e depois uma vez por semana, por 45 dias e, finalmente, uma vez por mês por três meses[12] (Tabela 9.4).

Apesar do tratamento, 5% dos casos desenvolverão ao menos dilatações coronarianas transitórias e cerca de 1% dos pacientes apresentarão aneurismas gigantes (acima de 8 mm de diâmetro) (Figura 9.5). Cerca de 10% dos casos são resistentes ao esquema habitual de gamaglobulina endovenosa e ácido acetilsalicílico. A falha terapêutica é definida pela manutenção ou pela recorrência da febre após 36 horas do término da infusão. Nesses casos, pode-se repetir uma ou duas vezes a infusão da gamaglobulina[10,12]. A pulsoterapia com metilprednisolona na dose de 30 mg/kg/dia,

Tabela 9.4 Acompanhamento do paciente com Kawasaki conforme o acometimento coronariano

Classificação	Descrição
Sem envolvimento (Z-escore < 2)	AAS por 6 semanas ECO 1 ano
Dilatação (Z-escore 2 a 2,5)	AAS por 6 semanas ECO 1 ano
Aneurisma pequeno (Z-escore ≥ 2,5 até 5) Persistente Normalização	AAS Sem restrição de atividade física Acompanhamento cardiológico ECO 6 meses
Aneurisma médio (Z-escore ≥ 5 < 10) Persistente Diminui para pequeno Diminui para dilatação	AAS + clopidogrel Restrição de atividade física Acompanhamento cardiológico ECO 3, 6 meses
Aneurisma gigante (Z-escore ≥ 10) Persistente Diminui para médio Diminui para pequeno Diminui para dilatação	AAS + clopidogrel + varfarina Acompanhamento cardiológico ECO 1, 2, 3, 6, 9 e 12 meses após o episódio agudo de Kawasaki, depois a cada 3 meses

AAS: ácido acetilsalicílico; ECO: ecocardiograma.

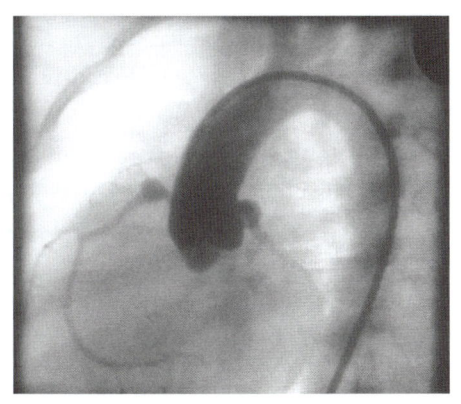

Figura 9.5 Aneurisma coronariano (doença de Kawasaki).

administrada por via endovenosa, uma vez ao dia, por 3 dias consecutivos, com ou sem prednisona oral subsequente, poderá ser uma alternativa à segunda infusão de gamaglobulina endovenosa[12]. Outros tratamentos propostos nos casos refratários são a utilização de anticorpos monoclonais anti-TNF-alfa (infliximabe) e/ou agentes citotóxicos, como ciclosporina ou pulsoterapia endovenosa com ciclofosfamida[12,15].

Nos casos de pacientes com alterações coronarianas, os esquemas terapêuticos para prevenção de tromboses dependem da gravidade do comprometimento coronariano e incluem terapia com ácido acetilsalicílico (3 a 5 mg/kg/dia, 1 vez ao dia) associada ou não a dipiridamol (2 a 6 mg/kg/dia, divididos em 3 vezes ao dia) ou clopidogrel (1 mg/kg/dia, 1 vez ao dia). Os casos com coronarite necessitam de acompanhamento conjunto com cardiologista pediátrico e de terapia anticoagulante com dicumarínico (0,05 a 0,34 mg/kg/dia, 1 vez ao dia, ajustando-se a dose com o objetivo de manter o INR entre 2 e 2,5) ou heparina de baixo peso molecular (1 a 1,5 mg/kg/dia, fracionadas em 2 doses ao dia, via subcutânea) ou ainda a combinação de antiplaquetários e anticoagulantes[11].

Poliarterite Nodosa (Tabela 9.5)

Tabela 9.5 Poliarterite nodosa sistêmica (EULAR/PRINTO/PReS)[1,2]	
Histopatologia ou	Vasculite necrosante em artéria de pequeno/médio calibre
achado angiográfico + 1 critério:	Aneurisma, estenose ou oclusão de artéria de pequeno/médio calibre
• Envolvimento cutâneo	Livedo reticular, nódulos subcutâneos, infartos cutâneos superficiais/profundos
• Mialgia ou fraqueza muscular	Dor muscular ou fraqueza muscular
• Hipertensão arterial sistêmica	Pressão arterial sistólica ou pressão arterial diastólica > p95 para a estatura
• Neuropatia periférica	Neuropatia sensorial em bota/luva Mononeurite motora multiplex
• Envolvimento renal	Proteinúria > 0,3 g/24 horas Hematúria > 5 hemácias/campo ou cilindros hemáticos Diminuição da função renal

A poliarterite nodosa (PAN) é uma doença rara na faixa etária pediátrica e é caracterizada pela presença de vasculite necrosante de artérias de pequeno e médio calibres[15]. A etiopatogenia da PAN é desconhecida, mas alguns agentes etiológicos têm sido implicados, como o vírus da hepatite B e os estreptococos beta-hemolíticos do grupo A de Lancefield[15,16]. Quatro formas de apresentação clínica da PAN podem ser reconhecidas[16]:

1. PAN sistêmica: apresenta envolvimento de múltiplos órgãos e sistemas. Seu diagnóstico é estabelecido de acordo com os novos critérios diagnósticos propostos pela EULAR/PReS (Tabela 9.5)[12].
2. PAN cutânea: é a forma mais frequente na infância, com acometimento predominantemente cutâneo.
3. PAN clássica associada ao vírus da hepatite B: acomete artérias de médio calibre, com maior frequência de aneurismas (principalmente nas artérias renais) e presença de AgHBs.
4. Poliangeíte microscópica (PAM): caracteriza-se pelo acometimento de vasos de pequeno calibre, com evidência histológica de vasculite renal ou pulmonar. A PAM está associada com o anticorpo anticitoplasma de neutrófilos de padrão perinuclear (ANCA-p, avaliado por imunofluorescência indireta) e é dirigido contra mieloperoxidase (avaliado por Elisa).

As manifestações clínicas da PAN sistêmica, apesar de pouco específicas, são: sintomas constitucionais – febre, anorexia e perda de peso (95%); lesões cutâneas – como exantema, petéquias e edemas localizados (92%); mialgia (46%); hipertensão (43%); artrite ou artralgia (40%); dor abdominal (24%); alterações neurológicas (22%); comprometimento pulmonar (14%); alterações cardíacas (11%), entre outras. O comprometimento renal é muito frequente e pode variar desde o achado clínico isolado de hipertensão até sinais de insuficiência renal aguda. A mononeurite múltipla, considerada um sinal característico de envolvimento neurológico da PAN no adulto, é rara em crianças, indicada frequentemente por parestesias noturnas[16].

A PAN cutânea é mais frequente na faixa etária pediátrica e vem despertando grande interesse pela associação causal com estreptococos beta-hemolíticos do grupo A. O espectro clínico do comprometimento cutâneo é bastante variado e inclui casos leves, com lesões cutâneas discretas até formas graves com úlceras extensas e necrose (Figura 9.6). A presença de nódulos subcutâneos dolorosos que acompanham o trajeto vascular é frequente entre 60 e 70% dos pacientes e o livedo reticular ocorre em cerca de 45% deles. Úlceras e gangrenas ocorrem em proporções variáveis (7 a 50%) e podem ocasionar perda dos segmentos distais das mãos e dos pés. O comprometimento sistêmico na PAN cutânea costuma ser leve e traduzido

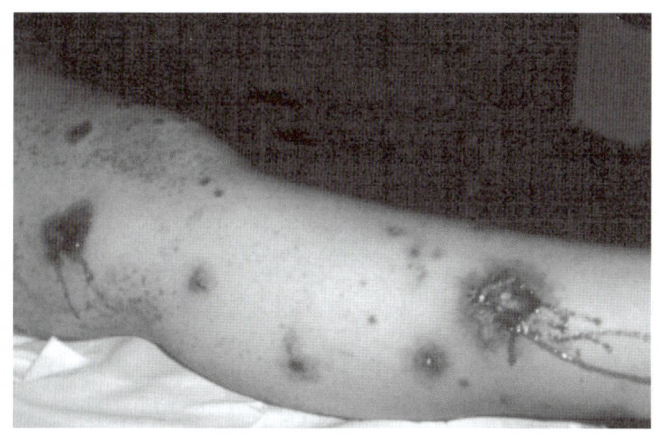

Figura 9.6 Nódulos subcutâneos e úlceras na PAN cutânea. (Veja imagem colorida no encarte.)

pela presença de febre (80 a 90%), artrite e/ou artralgia de grandes articulações (70 a 90%). Cerca de 50% das crianças com PAN cutânea apresentam recorrências da doença, principalmente nos 2 a 3 primeiros anos de evolução, podendo estar associadas a estreptococos beta-hemolíticos do grupo A de Lancefield[17]. Essa associação foi reconhecida pela PReS como um dos critérios para o diagnóstico da PAN cutânea, desde 2005.

Os exames laboratoriais não são característicos. O hemograma pode apresentar anemia (normocítica e normocrômica), leucocitose com neutrofilia, eosinofilia e plaquetose. As provas de fase aguda, em especial a velocidade de hemossedimentação, geralmente estão elevadas. Podem ser detectados anticorpos antinucleares, ANCA-p, fator reumatoide e imunocomplexos, habitualmente em títulos baixos. Evidência de infecção estreptocócica recente, com elevação da antiestreptolisina O (ASLO), ocorre em até 70% das crianças com PAN cutânea[16].

Para o tratamento das quatro formas de PAN utiliza-se a prednisona (1 a 2 mg/kg/dia, por via oral), inicialmente fracionadas por 1 mês e, após, dose única por 1 mês, com regressão entre 1 e 2 anos. Nas quatro formas da doença, em casos graves ou com má resposta à prednisona, pode-se utilizar pulsoterapia com metilprednisolona (30 mg/kg, máximo de 1 g, por 3 dias consecutivos, com intervalos de 15 dias a 1 mês) até a melhora dos sintomas.

Na PAN sistêmica ou na PAN cutânea, os pacientes com má resposta à corticoterapia podem beneficiar-se da introdução de imunossupressores, em especial da ciclofosfamida endovenosa (500 a 1.000 mg/m²/mês), repetida mensalmente por 6 meses a 1 ano para indução e manutenção da remissão. Quando a pulsoterapia endovenosa com ciclofosfamida não for capaz de controlar a atividade da doença ou ocorrer recidiva, pode-se utilizar a ciclofosfamida por via oral (2 mg/kg/dia). Metotrexato, azatioprina ou ciclosporina A podem ser alternativas úteis para manter a remissão após a pulsoterapia endovenosa com ciclofosfamida ou para pacientes que apresentem eventos adversos da ciclofosfamida[16,17].

Nos pacientes com PAM, tem sido recomendada a associação de prednisona (1 a 2 mg/kg/dia) e ciclofosfamida (2 mg/kg/dia, por via oral) por 3 a 6 meses na fase de remissão, e prednisona associada à ciclofosfamida ou à azatioprina (2 mg/kg/dia) na fase de manutenção da remissão, completando 12 a 18 meses de tratamento. Pode-se também utilizar metotrexato (15 mg/semana) na fase de remissão com igual eficácia, no entanto, nesse caso as recidivas parecem ser mais frequentes. Micofenolato de mofetila (2 g/dia) em associação com corticosteroides pode ser útil nos casos de PAM resistentes[18,19]. Nos casos de PAN sistêmica ou PAM resistentes às terapias anteriores, pode-se associar gamaglobulina endovenosa (2 g/kg/dose única, em 10 horas, repetidas mensalmente por 6 a 12 meses), dependendo do órgão ou do sistema acometidos e da gravidade do envolvimento. Outra alternativa terapêutica é a plasmaférese, em particular, nos casos com glomerulonefrite rapidamente progressiva e insuficiência renal. O anti-TNF pode ser utilizado em casos resistentes aos tratamentos anteriores[20].

Na Unidade de Reumatologia Pediátrica do ICr do HCFMUSP, a oxigenoterapia hiperbárica tem sido utilizada como tratamento complementar à corticoterapia e ao tratamento com imunossupressores[21]. Essa terapêutica é indicada para controle das lesões necrosantes e ulceradas. Aconselha-se também administração de terapia antiplaquetária com ácido acetilsalicílico e controle rigoroso da hipertensão arterial.

O episódio inicial e as recorrências da PAN cutânea podem apresentar relação com infecções causadas pelo estreptococo beta-hemolítico do grupo A. Quando essa correlação for evidente, indica-se a penicilina benzatina (50.000 UI/kg) em caráter profilático, a cada 3 semanas, similarmente ao que é feito para o tratamento profilático da febre reumática[17].

Arterite de Takayasu

A arterite de Takayasu (AT) é uma vasculite que envolve vasos de grande e médio calibres – como aorta e ramos – resultando em aneurismas, estreitamento, irregularidades e oclusões[22,23]. Os aneurismas (saculares ou fusiformes) ocorrem em 2 a 6% dos casos, mas geralmente coexistem com estenoses e são raros na faixa etária pediátrica. Essa é a terceira vasculite mais comum da infância[2].

A doença é classificada em cinco tipos, de acordo com o envolvimento vascular no exame de imagem (arteriografia, angiorressonância ou angiotomografia vascular):

1. Tipo I – arco aórtico e ramos.
2. Tipo II – descendente das aortas torácica e abdominal.

3. Tipo III – arco aórtico e aorta torácica e abdominal.

4. Tipo IV – artéria pulmonar e outras localizações anteriores.

5. Tipo V – artéria coronária pulmonar e outras localizações anteriores.

A causa da AT é desconhecida, com evidências que sugerem a participação de vários fatores, incluindo genéticos, autoimunes e infecciosos, como contaminação por *Mycobacterium tuberculosis*[24-26]. Acredita-se que um estímulo desconhecido desencadeie a expressão de proteína-65 do choque tóxico no tecido aórtico, ativando o complexo de histocompatibilidade de classe 1 das células vasculares. Esses são reconhecidos por linfócitos T e macrófagos que produzem citocinas pró-inflamatórias, além do recrutamento de linfócitos B com produção de anticorpos antiendotélio, anticardiolipina e autoanticorpos antiaorta, o que acentua o processo inflamatório já desencadeado[27]. A proteína-65 do choque tóxico é encontrada na micobactéria e uma resposta de mimetismo molecular poderia explicar a associação de AT com tuberculose[23].

A AT é uma doença com manifestações clínicas sistêmicas, que pode ser também assintomática em até 10% dos pacientes. A evolução tem sido dividida em duas fases clínicas. Até 50% dos pacientes apresentam a primeira fase (fase I, inflamatória ou sistêmica) com predomínio dos sintomas inflamatórios agudos inespecíficos – febre, anorexia, perda de peso, fadiga, cefaleia, artralgias, artrites, mialgias, dor torácica e abdominal[22,23]. Esses sinais e sintomas raramente ultrapassam 3 a 4 semanas, podem recorrer e, eventualmente, durar anos. Nessa fase, a AT é passível de ser confundida com doenças articulares, como febre reumática, artrite idiopática juvenil, artrite relacionada à neoplasia, entre outras.

Um recente estudo multicêntrico brasileiro demonstrou que a média da idade do início dos sintomas foi de 9 anos, com discreto predomínio em meninas, e os sintomas iniciais mais frequentemente relatados foram febre, adinamia, perda de peso, seguidos por sintomas neurológicos e alteração dos pulsos periféricos e hipertensão arterial sistêmica[23].

Após intervalos variáveis, inicia-se o estágio crônico, a fase II (oclusiva ou isquêmica), cuja forma de apresentação depende da localização e da extensão das lesões vasculares. As manifestações clínicas da AT são variadas e incluem sinais e sintomas sistêmicos e isquêmicos, como manifestações do sistema cardiovascular (ausência ou diminuição dos pulsos periféricos, claudicação, hipertensão arterial, insuficiência cardíaca congestiva, dispneia, sopros e insuficiência aórtica) e alterações do SNC (cefaleia, convulsão, distúrbios visuais, síncopes e acidente vascular encefálico). Episódios autolimitados de manifestações sistêmicas com atividade inflamatória presente podem ocorrer mesmo durante a fase crônica da doença[22,23].

O diagnóstico precoce da AT na infância é difícil, pois a fase inicial da doença pode ser assintomática ou apresentar sintomas inespecíficos, determinando retardo no diagnóstico. A evolução da doença é variável, com curso habitualmente único, porém com possibilidade de cursos policíclicos ou contínuos. Na faixa etária pediátrica, a AT apresenta alta morbidade e mortalidade[23,25,26], e seu diagnóstico é estabelecido de acordo com os novos critérios diagnósticos propostos pela EULAR/PReS (Tabela 9.6)[1,2].

Alterações laboratoriais são inespecíficas, destacando-se aumento da velocidade de hemossedimentação e/ou proteína C-reativa. A arteriografia de aorta total e ramos é considerada o exame preferencial para o diagnóstico, incluindo estudo das artérias pulmonares e coronarianas (Figura 9.7). Outros métodos de imagem – como tomografia computadorizada, ressonância magnética e ultrassonografia – têm ganhado importância nos últimos anos no diagnóstico e especialmente no acompanhamento desses pacientes[22,25].

Existe dificuldade em se identificar a agudização da doença, nem sempre demonstradas nos exames de fase aguda (PCR e VHS). O aparecimento ou o agravamento de dois ou mais dos critérios estabelecidos de TA, ou aumento das provas de atividade inflamatórias, ou progressão da lesão vascular, são bons indicadores de doença ativa. Investigações recentes têm focado na identificação de biomarcadores

Tabela 9.6 Arterite de Takayasu (EULAR/PRINTO/PReS)[1,2]

Achado angiográfico mais 1 critério	Angiografia da aorta e principais ramos e artérias pulmonares com aneurisma/dilatação, estreitamento, oclusão ou espessamento da parede arterial
Déficit de pulso ou claudicação	Ausência/diminuição/assimetria de pulso arterial periférico Dor muscular induzida por atividade física
Discrepância de pressão arterial	Discrepância na pressão arterial dos 4 membros > 10 mmHg
Sopros	Sopros audíveis ou frêmito palpável em grandes vasos
Hipertensão arterial sistêmica	Pressão arterial sistólica ou diastólica > p95 para a estatura
Provas de fase aguda	VHS > 20 mm/1ª hora ou PCR > valor de referência

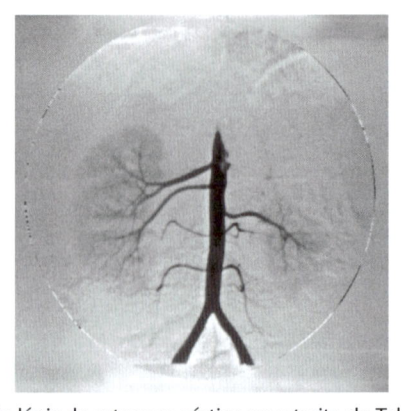

Figura 9.7 Lesão em ponta de lápis da estenose aórtica na arterite de Takayasu.

novos e sensíveis, como pentraxina-3 e técnicas de imagem como o PET-SCAN com 18F-fluorodeoxiglucose[27].

O tratamento da AT inclui medicamentos e cirurgia vascular. O tratamento medicamentoso é baseado no uso de corticosteroides como a prednisona (1 a 2 mg/kg/dia), inicialmente fracionada e depois na forma de dose única, por 6 meses a 2 anos, até a regressão dos sintomas. Nos casos graves ou com má resposta, pode-se utilizar pulsoterapia com metilprednisolona (30 mg/kg, máximo de 1 g, por 3 dias consecutivos). Nos casos resistentes, podem ser utilizados imunossupressores, como pulsoterapia endovenosa com ciclofosfamida, azatioprina, metotrexato ou ciclosporina A[22-24]. A ciclosporina, o micofenolato de mofetila, os anti-TNF-alfa (etanercepte, infliximabe e adalimumabe), anticorpos que inibem o fator de necrose tumoral, têm sido utilizados nos casos refratários ou intolerantes à ciclofosfamida. O micofenolato de mofetila (2 g/dia) pode ser utilizado nos casos resistentes aos tratamentos anteriormente mencionados[27,28].

No tratamento coadjuvante, têm sido utilizados medicamentos como anti-hipertensivos (amlodipina, furosemida, nitroprussiato de sódio), ácido acetilsalicílico como antiagregante plaquetário (3 a 5 mg/kg/dia), anticonvulsivantes e terapia antituberculosa. O tratamento cirúrgico é efetivo em casos selecionados, indicado quando a doença estiver fora de atividade[22,23].

Vasculites Relacionadas ao ANCA

As vasculites relacionadas ao anticorpo anticitoplasma de neutrófilos (ANCA) são um grupo de doenças caracterizadas pela inflamação e pela necrose predominantemente de vasos de pequeno calibre, vasos de médio calibre podem ser acometidos, com presença do ANCA e ausência de depósito de imunocomplexos[3].

ANCA são anticorpos contra enzimas presentes nos grânulos de neutrófilos e lisozimas de monócitos, como PR3 e mieloperoxidase (MPO). As ligações do ANCA a esses antígenos ativam as células com liberação de enzimas líticas e interleucinas pró-inflamatórias. Além disso, há evidências indicando que as células T participam na formação dos granulomas.

As vasculites relacionadas ao ANCA são classificadas em três tipos:

1. Granulomatose com poliangeíte (antigamente denominada granulomatose de Wegener).
2. Granulomatose eosinofílica com poliangeíte (síndrome de Churg-Strauss).
3. Poliangeíte microscópica (PAM microscópica).

A granulomatose com poliangeíte (GP) é uma vasculite granulomatosa necrosante de vasos de pequeno e médio calibres, com acometimento preferencial do trato respiratório (seios da face, narinas, faringe e pulmões) e rins. Pode ser classificada em sistêmica, quando há acometimento renal, ou localizada[29].

A associação de GP com ANCA, principalmente o padrão citoplasmático (ANCAc) dirigido contra o antígeno proteinase 3 (anti-PR3), tem sido descrita desde 1985 em até 90% dos casos e é específica dessa doença. Esses anticorpos são úteis no diagnóstico e na monitoração da atividade da doença e, recentemente, têm sido implicados na patogênese da GP[30].

Na Unidade de Reumatologia Pediátrica do ICr do HCFMUSP, a tríade formada por sinusite, infiltrado pulmonar e nefrite foi evidenciada em cinco crianças e adolescentes com GP[29].

O diagnóstico da GP é estabelecido de acordo com os novos critérios diagnósticos propostos pela EULAR/PReS (Quadro 9.3)[2].

A evidência de granuloma na biópsia dos órgãos comprometidos auxilia no diagnóstico, porém, em alguns casos, pode não ser encontrada, mesmo em pulmões ou vias aéreas superiores, nos quais é frequentemente descrito[29-31].

A indução de remissão é feita classicamente com infusões endovenosas de ciclofosfamida mensais (1 g/m^2) associada a corticosteroide, seguida de azatioprina, ou metotrexato, ou micofenolato de mofetila, na fase de manutenção. O rituximabe, que é um anticorpo contra células CD20, pode ser utilizado nos casos com vasculites associadas ao ANCA refratárias às terapias anteriores[32-35].

A granulomatose eosinofílica com poliangeíte (GEP) é uma vasculite necrosante rica em eosinófilos que frequentemente acomete o trato respiratório inferior e os rins, eventualmente pele e sistema nervoso periférico. É muita rara na faixa etária pediátrica. Caracterizada por histórico de asma, rinite alérgica crônica e eosinofilia, acima de 1.500/mm^3, além de elevação das provas de atividade inflamatórias e da IgE (Tabela 9.7).

Na Unidade de Reumatologia Pediátrica do ICr do HCFMUSP, de 1983 a 2008, apenas um paciente preencheu os critérios para GEP e apresentou além dos sintomas clássicos, envolvimento do SNC, manifestado por coreia[36].

Quadro 9.3 Critérios classificatórios poliangeíte com granulomatose (antigamente conhecida como granulomatose de Wegener) – EULAR/PReS 2010[2]

O diagnóstico é feito quando 3 dos 6 critérios são preenchidos:

- Inflamação nasal, oral ou de seios da face (úlceras orais, secreção nasal purulenta ou epistaxe)
- Radiografia ou tomografia computadorizada alterada (infiltrados fixos, nódulos ou cavitações)
- Alteração do exame de urina (hematúria > 5 pc; proteinúria)
- Infiltração granulomatosa em biópsia ou glomerulonefrite pauci-imune
- Estenose subglótica, traqueal ou endobrônquica
- ANCA proteinase 3 (ANCA-PR3) ou ANCA com padrão citoplasmático (ANCA-c) positivos

Tabela 9.7 Critérios classificatórios de síndrome de Churg-Strauss (granulomatose eosinofílica com poliangeíte) – EULAR/PReS 2010[1,2]

O diagnóstico é feito quando 4 dos 6 critérios são preenchidos:

- Asma (histórico de chiado ou expiração prolongada)
- Eosinofilia (eosinófilos > 10% em sangue periférico)
- Histórico de alergia (rinite alérgica, alergia alimentar ou de contato)
- Mononeuropatia ou polineuropatia
- Infiltrado pulmonar (infiltrados pulmonares transitórios)
- Anormalidade dos seios paranasais (dor ou alterações radiológicas)
- Eosinófilo extravascular (em biópsia)

Doença de Behçet

A doença de Behçet (DB) é uma vasculite sistêmica, recorrente, de etiologia desconhecida e que incide principalmente em povos do mediterrâneo, Oriente Médio e Japão.

As manifestações clínicas são variadas e a tríade clássica inclui úlceras orais, úlceras genitais e uveíte[37]. O diagnóstico de DB é estabelecido de acordo aos critérios propostos pelo International Study Group for Behçet's Disease, em 1987. A presença de úlceras orais recorrentes e dois dos outros quatro critérios define o diagnóstico de DB (Tabela 9.8)[38].

A DB acomete ambos os sexos, com média de diagnóstico de 10 anos de idade. Úlceras orais são frequentes e ocorrem entre 88 e 100% dos pacientes. Úlceras genitais ocorrem em pênis, região escrotal, vulva e vagina, habitualmente na puberdade. Lesões cutâneas ocorrem durante a evolução da doença entre 70 e 93% dos pacientes. A lesão cutânea característica da DB é a resposta intracutânea ao trauma (picada de agulha), conhecida como teste patérgico, e ocorre entre 22 e 84% dos pacientes. O envolvimento ocular pode acometer câmara anterior (uveíte anterior ou iridociclite) ou câmara posterior (uveíte posterior ou retinocoroidite, papilite ótica, arterite ou trom-

Tabela 9.8 Critérios para doença de Behçet[38]

Úlceras orais recorrentes mais 2 critérios	Aftas ou ulcerações herpetiformes que recorrem pelo menos 3 vezes em 12 meses
Úlceras genitais recorrentes	Ulceração aftoide ou cicatriz
Lesão ocular	Uveíte anterior/posterior Células no vítreo no exame com lâmpada de fenda Vasculite retiniana
Lesões cutâneas	Eritema nodoso, pseudofoliculite, lesões papulopustulares ou nódulos acneiformes
Teste de patergia	Reação cutânea após punção ou picada com agulha após 24 a 48 horas

boflebite retiniana)[37]. O acometimento ocular é infrequente na faixa etária pediátrica (22 a 68%) e está associado com a presença do HLA-B5. Hipópio (presença de pus na câmara anterior) pode ocorrer em decorrência do processo inflamatório. Uveíte grave pode desenvolver cegueira em até 90% dos casos não tratados[39].

O envolvimento articular é caracterizado por miosite, artralgia ou artrite, que pode apresentar-se como uma oligoartrite ou poliartrite não erosiva, com envolvimento de joelhos, tornozelos, punhos ou cotovelos. O acometimento do sistema nervoso raramente tem sido descrito, sendo considerado a manifestação mais grave da doença. Quatro síndromes neurológicas são descritas: (i) encefalomielite; (ii) meningite asséptica; (iii) hipertensão benigna intracraniana; e (iv) distúrbios psiquiátricos (psicose, depressão e demência)[40].

O envolvimento gastrointestinal é caracterizado por úlceras anais ou esofagianas, dor abdominal, diarreia, hepato e esplenomegalias. A doença vascular é rara na faixa etária pediátrica (5 a 15%), e as manifestações mais comuns são: trombose venosa superficial ou profunda, trombose arterial, aneurismas e dilatação dos capilares periungueais. Outros envolvimentos atribuídos à DB são: endo, peri e miocardites, arritmias, hemorragia pulmonar, glomerulonefrite e amiloidose[37].

O tratamento é realizado de acordo com a manifestação clínica da doença. Vários medicamentos têm sido utilizados. A colchicina é indicada para controle das artrites, eritema nodoso, ulcerações genitais e orais. Em geral, as úlceras orais e genitais respondem aos corticosteroides tópicos, entretanto, eventualmente necessitam de talidomida. Colírios de corticosteroides e midriáticos são utilizados para o envolvimento ocular leve, prevenindo as sinéquias oculares. Os corticosteroides e imunossupressores (ciclosporina A, ciclofosfamida ou azatioprina) são indicados nos casos graves com lesões cutâneas resistentes, envolvimento ocular, neurológico, hemorragia pulmonar e acometimento vascular[37]. Anticorpos monoclonais anti--TNF-alfa têm sido utilizados em casos de uveíte grave e resistente[41].

Angeíte Primária do Sistema Nervoso Central

A angeíte primária do SNC, também conhecida como angeíte granulomatosa, é rara na faixa etária pediátrica e ocorre predominantemente em adultos entre 35 e 50 anos de idade.

A doença é restrita às artérias (pequeno e médio calibres), vênulas do cérebro e medula espinal. A maioria dos pacientes apresenta início abrupto de sintomas várias semanas antes do diagnóstico. As manifestações clínicas são variadas, pode ocorrer cefaleia em até 75% dos casos. Outros sintomas incluem: acidente vascular encefálico, hemiparesia, convulsão, redução da acuidade visual, distúrbio cognitivo e encefalopatia progressiva[42]. Habitualmente, os sinais sistêmicos estão ausentes[43].

Os exames complementares detectam leucocitose, trombocitose e fator antinúcleo (FAN). Os anticorpos antifosfolípides (anticardiolipina IgM ou IgG e anticoagulante lúpico) estão ausentes. O exame do liquor apresenta aumento discreto das proteínas e da pleocitose. O diagnóstico de certeza é geralmente atestado pela angiografia cerebral, com evidência de irregularidades, dilatações ou estenoses de vasos cerebrais ou da medula espinal[44]. Anormalidades estão presentes em 73% dos pacientes na tomografia computadorizada, em 77% na ressonância magnética e em três dos quatro que realizaram tomografia computadorizada com emissão de fóton único (SPECT)[45]. Biópsia cerebral pode ser necessária para avaliação dos vasos de pequeno calibre, quando os outros exames de imagem não evidenciarem alterações sugestivas de vasculites[46].

O tratamento da angeíte primária do SNC é realizado com corticosteroides (pulsoterapia com metilprednisolona e prednisona) e ciclofosfamida, com redução de novas lesões e manutenção das anteriores. O ácido acetilsalicílico (5 mg/kg/dia) tem sido associado à terapia imunossupressora.

A morbidade da doença é alta com sequelas neurológicas (paresia, perda visual, convulsões, entre outras) e as recorrências são frequentes[44,45].

CONCLUSÕES

As vasculites são doenças raras na faixa etária pediátrica. Podem ser classificadas de acordo com as manifestações clínicas cutâneas (púrpura palpável, petéquias, urticária crônica fixa, nódulos subcutâneos, livedo reticular, necrose, entre outras) e sistêmicas (acometimento musculoesquelético, gastrointestinal, renal, neurológico, pulmonar, cardíaco, ocular etc.); de acordo com o tamanho do vaso sanguíneo acometido (vasos de pequeno, médio ou grande calibres); com a histologia da lesão vascular ou com a patogênese envolvida. As principais vasculites primárias na criança e no adolescente são: vasculite por IgA, doença de Kawasaki, poliarterite nodosa, poliangeíte microscópica, arterite de Takayasu, granulomatose com poliangeíte, doença de Behçet e angeíte primária do SNC.

REFERÊNCIAS BIBLIOGRÁFICAS

1. Ruperto N, Ozen S, Pistorio A, Dolezalova P, Brogan P, Cabral DA, et al.; Paediatric Rheumatology International Trials Organisation (PRINTO). EULAR/PRINTO/PRES criteria for Henoch-Schönlein purpura, childhood Wegener granulomatosis and childhood Takayasu arteritis: Ankara 2008. Part I; overall methodology and clinical characterization. Ann Rheum Dis. 2010;69(5):790-7.
2. Ozen S, Pistorio A, Iusan SM, Bakkaloglu A, Herlin T, Brik R, et al.; Paediatric Rheumatology International Trials Organisation (PRINTO). EULAR/PRINTO/PRES criteria for Henoch-Schönlein purpura, childhood polyarteritis nodosa, childhood Wegener granulomatosis and childhood Takayasu arteritis: Ankara 2008. Part II: Final classification criteria. Ann Rheum Dis. 2010;69(5):798-806.
3. Jennette JC, Falk RJ, Bacon PA, Basu N, Cid MC, Ferrario F, et al. 2012 Revised International Chapel Hill Consensus Conference Nomenclature of Vasculitides. Arthritis Rheum. 2013;65(1):1-11.

4. Silva CA, Campos LM, Liphaus BL, Kiss MH. Púrpura de Henoch-Schönlein na criança e adolescente. Rev Bras Reumatol. 2000;40(3):128-36.
5. Trnka P. Henoch-Schönlein purpura in children. J Paediatr Child Health. 2013;49(12):995-1003.
6. Ballinger S. Henoch-Schönlein purpura. Curr Opin Rheumatol. 2003;15(5):591-4.
7. de Almeida JL, Campos LM, Paim LB, Leone C, Koch VH, Silva CA. Renal involvement in Henoch-Schönlein purpura: a multivariate analysis of initial prognostic factors. J Pediatr (Rio J). 2007;83(3):259-6.
8. Silva CA, Hirschheimer SM, Ronchezel MV, et al. Púrpura de Henoch-Schönlein com invaginação intestinal. Relato de caso. Rev Paul Pediatr. 2004;22(3):167-71.
9. Padeh S, Passwell JH. Successful treatment of chronic Henoch-Schönlein purpura with colchicine and aspirin. Isr Med Assoc J. 2000;2(6):482-3.
10. Ronkainen J, Nutinen M, Koskimies O. The adult kidney 24 years after childhood HenochSchönlein purpura: a retrospective cohort study. Lancet. 2002;360(9334):666-70.
11. Newburger JW, Takahashi M, Gerber MA, Gewitz MH, Tani LY, Burns JC, et al.; Committee on Rheumatic Fever, Endocarditis and Kawasaki Disease; Council on Cardiovascular Disease in the Young; American Heart Association; American Academy of Pediatrics. Diagnosis, treatment, and long-term management of Kawasaki disease: a statement for health professionals from the Committee on Rheumatic Fever, Endocarditis and Kawasaki Disease, Council on Cardiovascular Disease in the Young American Heart Association. Circulation. 2004;110(17):2747-71.
12. McCrindle BW, Rowley AH, Newburger JW, Burns JC, Bolger AF, Gewitz M, et al.; American Heart Association Rheumatic Fever, Endocarditis, and Kawasaki Disease Committee of the Council on Cardiovascular Disease in the Young; Council on Cardiovascular and Stroke Nursing; Council on Cardiovascular Surgery and Anesthesia; and Council on Epidemiology and Prevention. Diagnosis, Treatment, and Long-Term Management of Kawasaki Disease. Circulation. 2017;135:(17):e927-99.
13. Newburger JW, Takahashi M, Gerber MA, Gewitz MH, Tani LY, Burns JC, et al.; Committee on Rheumatic Fever, Endocarditis, and Kawasaki Disease, Council on Cardiovascular Disease in the Young, American Heart Association. Diagnosis, Treatment, and Long-Term Management of Kawasaki Disease: A Statement for Health Professionals From the Committee on Rheumatic Fever, Endocarditis, and Kawasaki Disease, Council on Cardiovascular Disease in the Young, American Heart Association. Pediatrics. 2004;114(6)1708-33.
14. Sleeper LA, Minich LL, McCrindle BM, Li JS, Mason W, Colan SD, et al.; Pediatric Heart Network Investigators. Evaluation of kawasaki disease risk scoring systems for intravenous immunoglobulin resistance. J Pediatr. 2011;158(5):831-5.
15. Gomes RC, Victor Marques VLS, Cavalcante ECN, Campos LM, Sallum AM, Tannuri U, da Silva CA. Severe intestinal involvement as initial manifestation of systemic childhood polyarteritis nodosa: Report of two cases. J Pediatric Surg. 2013;48(2):425-8.
16. Ozen S, Anton J, Arisoy N, Bakkaloglu A, Besbas N, Brogan P, et al. Juvenile polyarteritis: results of a multicenter survey of 110 children. J Pediatr. 2004;145(4):517-22.
17. Ozen S, Ruperto N, Dillon MJ, Bagga A, Barron K, Davin JC, et al. EULAR/PReS endorsed consensus criteria for the classification of childhood vasculitides. Ann Rheumat Dis. 2006;65(7):936-41.
18. Gedalia A, Cuchacovich R. Systemic vasculitis in childhood. Curr Rheumatol Rep. 2009;11(6):402-9.
19. Goek ON, Stone JH. Randomized controlled trials in vasculitis associated with anti-neutrophil cytoplasmic antibodies. Curr Opin Rheumatol. 2005;17(3):257-64.
20. Garcia-Porrua C, Gonzalez-Gay MA. Successful response to infliximab in a patient with undifferentiated spondyloarthropathy coexisting with polyarteritis nodosa-like cutaneous vasculitis. Clin Exp Rheumatol. 2003;21(6 Suppl 32):S138.
21. Rossi JF, Soares PMF, Liphaus BL, Dias MA, Silva CAA. Oxigenoterapia hiperbárica em doenças reumatológicas da infância. Rev Brasil Reumatol. 2005;45(2):98-102.
22. Castellanos AZ, Campos LA, Liphaus BL, Marino JC, Kiss MH, Silva CAA. Arteritis de Takayasu. An Pediatr. 2003;58(3):211-6.

23. Clemente G, Hilario MO, Lederman H, Silva CA, Sallum AM, Campos LM, et al. Takayasu arteritis in a Brazilian multicenter study: children with a longer diagnosis delay than adolescents. Clin Exp Rheumatol. 2014;32(3 Suppl 82):S128-33.

24. Johnston SL, Lock RJ, Gompels MM. Takayasu arteritis: a review. J Clin Pathol. 2002;55(7):481-6.

25. Campos LMA, Zapata AL, Afiune JY, Kiss MH, Silva CAA. Takayasu's arteritis with aortic aneurysm associated with Sweet's syndrome in childhood. Ann Rheum Dis. 2005;64(1):168-9.

26. Tann OR, Tulloh RM, Hamilton MC. Takayasu's disease: a review. Cardiol Young. 2008;18(3):250-9.

27. Vaideeswar P, Deshpande JR. Pathology of Takayasu arteritis: A brief review. Ann Pediatr Cardiol. 2013;6(1):52-8.

28. Daina E, Schieppati A, Remuzzi G. Mycophenolate Mofetil for treatment of Takayasu arteritis: report of three cases. Ann Int Med. 1999;130(5):422-6.

29. Vecchi AP, Silva CA, Liphaus BL, Campos LMA, Fujimura MD, Koch VHK, et al. Granulomatose de Wegener na faixa etária pediátrica: relato de cinco casos e revisão da literatura. Rev Bras Reumatol. 2001;41(6):337-46.

30. Akikusa JD, Schneider R, Harvey EA, Hebert D, Thorner PS, Laxer RM, et al. Clinical features and outcome of pediatric Wegener's granulomatosis. Arthritis Rheum. 2007;57(5):837-4.

31. O'Neil KM. Progress in pediatric vasculitis. Curr Opin Rheumatol. 2009;21(5):538-46.

32. Rottem M, Fauci AS, Hallahan CW, Kerr GS, Lebovics R, Leavitt RY, et al. Wegener granulomatis in children and adolescents: clinical presentation and outcome. J Pediatr. 1993;122(1):26-31.

33. Wadsworth DT, Siegel MJ, Day Dl. Wegener's granulomatosis in children: chest radiographic manifestations. AJR Am J Roentgenol. 1994;163(4):901-4.

34. McKinney EF, Willcocks LC, Broecker V, Smith KGC. The immunopathology of ANCA-associated vasculitis. Semin Immunopathol. 2014;36:461-78.

35. Tarzi RM, Pusey CD. Current and future prospects in the management of granulomatosis with polyangiitis (Wegener's granulomatosis). Ther Clin Risk Manag. 2014;10:279-93.

36. Twardowsky AO, Paz JA, Pastorino AC, Jacob CM, Marques-Dias MJ, Silva CA. Chorea in a child with Churg-Strauss syndrome. Acta Reumatol Port. 2010;35(1):72-5.

37. de Albuquerque PR, Terreri MT, Len CA, Hilário MOE. Behçet's disease in childhood. J Pediatr (Rio J). 2002;78(2):128-32.

38. International Study Group for Behçet's Disease. Criteria for diagnosis of Behçet's disease. Lancet. 1990;334(8801):1078-80.

39. Uziel Y, Brik R, Padeh S, Barash J, Mukamel M, Harel L, et al. Juvenile Behçet's disease in Israel. Clin Exp Rheumatol. 1998;16(4):502-5.

40. Kone-Paut I, Chabrol B, Riss JM, Mancini J, Raybaud C, Garnier JM. Neurologic onset of Behçet's disease: a diagnostic enigma in childhood. J Child Neurol. 1997;12(4):237-41.

41. Wechsler B, Sable-Fourtassou R, Bodaghi B, Huong DL, Cassoux N, Badelon I, et al. Infliximab in refractory uveitis due to Behçet's disease. Clin Exp Rheumatol. 2004;22(4 Suppl 34):14-6.

42. Silva MF, Feitosa AR, Paz JA, Aikawa NE, Silva CA. Intracerebral hemorrhage with a favorable outcome in a patient with childhood primary angiitis of the central nervous system. Rev Bras Reumatol Engl Ed. 2016;56(4):366-70.

43. Benseler S, Schneider R. Central nervous system vasculitis in children. Curr Opin Rheumatol. 2004;16(1):43-50.

44. Benseler SM, deVeber G, Hawkins C, Schneider R, Tyrrell PN, Aviv RI, et al. Angiography-negative primary central nervous system vasculitis in children: a newly recognized inflammatory central nervous system disease. Arthritis Rheum. 2005;52(7):2159-67.

45. Abu-Shakra M, Khraishi M, Grosman H, Lewstas J, Cividino A, Keystone EC. Primary angiitis of the CNS diagnosed by angiography. Q J Med. 1994;87(6):351-8.

46. Woolfenden AR, Tong DC, Marks MP. Angiographically defined primary angiitis of the CNS: is it really benign? Neurology. 1998;51(1):183-8.

10 Lúpus eritematoso sistêmico juvenil e lúpus neonatal

Bernadete de Lourdes Liphaus
Cláudia Goldenstein Schainberg
Lúcia Maria de Arruda Campos
Clovis Artur Almeida da Silva

Após ler este capítulo, você estará apto a:

1. Compreender os possíveis mecanismos imunológicos e fatores ambientais relacionados ao desenvolvimento do lúpus.
2. Reconhecer as principais características clínicas apresentadas pelo paciente.
3. Discernir sobre os possíveis biomarcadores e autoanticorpos relacionados à doença.
4. Identificar os critérios utilizados para diagnóstico da doença.
5. Reconhecer os principais tratamentos do lúpus.

INTRODUÇÃO

O lúpus eritematoso sistêmico (LES) é uma doença autoimune caracterizada por inflamação crônica, comprometimento de vários órgãos e sistemas e anormalidades imunológicas com produção de autoanticorpos[1,2]. O curso clínico é marcado por períodos de exacerbação e remissão[1,2]. Pacientes com LES juvenil (LESJ), ou seja, com início da doença antes dos 18 anos de idade, apresentam importantes particularidades e os primeiros relatos datam de 1892[3].

EPIDEMIOLOGIA

O diagnóstico de LESJ tem sido estabelecido com maior frequência nas últimas décadas. Nos Estados Unidos, a incidência é de 2,2: 100.000 crianças por ano e a prevalência de 9,7:100.000 crianças entre 3 e 18 anos[4]. No Brasil, a incidência do LES foi estimada em 8,7:100.000 habitantes por ano e embora não existam estudos epidemiológicos na faixa etária pediátrica, 1.017 casos de LESJ foram diagnosticados em dez centros de referência do estado de São Paulo[5,6]. A doença é rara antes dos 6 anos e mais frequente entre os 12 e 18 anos de idade[5]. Aproximadamente 10 a 20% dos casos têm início na infância[4].

O LES ocorre em ambos os sexos, sendo mais frequente no feminino (relação F:M 9:1)[4]. Já no LESJ, o predomínio do sexo feminino é menos evidente (relação F:M 4:3)[3,5]. O LES tem distribuição universal, mas a incidência é maior entre negros, polinésios, asiáticos e índios americanos[4,7].

PATOGÊNESE

A etiologia e a patogênese do LES permanecem desconhecidas[2,8]. A ação de fatores ambientais (luz ultravioleta, infecções, hormônios, medicamentos) em indivíduos geneticamente predispostos leva ao desenvolvimento da doença[2,9-11]. A luz ultravioleta e medicamentos como a procainamida e a hidralazina são inibidores da metilação do DNA (mecanismo epigenético), o que poderia levar à autoimunidade[2,8,12]. A luz ultravioleta também induz à apoptose de queratinócitos com consequente exposição de autoantígenos na superfície[11]. Variações epigenéticas também poderiam explicar a discordância entre gêmeos monozigóticos[8,12]. Os estrógenos aumentam a secreção de prolactina e de hormônio de crescimento e contribuem para a proliferação de linfócitos por meio de receptores sensíveis a estrógeno[8,11]. Adicionalmente, a desregulação epigenética da expressão de genes localizados no cromossomo X, como o do CD40 ligante, podem explicar a prevalência aumentada do LES no sexo feminino[12]. As infecções, particularmente os RNA de hélice simples (ssRNA) dos vírus, poderiam levar ao desenvolvimento do LES por meio da ativação dos receptores Toll[7]. Estudos recentes mostram que a microbiota intestinal também tem influência no desenvolvimento de doenças autoimunes, particularmente do LES[2].

O LES é o protótipo de doença autoimune sistêmica de herança poligênica caracterizada por perda da tolerância imune a vários autoantígenos, produção de autoanticorpos e deposição de complexos imunes nos tecidos com consequente inflamação em diferentes órgãos e sistemas[8]. A disfunção imune do LES envolve linfócitos T e B do sistema imune adaptativo[13,14], elementos do sistema imune inato como monócitos e células dendríticas[15], deficiências de proteínas do sistema complemento[16-18] e ainda polimorfismos das interleucinas[2], dos receptores Fc das imunoglobulinas[2] e alterações no processo de morte celular por apoptose e de depuração dos debris celulares[13-15,19,20].

A influência genética na patogênese do LESJ tem sido considerada mais importante do que no LES de início na idade adulta[7]. O estudo de genes candidatos revelou alguns *loci* inquestionavelmente associados ao LES[2]. No cromossomo 1, estão os genes da interleucina 10 (IL-10), do Fas ligante (1q23), da fração C1q do complemento e dos receptores de imunoglobulinas[8,16,19]. No braço curto do cromossomo 6, estão os genes dos antígenos de histocompatibilidade (HLA)[21,22], os genes dos componentes C2, C4a, C4b e fator B do sistema complemento[17,18], os genes do fator de necrose tumoral (TNF) alfa e beta e o gene da prolactina[2]. No braço longo do cromossomo 10, está o gene da proteína Fas e no braço longo do cromossomo 18, o da proteína Bcl-2[11].

Recentemente, variantes (SNP) dos genes relacionados à produção ou às vias de sinalização do interferon tipo I, da IL-17, BLK, CCR5, PDCD1 e outros *loci*, como o SELP, IRAK1, PTPN22, IRF5, KLRG1, IL-16, PTPRT, TLR8 e caspase 10, mas não os SNP relacionados ao inflamassomo e a IL-10, foram associados ao desenvolvimento do LES[2,4,7,23]. Os microRNA (miRNA) influenciam as expressões dos genes associados ao LES e têm sido considerados biomarcadores de lesão órgão-específica e possíveis alvos terapêuticos[4,7,12]. Alterações nas proporções de clones celulares específicos, como dos linfócitos T duplo negativos, dos Th17, dos Treg, dos linfócitos B CD5+, dos Breg e das células NK, também têm sido relacionadas ao desenvolvimento do LES[2,4]. Em relação à imunidade inata, as armadilhas ou as redes extracelulares dos neutrófilos (NET) foram identificadas como importantes na patogênese do LESJ[2,7]. Embora vários genes candidatos, fatores ambientais e alterações imunes tenham sido associados ao LES, o processo de morte celular por apoptose parece ser o principal modelo que explique como os genes e os fatores ambientais interagem para construir o fenótipo lúpico[2,11,24]. Durante a morte celular por apoptose, antígenos intracelulares (autoantígenos) intactos ou modificados são gerados e liberados no meio extracelular, apresentados pelas células apresentadoras de antígenos (APC) como as células dendríticas e os linfócitos B aos linfócitos T autorreativos com consequente ativação e produção de autoanticorpos[11,24].

Um aspecto interessante na etiopatogenia do LESJ é a maior frequência da doença em indivíduos com deficiências hereditárias das frações C1q, C2 e C4 do complemento[10,16-18]. O componente C1q do complemento é responsável pela depuração de células apoptóticas, enquanto os componentes C3 e C4 são críticos no desenvolvimento, na ativação e na tolerância das células B[16-18]. Indivíduos com deficiências de imunoglobulinas, em particular de IgM, IgG2 e IgA, também têm lúpus com maior frequência (Quadro 10.1)[10,16,25,26]. O LES é considerado de herança poligênica, no entanto, raramente a doença pode ocorrer em razão da mutação em um único gene (herança monogênica)[2,11,16].

A lesão histopatológica característica do lúpus é uma vasculite induzida por imunocomplexos com necrose fibrinoide, infiltrado inflamatório e espessamento do endotélio vascular. Acomete geralmente capilares, vênulas e arteríolas, poupando vasos de maior calibre[7,8].

Quadro 10.1 Alterações genéticas e imunológicas relacionadas ao desenvolvimento do lúpus eritematoso sistêmico juvenil (LESJ)[2,7,8,10,11]

- Deficiências das frações do sistema complemento (C1q, C1s, C1r, C2, C4)
- Alterações na expressão e mutações das proteínas relacionadas à apoptose (Fas, FasL, TRAIL, Bcl-2)
- Alterações das imunoglobulinas (IgA, IgM, IgG2, IgE)
- Alterações dos níveis séricos e polimorfismos das interleucinas (aumento de IL-1, IL-4, IL-10, INF-gama, IL-6, receptor do TNF-alfa e diminuição de IL-2, TNF-alfa, TGF-beta)
- Polimorfismos dos antígenos de histocompatibilidade (HLA), dos receptores Fc das imunoglobulinas e dos genes das vias de sinalização do interferon tipo I, do PDCD1, TNF-alfa, IL-1R, IL-17, BLK, CCR5, SELP, IRAK1, PTPN22, IRF5, KLRG1, IL-16, PTPRT, TLR8 e caspase 10
- Alterações das moléculas coestimuladoras (CD40, CD40L, CD80, CD86, CD28, CTLA-4)
- Alterações das moléculas de adesão (VCAM-1, ICAM-1, E-selectina)
- Alteração na transdução de sinais (receptores *toll-like*)
- Presença de microRNA (miRNA) específicos
- Regulação epigenética (metilação do DNA, RNA de interferência)
- Alterações nas proporções de clones celulares (linfócitos T duplo negativos, Th17, Treg, linfócitos B CD5+, Breg e células NK)
- Alterações da imunidade inata (NET)

QUADRO CLÍNICO

As manifestações clínicas são polimórficas, uma vez que o LESJ pode acometer qualquer órgão ou sistema e pode apresentar diversas evoluções e prognósticos[1]. Nesse sentido, alguns pacientes apresentam eritema malar, artrite e remissão espontânea, enquanto outros têm doença progressiva, com acometimento neurológico e/ou renal, recidivas e necessitam de altas doses de corticosteroides e imunossupressores. Em geral, as recidivas tendem a repetir o acometimento inicial, estabelecendo um padrão[1,4]. O diagnóstico do LESJ é evolutivo e qualquer sinal ou sintoma pode ser a primeira e única manifestação da doença, que pode persistir ou recorrer por meses ou anos até que o diagnóstico definitivo seja confirmado por outros envolvimentos[1,4].

Sintomas constitucionais como fadiga, anorexia, emagrecimento e febre são frequentes. A febre pode ser elevada ou baixa, diária ou episódica[1].

O comprometimento do sistema reticuloendotelial ocorre principalmente no início doença e nos períodos ativos. Linfadenopatia localizada ou generalizada ocorre em até 50% dos casos, hepatomegalia em 22% e esplenomegalia em 9% dos pacientes[1,5]. A hepatomegalia raramente ocorre por hepatite lupoide, mas pode ser pela infiltração gordurosa do fígado secundária à corticoterapia. Podem ocorrer ainda infartos esplênicos e asplenia funcional com corpúsculos de Howell-Jolly no sangue periférico[1,4].

Manifestações musculoesqueléticas, como artrite ou artralgia ocorrem em até 95% dos pacientes. A artrite pode ser simétrica ou migratória, de grandes e pequenas articulações e em geral é intermitente e não erosiva[1,4]. Cerca de 3% das crianças apresentam artrite crônica deformante e erosiva semelhante à artrite idiopática juvenil ou à artropatia de Jaccoud da febre reumática[27,28]. Podem ocorrer ainda tenossinovite, miosite, mialgia, fraqueza muscular, periostite, fraturas ósseas assintomáticas e necrose avascular, que, quando presente, pode ser decorrente da doença ou do uso de corticosteroides[1,4,29].

O comprometimento cutâneo e de mucosas ocorre em 60 a 85% das crianças. As lesões são variadas no aspecto e na localização. A lesão típica, presente em 50% dos casos, é o eritema facial maculopapular em asa de borboleta, que piora com o sol e desaparece com o tratamento, sem deixar cicatriz (Figura 10.1). Lesões discoides, urticariformes, vesiculares, bolhosas, purpúricas, discrômicas, além de livedo reticular, telangectasias, ulcerações, eritema periungueal, eritema palmar e plantar são observadas em diferentes porcentagens[1,4,5,30,31]. Fotossensibilidade ocorre em 30 a 40% dos casos. A exposição à luz ultravioleta pode desencadear atividade cutânea ou sistêmica. Alopecia difusa está presente em 60 a 70% das crianças e desaparece com o tratamento, enquanto a lesão discoide de couro cabeludo pode ser definitiva[1,4,5]. As úlceras em mucosa oral, palato mole, palato duro, lábios, gengiva e septo nasal têm incidência de 21 a 50% e, em geral, têm bordas eritematosas, centro pálido e são indolores (Figura 10.2)[1,4,5]. Já a paniculite lúpica com envolvimento da derme e subcutâneo é rara nas crianças, enquanto o fenômeno de Raynaud é frequente[1,4,32].

A nefrite lúpica é mais frequente no LESJ e é a principal causa de morbidade e mortalidade[1,4,7]. As manifestações clínicas e as alterações laboratoriais podem ser leves ou revelar deterioração completa da função renal. Hipertensão arterial, diminuição da filtração glomerular, síndrome nefrótica e glomerulonefrite difusa na biópsia renal ao diagnóstico estão associadas a pior prognóstico no LESJ. Outras

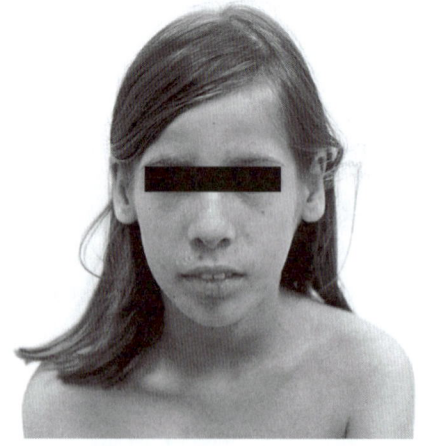

Figura 10.1 Eritema malar e alopécia difusa no lúpus eritematoso sistêmico juvenil. (Veja imagem colorida no encarte.)

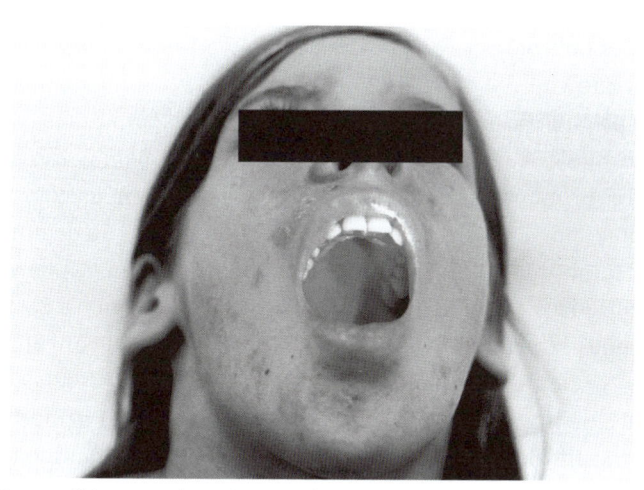

Figura 10.2 Lesão vasculítica em palato duro no lúpus eritematoso sistêmico juvenil. (Veja imagem colorida no encarte.)

alterações são hematúria, leucocitúria, cilindrúria e oligúria[1,4,5,33]. A classificação histológica da nefrite lúpica proposta pela Organização Mundial da Saúde (OMS) foi revisada pelas Sociedades de Nefrologia e de Patologia para permitir melhor correlação com os achados clínicos (Tabela 10.1)[34]. A frequência das diferentes classes de disfunções renais no LESJ é semelhante à observada em adultos[4]. A biópsia renal está indicada para todo paciente com alterações clínicas e/ou laboratoriais sugestivas de nefrite[35].

Tabela 10.1 Classificação histológica da nefrite lúpica[33,34]

Classe I	Lesões mesangiais mínimas	MO normal Depósitos mesangiais na ME ou IF
Classe II	Mesangial	MO com hipercelularidade mesangial de qualquer grau (> 3 células por área de mesângio ou aumento da matriz mesangial), doença mínima no túbulo ou interstício ME com depósitos no mesângio IF com depósitos de imunoglobulina e complemento
Classe III	Glomerulonefrite proliferativa focal	MO com proliferação intra e extracapilar, necrose, cariorrexe e infiltrado leucocitário em < 50% dos glomérulos ME ou IF com depósito mesangial ou subendotelial, doença focal tubular e no interstício
Classe IV	Glomerulonefrite proliferativa difusa	MO classe III em > 50% dos glomérulos ME e IF com depósitos subendoteliais, marcado envolvimento intersticial. Variante membranoproliferativa com proeminente proliferação celular mesangial e espaçamento capilar
Classe V	Glomerulonefrite membranosa	MO com espessamento difuso e uniforme das alças capilares ME e IF com depósitos subepiteliais e mesangiais com envolvimento intersticial mínimo
Classe VI	Esclerose	MO ≥ 90% dos glomérulos com esclerose

IF: imunofluorescência; ME: microscopia eletrônica; MO: microscopia ótica.

As alterações neurológicas e psiquiátricas do LES foram agrupadas em 19 síndromes pelo American College of Rheumatology (ACR)[36,37]. A incidência das alterações neurológicas e psiquiátricas varia de 9 a 45%, sendo a segunda causa de morbidade e mortalidade no LESJ[4]. A primeira alteração neurológica, bem como as recorrências, ocorrem nos dois primeiros anos da doença[1,4]. As alterações neurológicas e psiquiátricas podem ocorrer por ação direta de autoanticorpos, deposição de imunocomplexos, vasculite e/ou trombose[38]. O diagnóstico é clínico, mas a presença de autoanticorpos, os exames bioquímicos e os de imagem auxiliam no diagnóstico e no tratamento[1,4,39]. Cefaleia recorrente, semelhante à enxaqueca, que não melhora com analgésicos, ocorre em 10% dos pacientes e pode ou não estar associada à presença de anticorpos antifosfolípides e de trombose[1,40,41]. Convulsões são frequentes e podem ser focais ou generalizadas, transitórias ou recorrentes. Pode ocorrer ainda meningite asséptica, coreia, acidentes vasculares cerebrais isquêmicos ou hemorrágicos, polineuropatia sensitiva e/ou motora, mielite transversa, ataxia cerebelar, alteração de nervos cranianos, alteração do nível de consciência e coma[1,4,5,38]. As alterações psiquiátricas incluem distúrbios de comportamento, estados psicóticos, alucinações, fobias, depressão, agressividade, confusão mental e labilidade emocional[1,4]. Recentemente foi desenvolvida uma medida informatizada para avaliar a função cognitiva dos pacientes com LESJ[7].

Manifestações gastrointestinais como náusea, vômitos e dor abdominal ocorrem em até 17% das crianças[1,4,5]. Dor abdominal não característica, difusa e intermitente pode ocorrer por distúrbios de motilidade esofagiana, síndrome de má absorção, pancreatite aguda, peritonite, perfuração intestinal, intussuscepção, trombose mesentérica e vasculite intestinal[1,5,42,43].

Envolvimento cardíaco está presente em 25 a 50% dos casos[5]. A pericardite é o acometimento mais frequente[4,5]. A miocardite pode ser grave, levando à arritmia e à insuficiência cardíaca[44]. Na endocardite, observa-se lesão valvular característica descrita por Libman-Sacks[4]. Estudos ecocardiográficos recentes mostram que alterações subclínicas são frequentes[44-46]. Pode ocorrer ainda infarto agudo do miocárdio decorrente de arterite coronariana ou aterosclerose[4,7]. A inflamação crônica e o uso de corticosteroides são fatores de risco para aterosclerose no LESJ[1,47].

Pleurite ocorre em 40 a 50% dos casos. Já alterações do parênquima pulmonar ocorrem em 10 a 20% e podem ser subclínicas ou formas graves da doença[1,4]. Pneumonite intersticial, fibrose pulmonar, pneumotórax espontâneo, hemorragia pulmonar e tromboembolia pulmonar são potenciais causas de óbito no LESJ[1,4,48].

Alterações hematológicas são mais frequentes no LESJ do que no lúpus de início na idade adulta, particularmente a trombocitopenia[1,4,7]. Ocasionalmente, crianças com LESJ podem ser inicialmente diagnosticadas com púrpura trombocitopênica imune (PTI)[49]. Anemia crônica, ou seja, normocítica e normocrômica, é frequente. Já a anemia hemolítica autoimune com teste de Coombs direto positivo ocorre em 3 a 10% dos casos[1,4,5,50]. Linfopenia e leucopenia podem estar associadas à atividade da doença, ao tratamento ou à infecção[1,4]. Alterações dos testes de coagulação, em particular aumento do tempo de tromboplastina parcial ativada (TTPA), pode ocorrer por conta da presença de anticorpos antifosfolípides (anticardiolipina e/ou anticoagulante lúpico) que podem levar a quadro clínico paradoxal de trombose denominado síndrome antifosfolípide[1,40,51]. Outra manifestação é a púrpura trombocitopênica trombótica (PTT), caracterizada por trombocitopenia, anemia microangiopática com alterações neurológicas e/ou renais[1,41].

Transtornos visuais transitórios, dor ocular, olhos vermelhos e perda da visão podem ocorrer por vasculite da retina, levando à isquemia caracterizada histologicamente por corpos citoides e clinicamente por exsudatos algodonosos (retinopatia lúpica) ou por estarem associados à vasculite do sistema nervoso central[5]. Também podem ser observadas hemorragias da coroide e da retina, neurite óptica, papiledema, irite, episclerite e uveíte[5,52,53]. Catarata e glaucoma podem ocorrer em decorrência da doença ou do uso de corticosteroides[5]. A infiltração linfocitária progressiva das glândulas lacrimais e salivares pode levar à xerostomia (boca seca) e a xeroftalmia (olho seco), características da síndrome de Sjögren[54,55].

Sobreposição do LESJ com outras doenças autoimunes, como dermatomiosite ou artrite idiopática juvenil, é rara, já a associação com doenças autoimunes órgão-específicas, como tireoidite de Hashimoto e *diabetes mellitus*, é frequente[56,57].

AUTOANTICORPOS

Autoanticorpos podem ser detectados no soro dos pacientes com LES em média 2,7 a 9,3 anos antes do diagnóstico[58]. A detecção de anticorpos antinucleares (FAN) é bastante sensível, mas não específica. No entanto, é importante destacar que FAN em títulos baixos e padrão pontilhado fino denso pode ser observado em diferentes porcentagens de soros de indivíduos saudáveis[59]. Os autoanticorpos podem ser contra histonas, proteínas não histona, antígenos nucleares e citoplasmáticos[59].

Os anticorpos antinucleossomo e anti-C1q são específicos, têm alto valor preditivo positivo, mas são pouco sensíveis[60-62]. Já os anticorpos contra o ácido desoxirribonucleico de dupla hélice (anti-dsDNA) estão presentes em até 93% dos pacientes, têm papel na formação de imunocomplexos relacionados à nefrite lúpica e os títulos variam com a atividade da doença[4,5,7]. Os anticorpos contra antígenos nucleares extraíveis (anti-ENA), anti-Sm (32 a 36%), anti-RNP (26 a 35%), anti-SSA/Ro (31 a 33%) e anti-SSB/La (14 a 19%) também são observados nos soros de pacientes com LESJ[1,4,5]. O anticorpo anti-Sm é específico para o LES[1]. Alguns autores sugerem que o anticorpo anti-RNP indique quadro clínico benigno, com menor acometimento renal e tem sido relacionado à miocardite e à fibrose pulmonar. O anticorpo anti-

-SSA/Ro associa-se ao lúpus cutâneo subagudo, à síndrome de Sjögren e ao lúpus neonatal[55]. Já o anticorpo anti-P ribossomal têm sido relacionado ao envolvimento neuropsiquiátrico (psicose), à nefrite e à hepatite autoimune no LES[39,63,64]. Os anticorpos antifosfolípides (anticardiolipina IgG e IgM e o anticoagulante lúpico), dirigidos contra os fosfolípides da membrana celular, estão presentes em 34 a 44% dos pacientes, variam conforme a atividade da doença e estão associados aos fenômenos trombóticos observados no LES[40,51,65].

EXAMES LABORATORIAIS

A velocidade de hemossedimentação (VHS) e a proteína C-reativa (PCR) são marcadores sensíveis de inflamação crônica e podem auxiliar no diagnóstico, na presença de atividade e no diagnóstico de infecção associada à doença[1,5,66].

Os níveis séricos do complemento total e das frações C3 e C4 estão diminuídos nos pacientes com doença ativa. A redução indica ativação da cascata do complemento pela presença de imunocomplexos, principalmente nos rins[1]. Valores séricos baixos de complemento também podem indicar deficiência hereditária[16].

BIOMARCADORES

O propósito de um biomarcador é medir um processo biológico. Biomarcadores e/ou painéis de biomarcadores séricos e urinários têm sido estudados no sentido de determinar quais estariam relacionados à patogênese, ao diagnóstico, à atividade de doença, à lesão de órgãos, a características histopatológicas e à resposta ao tratamento[12]. Os autoanticorpos têm sido associados a diversos acometimentos do LESJ, como o anti-DNA, à nefrite e o anti-P a alterações neurológicas. No entanto outras associações têm sido descritas tornando-os menos específicos[12,35,64]. Deficiências das frações C1q, C2 e C4 do complemento têm sido avaliadas como biomarcadores genéticos para o desenvolvimento do LESJ[16-18]. Os autoanticorpos anti-C1q, antinucleossomo e anti-dsDNA foram analisados como específicos para o diagnóstico de LESJ[60,67,68]. Concentrações séricas e urinárias de NGAL, MCP1, TWEAK, C3 e C4 têm sido estudadas como biomarcadores de nefrite[12,35]. Já concentrações séricas aumentas de IgE, TRAIL e Fas solúveis e proporções aumentadas de linfócitos T duplo negativos têm sido propostas como possíveis biomarcadores da disfunção imune do LESJ[12,19,69].

DIAGNÓSTICO

O diagnóstico do LESJ é complexo, evolutivo e baseia-se em alterações clínicas e laboratoriais características. Recentemente, um novo critério de classificação mais sensível e específico foi proposto e comparado ao critério proposto em 1997 (Quadros 10.2 a 10.4)[70-72]. Pelo novo critério de classificação, o paciente deve apresentar pelo menos quatro dos 17 critérios, sendo pelo menos um clínico e um imunológico ou a presença de nefrite lúpica confirmada por biópsia com FAN e/ou anti-dsDNA positivo[71,72].

AVALIAÇÃO DA DOENÇA

A atividade clínica do LESJ é um importante fator de morbimortalidade. O desafio de avaliar corretamente a atividade da doença resultou no desenvolvimento de uma série de ferramentas. Entre elas destaca-se o SLEDAI-2K (*Systemic Lupus Erythematosus Disease Activity Index* 2000), um índice de cálculo rápido, sensível, reprodutível e que permite avaliar também a atividade persistente da doença. Proposto inicialmente para adultos, também foi validado para crianças (Tabela 10.2)[73,74].

Quadro 10.2 Critérios de classificação de 1997 do American College of Rheumatology (ACR) para o diagnóstico de lúpus eritematoso sistêmico (LES)[70]

- Eritema ou *rash* malar

- Eritema ou *rash* discoide

- Fotossensibilidade

- Úlceras de mucosa (oral ou nasal evidenciada pelo médico)

- Artrite não erosiva

- Pleurite ou pericardite

- Nefrite
  - Proteinúria persistente ou superior a 0,5 g/dia ou
  - Cilindrúria (cilindros hemáticos, hemoglobínicos, granulares, tubulares ou mistos)

- Doença neuropsiquiátrica
  - Psicose (excluindo-se drogas e distúrbios metabólicos) ou
  - Convulsão (excluindo-se drogas e distúrbios metabólicos)

- Doença hematológica
  - Anemia hemolítica com reticulocitose em duas ou mais ocasiões ou
  - Leucopenia (leucócitos < 4.000/mm^3) em duas ou mais ocasiões ou
  - Linfopenia (linfócitos < 1.500/mm^3) em duas ou mais ocasiões ou
  - Plaquetopenia (plaquetas < 100.000/mm^3) na ausência de drogas indutoras de trombocitopenia

- Alterações imunológicas
  - Presença de anticorpo anti-DNA de dupla hélice ou
  - Presença de anticorpo anti-Sm ou
  - Presença de anticorpo antifosfolípide: anticardiolipina IgG ou IgM, ou anticoagulante lúpico ou
  - VDRL falso-positivo

- Fator antinúcleo (FAN) positivo

Para o diagnóstico de LES é necessária a presença de quatro ou mais dos 11 critérios, simultânea ou evolutivamente, em qualquer intervalo.

Quadro 10.3 Critérios clínicos de classificação do SLICC (Systemic Lupus International Collaborating Clinics) para diagnóstico de lúpus eritematoso sistêmico (LES)[71]

Lúpus cutâneo agudo
Inclui um dos seguintes: eritema malar, lúpus bolhoso, necrólise epidérmica tóxica, eritema maculopapular, fotossensibilidade (na ausência de dermatomiosite), lúpus cutâneo subagudo (lesões psoriasiformes não enduradas ou lesões anulares policíclicas que resolvem sem deixar cicatriz, apesar de ocasionalmente ocorrer despigmentação pós-inflamatória ou telangiectasias)

Lúpus cutâneo crônico
Inclui um dos seguintes: lúpus discoide clássico (localizado – acima do pescoço; generalizado – acima e abaixo do pescoço), lúpus hipertrófico (verrucoso), paniculite lúpica (lúpus profundo), lúpus mucoso, lúpus túmido, lúpus pérnio, lúpus discoide/superposição com líquen plano

Úlceras orais ou nasais
Localizadas no pálato, boca, língua ou narinas na ausência de outras causas como vasculite, doença de Behçet, infecções (como herpes), doença inflamatória intestinal, artrite reativa e alimentos ácidos

Alopecia
Afilamento difuso ou fragilidade capilar com cabelos quebradiços visíveis na ausência de outras causas, como alopecia areata, drogas, deficiência de ferro e alopecia androgênica

Artrite
Envolvendo duas ou mais articulações. Edema ou derrame articular ou artralgia em duas ou mais articulações e rigidez matinal de 30 minutos ou mais

Serosite (pleurite ou pericardite)
Dor pleurítica por mais de um dia ou derrame pleural ou atrito pleural, dor pericárdica típica (dor em posição deitada que melhora ao se sentar com o tronco para a frente) por mais de um dia, efusão pericárdica, atrito pericárdico ou eletrocardiograma com sinais de pericardite. Na ausência de outras causas, como infecções uremia ou pericardite de Dressler

Nefrite
Relação entre proteína e creatinina urinárias (ou proteinúria de 24 horas) com mais de 500 mg de proteína em 24 horas ou presença de cilindros hemáticos

Neuropsiquiátrico
Inclui um dos seguintes: convulsão, psicose, mielite, mononeurite múltipla (na ausência de outras causas como vasculite primária), neuropatia periférica ou de nervos cranianos (na ausência de outras causas como vasculite primária, infecção e diabete melito), estado confusional agudo (na ausência de outras causas como toxicometabólicas, uremia e drogas)

Anemia hemolítica

Leucopenia < 4.000/mm³ ou linfopenia < 1.000/mm³
Leucopenia (na ausência de outra causa conhecida como síndrome de Felty, drogas ou hipertensão) ou linfopenia (na ausência de outra causa conhecida como glicocorticoides, drogas e infecções)

Plaquetopenia ≤ 100.000/mm³
Na ausência de outra causa conhecida como drogas, hipertensão portal e púrpura trombocitopênica trombótica

Quadro 10.4 Critérios imunológicos de classificação do SLICC (Systemic Lupus International Collaborating Clinics) para diagnóstico de lúpus eritematoso sistêmico (LES)[71]

Fator antinuclear (FAN)
Acima dos valores de referência

Anticorpo anti-DNA dupla hélice
Acima dos valores de referência, exceto a técnica de ensaio imunoenzimático (Elisa) acima de duas vezes o valor de referência

Anticorpo anti-Sm

(continua)

> **Quadro 10.4 Critérios imunológicos de classificação do SLICC (Systemic Lupus International Collaborating Clinics) para diagnóstico de lúpus eritematoso sistêmico (LES)[71] (continuação)**
>
> **Anticorpo antifosfolípide – qualquer um dos seguintes autoanticorpos:**
> - Anticoagulante lúpico
> - VDRL falso-positivo
> - Anticardiolipina em médios ou altos títulos (IgA, IgG ou IgM)
> - Antibeta-2 glicoproteína I (IgA, IgG ou IgM)
>
> **Redução sérica do complemento**
> - C3 baixo
> - C4 baixo
> - CH50 baixo
>
> **Teste de Coombs direto positivo**
> - Na ausência de anemia hemolítica

Para avaliar a morbidade ou o dano cumulativo do lúpus, utiliza-se o SLICC/ACR/ DI (*Systemic Lupus International Collaborating Clinics/American College of Rheumatology/Damage Index*)[75]. Adicionalmente, um consenso internacional estabeleceu as definições para doença inativa e remissão clínica[76]. Estudos têm demonstrado que o tempo cumulativo de atividade da doença, duração do tratamento com altas doses de corticosteroides, presença de anticorpos antifosfolípides e trombocitopenia aguda se associam a maior dano, enquanto o uso de imunossupressores está ligado a menor morbidade (Tabela 10.3)[77-79].

TRATAMENTO

O tratamento do LESJ constitui desafio relevante no sentido de manter um controle adequado e a remissão clínica da doença, uma vez que nenhuma intervenção terapêutica leva à cura definitiva. Além disso, exacerbações e infecções concomitantes podem ocorrer mesmo durante o tratamento, e eventos adversos podem ser tão ou mais danosos que a própria doença. O tratamento do LESJ é abrangente e inclui mudanças de hábitos e uso de medicamentos, como corticosteroides, antimaláricos, imunossupressores e agentes biológicos[35].

É fundamental que pacientes com LESJ[35]:

- Entendam sobre a importância do tratamento adequado.
- Evitem bebidas alcoólicas e o fumo para minimizar os riscos cardiovasculares.
- Aumentem a ingestão de leite e derivados e façam suplementação de vitamina D para diminuir os riscos de osteoporose.
- Diminuam a ingestão de alimentos calóricos e de sal para evitar a obesidade e a retenção de líquidos e hipertensão arterial decorrentes do uso de corticosteroides.
- Reduzam a exposição ao sol e usem fotoprotetores para evitar a reativação da doença.

Tabela 10.2 Índice de atividade do lúpus eritematoso sistêmico (SLEDAI-2K)[73,74]

Pontuação	SLEDAI escore	Manifestação	Definição
8	_____	Convulsão	Início recente. Excluir causas metabólicas e infecciosas ou drogas
8	_____	Psicose	Dificuldade de exercer atividades normais por distúrbio na percepção da realidade: alucinação, incoerência, perda da capacidade associativa, da organização do pensamento, pensamento ilógico, bizarro, desorganizado, catatonia. Excluir causas metabólicas e drogas
8	_____	Síndrome orgânica cerebral	Alteração da função mental, com dificuldade de orientação, memória ou outras funções intelectuais, com início rápido e características flutuantes. Inclui alteração da consciência com redução da capacidade de manter a atenção ao ambiente, e mais duas das seguintes alterações: distúrbio da percepção, fala incoerente, insônia ou sonolência durante o dia, ou aumento ou diminuição da atividade psicomotora. Excluir causas metabólicas ou drogas
8	_____	Distúrbio visual	Alterações da retina devido ao lúpus eritematoso sistêmico. Inclui corpos citoides, hemorragia retiniana, exsudato seroso ou hemorrágico em coroide ou neurite óptica. Excluir hipertensão, infecção e drogas
8	_____	Alteração de pares cranianos	Alteração recente sensória ou motora envolvendo pares cranianos
8	_____	Cefaleia lúpica	Cefaleia intensa, persistente, tipo enxaqueca e que não responde a analgésicos e narcóticos
8	_____	AVE	Acidente vascular encefálico recente. Excluir arteriosclerose
8	_____	Vasculite	Úlceras, gangrena, nódulos, infarto periungueal, hemorragias, biópsia ou arteriografia com vasculite
4	_____	Artrite	Duas ou mais articulações com dor ou sinais inflamatórios
4	_____	Miosite	Dor ou fraqueza muscular proximal, associados à elevação das enzimas musculares ou eletromiografia alterada ou biópsia com miosite
4	_____	Cilindrúria	Presença de cilindros hialinos ou hemáticos
4	_____	Hematúria	> 5 hemácias por campo. Excluir cálculos, infecção ou outras causas
4	_____	Proteinúria	> 0,5 g/24 horas. Recente
4	_____	Leucocitúria	> 5 leucócitos por campo. Excluir infecção
2	_____	*Rash* malar	Recente ou recorrente
2	_____	Alopécia	Recente ou recorrente
2	_____	Úlceras de mucosa	Recentes ou recorrentes, nasais ou orais
2	_____	Pleurite	Dor pleural com atrito, espessamento ou derrame pleural
2	_____	Pericardite	Dor torácica com atrito ou derrame pericárdico ou confirmação por eletro ou ecocardiograma
2	_____	Complemento baixo	Diminuição de CH50 ou C3 ou C4
2	_____	Aumento do anti-DNA	Aumento recente
1	_____	Febre	> 38°C. Excluir infecção
1	_____	Plaquetopenia	< 100.000 plaquetas/mm^3
1	_____	Leucopenia	< 3.000 leucócitos/mm^3. Excluir drogas
Total	_____		

Tabela 10.3 Índice de dano no lúpus eritematoso sistêmico (SLICC/ACR/DI)[75]

Pontuação		Item
		Ocular (qualquer olho, por avaliação clínica)
1 ( )		Catarata em qualquer época
1 ( )		Alteração retiniana ou atrofia óptica
		Neuropsiquiátrico
1 ( )		Prejuízo cognitivo (p. ex., deficiência de memória, dificuldade com cálculo, dificuldade de concentração, dificuldade com linguagem escrita ou falada, prejuízo no nível de execução) ou
1 ( )		Psicose
1 ( )		Convulsões requerendo tratamento por 6 meses
1 ( )	2 ( )	Acidente vascular encefálico em qualquer época (pontuar 2 se > 1)
1 ( )		Neuropatia craniana ou periférica (excluir óptica)
1 ( )		Mielite transversa
		Renal
1 ( )		Taxa de filtração glomerular medida ou estimada < 50%
1 ( )		Proteinúria ≥ 3,5 g/24 horas
1 ( )		Insuficiência renal terminal (a despeito de diálise ou transplante)
		Pulmonar
1 ( )		Hipertensão pulmonar (aumento de ventrículo direito ou hiperfonese de B2)
1 ( )		Fibrose pulmonar (p. ex., físico e radiográfico)
1 ( )		Pulmão retraído (radiográfico)
1 ( )		Fibrose pleural (radiográfico)
1 ( )		Infarto pulmonar (radiográfico)
		Cardiovascular
1 ( )		Angina ou ponte coronariana
1 ( )	2 ( )	Infarto agudo do miocárdio em qualquer época (pontuar 2 se > 1)
1 ( )		Cardiomiopatia (disfunção ventricular)
1 ( )		Doença valvular (sopro diastólico ou sistólico > 3+/6+)
1 ( )		Pericardite por 6 meses ou pericardiectomia
		Vascular periférico
1 ( )		Claudicação por 6 meses
1 ( )		Perda tecidual menor (polpa digital)
1 ( )	2 ( )	Perda tecidual significativa em qualquer época (p. ex., dedo ou membro) (pontuar 2 se > 1 local)
1 ( )		Trombose venosa com edema, ulceração ou estase venosa
		Gastrointestinal
1 ( )	2 ( )	Infarto ou ressecção de: intestino (abaixo do duodeno), baço, fígado ou vesícula, em qualquer época e por qualquer causa (pontuar 2 se > 1 local)
1 ( )		Insuficiência mesentérica

(continua)

Tabela 10.3 Índice de dano no lúpus eritematoso sistêmico (SLICC/ACR/DI)[75] (continuação)

Pontuação		Item
1 ( )		Peritonite crônica
1 ( )		Estenose ou cirurgia em trato gastrointestinal superior em qualquer época
		Musculoesquelético
1 ( )		Atrofia muscular ou fraqueza
1 ( )		Artrite erosiva ou deformante (inclui formas redutíveis e exclui necrose avascular)
1 ( )		Osteoporose com fratura ou colapso vertebral (exclui necrose avascular)
1 ( )	2 ( )	Necrose avascular (pontuar 2 se > 1)
1 ( )		Osteomielite
		Pele
1 ( )		Alopecia crônica cicatricial
1 ( )		Cicatriz cutânea ou panicular extensa que não em polpa ou couro cabeludo
1 ( )		Úlcera cutânea (excluindo trombose) por > 6 meses
		Outros
1 ( )		Falência gonadal prematura
1 ( )		Diabete (a despeito de tratamento)
1 ( )	2 ( )	Malignidade (exclui displasia) (pontuar 2 se > 1 local)
		Total:_____

Dano (mudança irreversível, não relacionada com inflamação ativa) ocorrendo desde o início do lúpus, certificada por avaliação clínica e presente por pelo menos seis meses, a menos que ressalvado de outra forma. Episódios repetidos devem ocorrer com intervalos mínimo de seis meses para pontuar. A mesma lesão não pode ser pontuada duas vezes.

- Mantenham a carteira de vacinação em dia.
- Pratiquem exercícios regularmente, pois as atividades físicas diminuem os riscos de osteoporose, auxiliam na redução ponderal e na manutenção do perfil lipídico adequado e melhoram a tonicidade muscular e o movimento das articulações.

Antimaláricos como hidroxicloroquina resultam em redução da inflamação, sendo ela indicada para todos os casos de LESJ, particularmente para pacientes com lesões cutâneas e articulares, o que permite evitar o uso de imunossupressores. Pacientes em uso de antimaláricos devem fazer avaliação regular do fundo de olho e campo visual por conta do risco de retinopatia[33,35].

Os anti-inflamatórios não hormonais, como o naproxeno, podem auxiliar no controle de artrites, artralgias, mialgias e dores relacionadas à necrose avascular, mas devem ser usados com cuidado por seu potencial para causar nefrotoxicidade[33,35].

A prednisona é utilizada nas doses de 1 a 2 mg/kg/dia, divididas em 1 a 4 tomadas, dependendo da atividade e da gravidade da doença[33,35]. Pulsoterapia com metilprednisolona é utilizada para controle das situações agudas e graves, como glomerulonefrites difusas, manifestações neuropsiquiátricas, trombocitopenia, anemia hemolítica e hemorragia pulmonar[35]. Os corticosteroides devem ser utilizados na menor dose (≤ 10 mg/dia) e pelo menor tempo possível (4 a 6 meses)[35].

Imunossupressores, como ciclofosfamida, metotrexato, ciclosporina, micofenolato de mofetila e azatioprina, são reservados para pacientes com doença grave ou refratária, para aqueles que apresentaram eventos adversos relacionados à hidroxicloroquina ou como poupadores dos corticosteroides[35]. A ciclofosfamida endovenosa permanece a terapia de escolha na fase de indução para o manejo da glomerulonefrite difusa, no entanto, as doses utilizadas e a duração do tratamento são ajustadas no sentido de minimizar eventos adversos[33,35]. A ciclofosfamida também é a terapia de escolha para as alterações neurológicas[35]. O metotrexato é eficaz no tratamento das artrites e das lesões cutâneas, mas tem menor eficácia no tratamento da nefrite[33,35]. A ciclosporina pode ser útil no tratamento da glomerulonefrite membranosa do LESJ, mas a hipertensão arterial limita o uso[33,35]. Já o micofenolato de mofetila tem se mostrado bastante eficaz no controle das glomerulonefrites classes III, IV ou V, e como terapia de manutenção após o uso de ciclofosfamida[33,35,80]. A azatioprina auxilia na redução da dose dos corticosteroides, no tratamento da glomerulonefrite membranosa e tem se mostrado eficaz na fase de manutenção após o uso de ciclofosfamida[2,33,35]. A fase de manutenção do tratamento da nefrite deve durar pelo menos três anos e durante este período as doses devem ser diminuídas e os medicamentos gradativamente suspensos, se iniciando pelos corticosteroides[35].

Nos pacientes com proteinúria, recomenda-se o uso dos inibidores da enzima conversora de angiotensina (IECA) ou dos bloqueadores do receptor da angiotensina (BRA) para a proteção renal[33,35].

No adulto com LES, o tacrolimo para tratamento da nefrite não foi superior ao micofenolato na fase de indução, mas foi seguro no tratamento da nefrite no LESJ[2,33,35].

Anticoagulantes orais são utilizados nos pacientes com síndrome antifosfolípide, enquanto o uso de ácido acetilsalicílico naqueles com anticorpos antifosfolípides positivos não é consenso[33,35,51].

A associação com danazol parece ser útil no controle da anemia hemolítica e da trombocitopenia imune refratárias no LESJ[35].

A imunoglobulina endovenosa é uma opção terapêutica para pacientes que não responderam a outros tratamentos ou que apresentem infecções concomitantes, sobretudo no controle da hemorragia pulmonar, das vasculites, da polirradiculoneurite e da nefrite lúpica refratárias[33,35].

Em relação aos agentes imunobiológicos, o anticorpo monoclonal quimérico anti-CD20 (rituximabe) leva a redução significativa do número de linfócitos B e tem sido considerado seguro e eficaz como alternativa terapêutica para os casos com envolvimentos neurológico, hematológico e renal[2,33,35,81]. Infecções e hipogamaglobulinemia devem ser monitoradas durante o tratamento com rituximabe[7,33,35]. Outra alternativa terapêutica é o belimumabe (anti-BlyS, estimulador de linfócitos B) que tem sido usado em casos de artrite, lesões cutâneas e eventos adversos aos corticosteroides; também se mostrou benéfico no controle da nefrite e de alterações hematológicas nos pacientes com LES[2,33,35,82].

Nos casos graves e refratários, os transplantes renal e autólogo de células-tronco hematopoiéticas podem ser uma alternativa terapêutica[7,33,35].

É importante destacar que vários ensaios clínicos estão em andamento com inibidores de linfócitos B, inibidores de JAK, entre outros, mas até o momento estes produtos não demonstraram superioridade clínica ao placebo ou aos atuais tratamentos[2]. Por outro lado, o sifalimumabe (anti-IFN-alfa), o rontalizumabe (anti-TNF-alfa), o epratuzumabe (anti-CD22) e uma formulação com nanopartículas de metilprednisolona (que reduz os eventos adversos) parecem bastante promissores[2].

PROGNÓSTICO

O prognóstico do LESJ vem melhorando nos últimos anos, graças aos avanços diagnósticos e terapêuticos. O diagnóstico e o encaminhamento precoces (melhor reconhecimento das manifestações clínicas e aperfeiçoamento dos testes laboratoriais) e a utilização de drogas mais eficazes têm sido fatores fundamentais para melhora da sobrevida, que é de aproximadamente 90% após 10 anos do início da doença[78]. O comprometimento renal ou do sistema nervoso central são fatores de impacto negativo na evolução do LESJ, contribuindo consideravelmente para a morbimortalidade[77,78]. As infecções vêm sobrepondo a insuficiência renal como principal causa de óbito no LESJ[66,79,83]. Por outro lado, a adesão ao tratamento, medicamentoso ou não, tem impacto positivo, tanto na morbidade quanto na mortalidade dos pacientes com LESJ[35].

É importante ressaltar que com o aumento na expectativa de vida de crianças e adolescentes com LESJ, o desafio é melhorar a qualidade. Nesse sentido, é fundamental minimizar as comorbidades e sequelas da doença, eventos adversos aos medicamentos, infecções recorrentes, alterações do crescimento, necrose avascular, aterosclerose, hipertensão arterial, osteoporose, alterações oftalmológicas e da função gonadal[5,29,47,52,53,66,77-79,83-87].

Em razão da maior suscetibilidade a infecções bacterianas, em especial aos agentes capsulados (meningococo e pneumococo), consequente à hipocomplementenemia primária ou adquirida, asplenia cirúrgica ou funcional e função alterada de neutrófilos e macrófagos, os pacientes com LESJ devem receber as vacinas para o meningococo e o pneumococo[33,79,88,89]. Por outro lado, as vacinas de vírus vivos atenuados, particularmente da varicela, devem ser avaliadas para cada paciente[84,88-90]. Vacinas com bactérias ou vírus mortos e aquelas contendo componentes imunizantes ou toxoides são seguras[88,89,91]. É importante lembrar que antes do início do tratamento com corticosteroides e imunossupressores os pacientes devem realizar triagem para tuberculose e infecções parasitárias[33,35,92]. Portanto, para minimizar os riscos de infecção e reativação da doença, é fundamental manter a caderneta de vacinação atualizada, evitar aglomerações e locais com poluentes, evitar o tabagismo e locais com fumantes, assim como manter adequada saúde bucal[88,93,94].

O retardo de crescimento observado no LESJ tem sido atribuído ao uso dos corticosteroides e à atividade da doença, no entanto, devem ser lembradas causas endócrinas como tireoidite e deficiência de hormônio de crescimento[57,78].

Para prevenir osteoporose, indica-se a suplementação de cálcio e vitamina D, o uso de bifosfonatos, o uso da menor dose de corticosteroides possível, o controle do ganho de peso e um programa de exercícios[35,87,95].

O controle do perfil lipídico e da hipertensão arterial, assim como a avaliação de risco para *diabetes mellitus* são fundamentais para diminuir os riscos de aterosclerose e infarto agudo do miocárdio[33,35,47,57,79].

Avaliação da função gonadal ou da capacidade reprodutiva e o uso da triptorelina para supressão ovariana durante o uso da ciclofosfamida devem ser considerados durante o tratamento dos adolescentes[7,35].

Orientações relacionadas à possibilidade de engravidar e à contracepção são fundamentais na abordagem da adolescente lúpica[35,85,86]. As gestações das pacientes com LESJ — em particular as com síndrome antifosfolípides ou com anticorpos positivos — apresentam maior risco para abortamento espontâneo, pré-eclâmpsia, retardo de crescimento intrauterino, parto prematuro e reativação da doença, reforçando a importância da orientação contraceptiva[33,85,86,96]. Ademais, mulheres com anticorpos anti-SSA/Ro e anti-SSB/La positivos apresentam risco aumentado para que o recém-nascido apresente lúpus neonatal[97].

As neoplasias são consideradas diagnóstico diferencial do LESJ, em particular as leucemias, entretanto, pacientes com LESJ parecem ter menor risco de desenvolver neoplasias comparado aos com LES de início na idade adulta[35,98,99].

A síndrome de ativação macrofágica é rara nos pacientes com LESJ, mas têm alta morbidade e mortalidade[43].

LÚPUS INDUZIDO POR DROGA

O lúpus induzido por droga é definido como o aparecimento de sinais e sintomas característicos de LES, temporalmente relacionado à exposição a determinados medicamentos e com resolução do quadro após sua suspensão[2,100]. A associação clássica é com a procainamida e a hidralazina, mas atualmente uma série de medicamentos têm sido relacionados a doença. A patogênese do lúpus induzido por droga não está totalmente estabelecida, mas provavelmente relaciona-se com a possibilidade de inibição da metilação do DNA por estas drogas[2,8]. No lúpus induzido por droga também há produção de autoanticorpos, em particular dos anticorpos FAN, anti-histona, anti-DNA de hélice simples ou dupla e anticardiolipina[100]. Estes anticorpos apresentam negativação após a retirada do medicamento[100].

LÚPUS NEONATAL

A síndrome do lúpus neonatal pode acometer recém-nascidos de mães com LES, síndrome de Sjögren ou assintomáticas com anticorpos anti-SSA/Ro e/ou anti--SSB/La positivos, em virtude da passagem transplacentária de imunoglobulinas da classe IgG[96,97,101]. Manifesta-se pela presença de lúpus cutâneo ou bloqueio cardíaco associado ou não a outras manifestações sistêmicas[96,97]. Fisiopatologicamente caracteriza-se por processo inflamatório do feixe de condução secundário ao reconhecimento pelos autoanticorpos anti-SSA/Ro e anti-SSB/La dos antígenos na superfície dos cardiomiócitos, levando à apoptose e consequente fibrose e calcificação do nó atrioventricular (AV)[97,101,102]. A prevalência de lúpus neonatal nos recém-nascidos de mães lúpicas ou com anticorpo positivo é de 2%, a de bloqueio cardíaco é de 1% e o risco de recorrência na gestação seguinte é de 20%[97].

Os envolvimentos mais frequentes são bloqueio cardíaco congênito (25%), eritema anular (40%), hepatite neonatal (35%) e citopenias (35%)[97,101].

O lúpus cutâneo neonatal é fotossensível e caracteriza-se por placas eritematosas, descamativas ou eritema anular em face, periorbitário, em couro cabeludo, tronco e raiz dos membros. Surge entre o nascimento e o terceiro mês de vida, tem resolução espontânea em até seis meses e não deixa sequelas[97,101]. Os diagnósticos diferenciais são: urticária, dermatite seborreica, eritema multiforme, *tinea corporis* e eritema anular familiar[97].

As alterações hematológicas mais frequentes são anemia hemolítica autoimune, leucopenia, plaquetopenia e neutropenia, raramente ocorrendo aplasia[97,101].

Alterações hepáticas e gastrointestinais, como hepatomegalia, esplenomegalia, aumento de enzimas hepáticas, colestase, hemorragia gastrointestinal, são, assim como as alterações hematológicas, em geral transitórias[97,101].

Embora raras, alterações como macrocefalia com ou sem hidrocefalia, mielopatia, meningite asséptica, convulsão e miastenia *gravis* são também transitórias[97,101].

Bloqueio cardíaco completo ou de terceiro grau é o achado mais frequente, mas podem ocorrer bradicardia, arritmias, bloqueio de ramo, bloqueio AV de primeiro ou segundo grau[97,101]. Transposição dos grandes vasos, canal arterial pérvio, defeito do septo ventricular ou atrial, forame oval pérvio, coarctação, tetralogia, displasia ventricular ou valvar, drenagem pulmonar anômala, pericardite, derrame pericárdico e miocardite são menos frequentes[97,101]. Pela necessidade de estabelecer precocemente o diagnóstico de bloqueio cardíaco fetal, gestantes com lúpus ou síndrome de Sjögren com anticorpos positivos devem realizar ecocardiogramas semanais durante a 16ª e a 22ª semanas e bissemanais entre 26ª e 32ª semanas de gestação[97,101].

O diagnóstico de lúpus neonatal é estabelecido pela presença de quadro clínico sugestivo e anticorpos anti-SSA/Ro (60 KD ou 52 KD), anti-SSB/La positivos nos soros do recém-nascido e da mãe[97,101].

Para o tratamento do lúpus cutâneo deve-se orientar a menor exposição possível à luz solar e ultravioleta, bem como uso de protetor solar. Corticosteroides tópicos e hidroxicloroquina podem ser úteis[97,101]. Já o tratamento pré-natal ou intraútero para prevenção do bloqueio cardíaco é feito com dexametasona, pois esse corticoide atravessa de modo eficaz a barreira placentária e diminui a inflamação e a fibrose do feixe de condução[97,101,102]. Alguns autores sugerem que a hidroxicloroquina e a imunoglobulina endovenosa possam ser eficazes na prevenção do bloqueio cardíaco[97,101,102]. Após o nascimento, o tratamento do bloqueio cardíaco estabelecido é realizado com drogas para controle da insuficiência cardíaca (digoxina, captopril e outros); implante de marca-passo; corticosteroides; imunoglobulina endovenosa e plasmaférese[97,102]. O uso de corticosteroides pode ser necessário para controle das alterações hematológicas, hepáticas e neurológicas[97].

O prognóstico do lúpus neonatal depende basicamente da presença e da gravidade do bloqueio cardíaco, uma vez que as outras manifestações regridem em média aos 6 meses de idade. Bloqueio cardíaco e miocardite podem levar ao óbito perinatal ou durante a infância por insuficiência cardíaca em aproximadamente 20% dos casos[97,101]. Menos de 5% dos recém-nascidos com lúpus neonatal desenvolvem LES. Por outro lado, metade das mães assintomáticas com anticorpos positivos desenvolve doença autoimune em até três anos[97].

CONCLUSÕES

O diagnóstico precoce e o uso de corticosteroides aliados aos imunossupressores têm proporcionado maior sobrevida aos pacientes com LESJ. No entanto, o grande desafio é desenvolver novas terapias que permitam rápida remissão da doença com menor morbidade.

REFERÊNCIAS BIBLIOGRÁFICAS

1. Silva CA. Childhood-onset systemic lupus erythematosus: early disease manifestations that the paediatrician must know. Expert Rev Clin Immunol. 2016;12(9):907-10.
2. La Paglia GMC, Leone MC, Lepri G, Vagelli R, Valentini E, Alunno A, Tani C. One year in review 2017: systemic lupus erythematosus. Clin Exp Rheumatol. 2017;35(4):551-61.
3. Silva CA, Avcin T, Brunner HI. Taxonomy for systemic lupus erythematosus with onset before adulthood. Arthritis Care Res (Hoboken). 2012;64(12):1787-93.
4. Mina R, Brunner HI. Update on differences between childhood-onset and adult-onset systemic lupus erythematosus. Arthritis Res Ther. 2013;15(4):218.
5. Gomes RC, Silva MF, Kozu K, Bonfá E, Pereira RM, Terreri MT, et al. Features of 847 Childhood-Onset Systemic Lupus Erythematosus Patients in Three Age Groups at Diagnosis: A Brazilian Multicenter Study. Arthritis Care Res (Hoboken). 2016;68(11):1736-41.
6. Vilar MJ, Sato EI. Estimating the incidence of systemic lupus erythematosus in a tropical region (Natal, Brazil). Lupus. 2002;11(8):528-32.
7. Couture J, Silverman ED. Update on the pathogenesis and treatment of childhood-onset systemic lupus erythematosus. Curr Op Rheumatol. 2016;28(5):488-96.
8. Choi J, Kim ST, Craft J. The pathogenesis of systemic lupus erythematosus-an update. Curr Op Immunol. 2012;24(6):651-7.
9. Conde PG, Farhat LC, Braga ALF, Sallum AEM, Farhat SCL, Silva CA. Are prematurity and environmental factors determinants for developing childhood-onset systemic lupus erythematosus? Mod Rheumatol. 2018;28(1):156-60.
10. Carneiro-Sampaio M, Liphaus BL, Jesus AA, Silva CAA, Oliveira JB, Kiss MH. Understanding systemic lupus erythematosus physiopathology in the light of primary immunodeficiencies. J Clin Immunol. 2008;28(Suppl 1):S34-41.
11. Liphaus BL, Bittencourt Kiss MH. The role of apoptosis proteins and complement components in the etiopathogenesis of systemic lupus erythematosus. Clinics. 2010;65(3):327-33.
12. Liu CC, Kao AH, Manzi S, Ahearn JM. Biomarkers in systemic lupus erythematosus: challenges and prospects for the future. Ther Adv Musculoskelet Dis. 2013;5(4):210-33.
13. Liphaus BL, Kiss MHB, Carrasco S, Goldenstein-Schainberg C. Increased Fas and Bcl-2 expression on peripheral blood T and B lymphocytes from juvenile-onset systemic lupus erythematosus, but not from juvenile rheumatoid arthritis and juvenile dermatomyositis. Clin Dev Immunol. 2006;13(2):283-7.
14. Liphaus BL, Bittencourt Kiss MH, Carrasco S, Goldenstein-Schainberg C. Increased Fas and Bcl-2 expression on peripheral mononuclear cells from patients with active juvenile-onset systemic lupus erythematosus. J Rheumatol. 2007;34(7):1580-4.
15. Liphaus BL, Kiss MHB, Carrasco S, Goldenstein-Schainberg C. Reduced expressions of Fas and Bcl-2 proteins in CD14+monocytes and normal CD14 soluble levels in juvenile systemic lupus erythematosus. Lupus. 2013;22(9):940-7.
16. Jesus AA, Liphaus BL, Silva CA, Bando SY, Andrade LE, Coutinho A, Carneiro-Sampaio M. Complement and antibody primary immunodeficiency in juvenile systemic lupus erythematosus patients. Lupus. 2011;20(12):1275-84.
17. Pereira KM, Faria AGA, Liphaus BL, Jesus AA, Silva CA, Carneiro-Sampaio M, et al. Low C4, C4A and C4B gene copy numbers are stronger risk factors for juvenile-onset than for adult-onset systemic lupus erythematosus. Rheumatology. 2016;55(5):869-73.
18. Liphaus BL, Umetsu N, Jesus AA, Bando SY, Silva CA, Carneiro-Sampaio M. Molecular characterization of the complement C1q, C2 and C4 genes in Brazilian patients with juvenile systemic lupus erythematosus. Clinics. 2015;70(3):220-7.
19. Liphaus BL, Kiss MHB, Carrasco S, Palmeira P, Goldenstein-Schainberg C, Carneiro-Sampaio M. Increased serum sFas, sTRAIL, and reduced sFasL in juvenile-onset systemic lupus erythematosus. Clin Rheumatol. 2017;36(12):2847-52.
20. Liphaus BL, Palmeira P, Lima L, Silva CA, Goldenstein-Schainberg C, Carneiro-Sampaio M. Soluble TAM (TYRO3, AXL, MER) receptors and GAS6 ligand in patients with juvenile systemic lupus erythematosus (JSLE). Ann Rheumatic Dis. 2015;74(Suppl 2):381.

21. Liphaus BL, Kiss HB, Goldberg AC. HLA-DRB1 alleles in juvenile-onset systemic lupus erythematosus: renal histologic class correlations. Braz J Med Biol Res. 2007;40(4):591-7.
22. Liphaus BdL, Goldberg AC, Kiss MHB, Silva CAA. Analysis of human leukocyte antigens class II-DR in Brazilian children and adolescents with systemic lupus erythematosus. Rev Hosp Clin Fac Med Sao Paulo. 2002;57(6):277-82.
23. Pontillo A, Reis EC, Liphaus BL, Silva CA, Carneiro-Sampaio M. Inflammasome polymorphisms in juvenile systemic lupus erythematosus. Autoimmunity. 2015;48(7):434-7.
24. Jung JY, Suh C H. Incomplete clearance of apoptotic cells in systemic lupus erythematosus: pathogenic role and potential biomarker. Int J Rheum Dis. 2015;18(3):294-303.
25. Fahl K, Silva CA, Pastorino AC, Carneiro-Sampaio M, Jacob CMA. Autoimmune diseases and autoantibodies in pediatric patients and their first-degree relatives with immunoglobulin A deficiency. Rev Bras Reumatol. 2015;55(3):197-202.
26. Perazzio SF, Granados A, Salomao R, Silva NP, Carneiro-Sampaio M, Andrade LEC. High frequency of immunodeficiency-like states in systemic lupus erythematosus: a cross-sectional study in 300 consecutive patients. Rheumatology (Oxford). 2016;55(9):1647-55.
27. Gormezano NWS, Silva CA, Aikawa NE, Barros DL, da Silva MA, Otsuzi CI, et al. Chronic arthritis in systemic lupus erythematosus: distinct features in 336 paediatric and 1830 adult patients. Clin Rheumatol. 2016;35(1):227-31.
28. Sakamoto AP, Silva CA, Ferriani MPL, Pereira RM, Bonfá E, Saad-Magalhães C, et al. Characterization of chronic arthritis in a multicenter study of 852 childhood-onset systemic lupus erythematosus patients. Rheumatol Int. 2016;36(12):1641-8.
29. Fernandes EGC, Guissa VR, Saviolli C, Siqueira JTT, Valente M, da Silva CAA. Osteonecrosis of the jaw on imaging exams of patients with juvenile systemic lupus erythematosus. Rev Bras Reumat. 2010;50(1):9-15.
30. Ferriani MPL, Silva MFC, Pereira RMR, Terreri MT, Saad Magalhães C, Bonfá E, et al. Chronic spontaneous urticaria: a survey of 852 cases of childhood-onset systemic lupus erythematosus. Int Arch Allergy Immunol. 2015;167(3):186-92.
31. Lourenco DMR, Gomes RC, Aikawa NE, Campos LMA, Romiti R, Silva CA. Childhood-onset bullous systemic lupus erythematosus. Lupus. 2014;23(13):1422-5.
32. Guissa VR, Trudes G, Jesus AA, Aikawa NE, Romiti R, Silva CA. Lupus erythematosus panniculitis in children and adolescents. Acta Reumat Port. 2012;37(1):82-5.
33. Klumb EM, Silva CAA, Lanna CCD, Sato EI, Borba EF, Brenol JC, et al. Consensus of the Brazilian Society of Rheumatology for the diagnosis, management and treatment of lupus nephritis. Rev Bras Reumatol. 2015;55(1):1-21.
34. Weening JJ, D'Agati VD, Schwartz MM, Seshan SV, Alpers CE, Appel GB, et al. The classification of glomerulonephritis in systemic lupus erythematosus revisited. J Am Soci Nephrol. 2004;15(2):241-50.
35. Silva CA, Aikawa NE, Pereira RMR, Campos LMA. Management considerations for childhood-onset systemic lupus erythematosus patients and implications on therapy. Exp Rev Clin Immunol. 2016;12(3):301-13.
36. The American College of Rheumatology Nomenclature and Case Definitions for Neuropsychiatric Lupus Syndromes. Arthritis Rheum. 1999;42(4):599-608.
37. Ainiala H, Hietaharju A, Loukkola J, Peltola J, Korpela M, Metsänoja R, et al. Validity of the new American college of rheumatology criteria for neuropsychiatric lupus syndromes: A population-based evaluation. Arthritis Rheum. 2001;45(5):419-23.
38. Almeida RT, Campos LMdA, Aikawa NE, Leon EP, Trindade VS, Bastos WA, et al. Polineuropatia periférica em pacientes com lúpus eritematoso sistêmico juvenil. Rev Bras Reumatol. 2009;49(4):362-74.
39. Valoes CCM, Molinari B, Pitta ACG, Gormezano NW, Farhat SC, Kozu K, et al.; Brazilian Childhood-onset Systemic Lupus Erythematosus Group. Anti-ribosomal P antibody: a multicenter study in childhood-onset systemic lupus erythematosus patients. Lupus. 2017;26(5):484-9.
40. Campos LMA, Kiss MH, D'Amico EA, Silva CAA. Antiphospholipid antibodies and antiphospholipid syndrome in 57 children and adolescents with systemic lupus erythematosus. Lupus. 2003;12(11):820-6.
41. Campos LMA, Spadoni MS, Michelin CM, Jesus AA, Cameiro JDA, da Silva CAA. Thrombotic thrombocytopenic purpura at presentation of juvenile systemic lupus erythematosus patients. Rev Brasi Reumatol. 2013;53(1):120-6.

42. Marques VLS, Gormezano NWS, Bonfa E, Aikawa NE, Terreri MT, Pereira RM, et al. Pancreatitis Subtypes Survey in 852 Childhood-Onset Systemic Lupus Erythematosus Patients. J Pediatric Gastroenterol Nutrit. 2016;62(2):328-34.

43. Gormezano NWS, Otsuzi CI, Barros DL, da Silva MA, Pereira RM, Campos LM, et al. Macrophage activation syndrome: A severe and frequent manifestation of acute pancreatitis in 362 childhood-onset compared to 1830 adult-onset systemic lupus erythematosus patients. Sem Arthritis Rheumatism. 2016;45(6):706-10.

44. Leal GN, Diniz MD, Brunelli J, Lianza AC, Sallum AME, Silva CA. What are the benefits of two-dimensional speckle tracking echocardiography for diagnosis and treatment follow-up of childhood-onset systemic lupus erythematosus myocarditis? Rev Assoc Med Bras. 2016;62(6):490-3.

45. Leal GN, Silva KF, Lianza AC, Giacomin MF, Andrade JL, Kozu K, et al. Subclinical left ventricular dysfunction in childhood-onset systemic lupus erythematosus: a two-dimensional speckle-tracking echocardiographic study. Scand J Rheumatol. 2016;45(3):202-9.

46. Leal GN, Silva KF, Franca CMP, Lianza AC, Andrade JL, Campos LM, et al. Subclinical right ventricle systolic dysfunction in childhood-onset systemic lupus erythematosus: insights from two-dimensional speckle-tracking echocardiography. Lupus. 2015;24(6):613-20.

47. Hayata ALS, Borba EF, Bonfa E, Kochen JAL, Goldenstein-Schainberg C. The frequency of high/moderate lipoprotein risk factor for coronary artery disease is significant in juvenile-onset systemic lupus erythematosus. Lupus. 2005;14(8):613-7.

48. Araujo DB, Borba EF, Silva CA, Campos LM, Pereira RM, Bonfa E, Shinjo SK . Alveolar hemorrhage: distinct features of juvenile and adult onset systemic lupus erythematosus. Lupus. 2012;21(8):872-7.

49. Kim JK, Facó MMM, Lotito APN, Liphaus BL, Carneiro JDA, Silva CAA. Púrpura trombocitopênica e anemia hemolítica auto-imune em pacientes internados com lúpus eritematoso sistêmico juvenil. Rev Bras Reumatol. 2007;47(1):10-5.

50. Lube GE, Ferriani MPL, Campos LMA, Terreri MT, Bonfá E, Magalhães CS, et al. Evans syndrome at childhood-onset systemic lupus erythematosus diagnosis: a large multicenter study. Pediatr Blood Cancer 2016;63(7):1238-43.

51. Groot N, de Graeff N, Avcin T, Bader-Meunier B, Dolezalova P, Feldman B, et al. European evidence-based recommendations for diagnosis and treatment of paediatric antiphospholipid syndrome: the SHARE initiative. Ann Rheum Dis. 2017;76(10):1637-41.

52. Kahwage PP, Ferriani MPL, Furtado JM, de Carvalho LM, Pileggi GS, Gomes FH, et al. Uveitis in childhood-onset systemic lupus erythematosus patients: a multicenter survey. Clin Rheumatol. 2017;36(3):547-53.

53. Almeida RT, Aikawa NE, Sallum AME, Jesus AA, Sa LCF, Silva CA. Irreversible blindness in juvenile systemic lupus erythematosus. Lupus. 2011;20(1):95-7.

54. Silva CAA, Liphaus BL, APN L. Síndrome de Sjögren na infância e na adolescência. In: Cossermelli W, editor. Síndrome de Sjögren. São Paulo: Segmento Farma; 2005. p. 255-60.

55. Novak GV, Marques M, Balbi V, Gormezano NW, Kozu K, Sakamoto AP, et al. Anti-RO/SSA and anti-La/SSB antibodies: Association with mild lupus manifestations in 645 childhood-onset systemic lupus erythematosus. Autoimmunity Rev. 2017;16(2):132-5.

56. Nukumizu LA, Liphaus BL, Barros PCB, AME S. Associação de dermatomiosite juvenil e lúpus eritematoso sistêmico juvenil. Rev Bras Reumatol. 2002;42(6):407-10.

57. Aikawa NE, Jesus AA, Liphaus BL, Silva CA, Carneiro-Sampaio M, Viana VS, et al. Organ-specific autoantibodies and autoimmune diseases in juvenile systemic lupus erythematosus and juvenile dermatomyositis patients. Clin Exper Rheumatol. 2012;30(1):126-31.

58. Arbuckle MR, McClain MT, Rubertone MV, Scofield RH, Dennis GJ, James JA, et al. Development of autoantibodies before the clinical onset of systemic lupus erythematosus. N Engl J Med. 2003;349(16):1526-33.

59. Chan EKL, Damoiseaux J, Gabriel Carballo O, Conrad K, de Melo Cruvinel W, Francescantonio PL, et al. Report of the first international consensus on standardized nomenclature of antinuclear antibody HEp-2 cell patterns 2014-2015. Front Immunol. 2015;6:412.

60. Jesus AA, Silva CA, Carneiro-Sampaio M, Sheinberg M, Mangueira CL, Marie SK, Liphaus BL. Anti-C1q Antibodies in Juvenile-Onset Systemic Lupus Erythematosus. Ann NY Acad Sci. 2009;1173:235-8.

61. Jesus AA, Campos LM, Liphaus BL, Carneiro-Sampaio M, Mangueira CL, Rosseto EA, et al. Anti--C1q, anti-chromatin/nucleosome, and anti-dsDNA antibodies in juvenile systemic lupus erythematosus patients. Rev Bras Reumatol. 2013;53(6):134-5.

62. Jesus AA, Liphaus BL, Carneiro-Sampaio M, Campos LM, Shlinberg M, Mangueira CL, et al. Anti-C1Q, anti-nucleosome and anti-dsDNA antibodies in juvenile systemic lupus erythematosus patients. Clin Exper Rheumatol. 2011;29:446-.

63. Pasoto SG, Viana VST, Bonfa E. The clinical utility of anti-ribosomal P autoantibodies in systemic lupus erythematosus. Exp Rev Clin Immunol. 2014;10(11):1493-503.

64. Calich AL, Viana VST, Cancado E, Tustumi F, Terrabuio DR, Leon EP, et al. Anti-ribosomal P protein: a novel antibody in autoimmune hepatitis. Liver Int. 2013;33(6):909-13.

65. Campos LM, Kiss MHB, D'Amico EA, Silva CAA. Antiphospholipid antibodies in 57 children and adolescents with systemic lupus erythematosus. Rev Hosp Clin Fac Med Sao Paulo. 2003;58(11):157-62.

66. Silva MF, Ferriani MP, Terreri MT, Pereira RM, Magalhães CS, Bonfá E, et al. A multicenter study of invasive fungal infections in patients with childhood-onset systemic lupus erythematosus. J Rheumatol. 2015;42(12):2296-303.

67. de Jesus AA, Campos LMA, Liphaus BL, Carneiro-Sampaio M, Mangueira CL, Rosseto EA, et al. Anti-C1q, anti-chromatin/nucleosome, and anti-dsDNA antibodies in juvenile systemic lupus erythematosus patients. Rev Bras Reumatol. 2012;52(6):971-81.

68. Campos LMA, Kiss MHB, Scheinberg MA, Mangueira CLP, Silva CA. Antinucleosome antibodies in patients with juvenile systemic lupus erythematosus. Lupus. 2006;15(8):496-500.

69. Liphaus BL, Jesus AA, Silva CA, Coutinho A, Carneiro-Sampaio M. Increased IgE serum levels are unrelated to allergic and parasitic diseases in patients with juvenile systemic lupus erythematosus. Clinics. 2012;67(11):1275-80.

70. Hochberg MC. Updating the American College of Rheumatology revised criteria for the classification of systemic lupus erythematosus. Arthrit Rheum. 1997;40(9):1725.

71. Petri M, Orbai AM, Alarcon GS, Gordon C, Merrill JT, Fortin PR, et al. Derivation and validation of the systemic lupus international collaborating clinics classification criteria for systemic lupus erythematosus. Arthrit Rheum. 2012;64(8):2677-86.

72. Fonseca AR, Gaspar-Elsas MIC, Land MGP, de Oliveira SKF. Comparison between three systems of classification criteria in juvenile systemic lupus erythematous. Rheumatology. 2015; 54(2):241-7.

73. Bombardier C, Gladman DD, Urowitz MB, Caron D, Chang CH. Derivation of the sledai – a disease-activity index for lupus patients. Arthrit Rheum. 1992;35(6):630-40.

74. Gladman DD, Ibanez D, Urowitz MB. Systemic lupus erythematosus disease activity index 2000. J Rheumatol. 2002;29(2):288-91.

75. Gladman DD, Urowitz MB. The SLICC/ACR damage index: progress report and experience in the field. Lupus. 1999;8(8):632-7.

76. Mina R, Klein-Gitelman MS, Ravelli A, Beresford MW, Avcin T, Espada G, et al. Inactive Disease and Remission in Childhood-Onset Systemic Lupus Erythematosus. Arthrit Care Res. 2012;64(5):683-93.

77. Lopes SRM, Gormezano NWS, Gomes RC, Aikawa NE, Pereira RMR, Terreri MT, et al. Outcomes of 847 childhood-onset systemic lupus erythematosus patients in three age groups. Lupus. 2017;26(9):996-1001.

78. Sato JO, Corrente JE, Saad-Magalhaes C. Chronic active disease pattern predicts early damage in juvenile systemic lupus erythematosus. Lupus. 2015;24(13):1421-8.

79. Faco MMM, Leone C, Campos LMA, Febronio MV, Marques HHS, Silva CA. Risk factors associated with the death of patients hospitalized for juvenile systemic lupus erythematosus. Braz J Med Biolog Res. 2007;40(7):993-1002.

80. Suehiro RM, Liphaus BL, Facó MM, Campos LMMA, Silva CAA. Uso de micofenolato mofetil em pacientes com lúpus eritematoso sistêmico juvenil e nefrite refratária. Rev Bras Reumatol. 2004;44(5):390-6.

81. Scheinberg M, Hamerschlak N, Kutner JM, Ribeiro AA, Ferreira E, Goldenberg J, et al. Rituximab in refractory autoimmune diseases: Brazilian experience with 29 patients (2002-2004). Clin Exp Rheumatol. 2006;24(1):65-9.

82. Scheinberg M, de Melo FFN, Bueno AN, Costa CM, Bahr M, Reis ER. Belimumab for the treatment of corticosteroid-dependent systemic lupus erythematosus: from clinical trials to real-life experience after 1 year of use in 48 Brazilian patients. Clin Rheumatol. 2016;35(7):1719-23.

83. Canova EG, Rosa DC, Vallada MG, Silva CAA. Invasive aspergillosis in juvenile systemic lupus erythematosus. A clinicopathologic case. Clin Exp Rheumatol. 2002;20(5):736.

84. Ferreira J, Marques HH, Ferriani MPL, Gormezano NW, Terreri MT, Pereira RM, et al. Herpes zoster infection in childhood-onset systemic lupus erythematosus patients: a large multicenter study. Lupus. 2016;25(7):754-9.

85. Silva CAAd, Febrônio MV, Bonfá E, Pereira RMR, Pereira EAGd, Takiuiti AD. Função sexual e saúde reprodutiva em mulheres adolescentes com lúpus eritematoso sistêmico juvenil. Rev Bras Reumatol. 2009;49(6):690-702.

86. Silva CAAd, Bonfá E, Borba EF, Braga AP, Soares PMF, et al. Saúde reprodutiva em homens com lúpus eritematoso sistêmico. Rev Bras Reumatol. 2009;49(3):207-22.

87. Paupitz JA, Lima GL, Alvarenga JC, Oliveira RM, Bonfa E, Pereira RMR. Bone impairment assessed by HR-pQCT in juvenile-onset systemic lupus erythematosus. Osteopor Int. 2016;27(5):1839-48.

88. Silva CAA, Terreri M, Aikawa NE, Carvalho JF, Pileggi GC, Ferriani VP, et al. Vaccination practice in children with rheumatic disease. Rev Bras Reumatol. 2010;50(4):351-61.

89. Silva CA, Aikawa NE, Bonfa E. Vaccinations in juvenile chronic inflammatory diseases: an update. Nature Rev Rheumatol. 2013;9(9):532-43.

90. Gormezano NWS, Silva CA, Otsuzi CI, Barros DL, da Silva MA, Sallum AM, et al. Higher prevalence and distinct features of herpes zoster infection in children than adults with systemic lupus erythematosus. Pediatric Inf Dis J. 2015;34(8):905-7.

91. Barbosa C, Terreri M, Rosario PO, de Moraes-Pinto MI, Silva CAA, Hilario MOE. Immune response and tolerability of varicella vaccine in children and adolescents with systemic lupus erythematosus previously exposed to varicella-zoster virus. Clin Exper Rheumatol. 2012;30(5):791-8.

92. Freire PS, Montoni JD, Ribeiro ASM, Marques HH, Mauad T, Silva CA. Miliary tuberculosis: a severe opportunistic infection in juvenile systemic lupus erythematosus patients. Rev Bras Reumatol. 2016;56(3):274-9.

93. Fernandes EC, Silva CA, Braga ALF, Sallum AME, Campos LMA, Farhat SCL. Exposure to air pollutants and disease activity in juvenile-onset systemic lupus erythematosus patients. Arthrit Care Res. 2015;67(11):1609-14.

94. Fabri GMC, Savioli C, Siqueira JT, Campos LM, Bonfa E, Silva CA. Periodontal disease in pediatric rheumatic diseases. Rev Bras Reumatol. 2014;54(4):311-7.

95. Prado DML, Benatti FB, de Sa-Pinto AL, Hayashi AP, Gualano B, Pereira RM, et al. Exercise training in childhood-onset systemic lupus erythematosus: a controlled randomized trial. Arthrit Res Ther. 2013;15(3):R46.

96. Silva CAA, Hilario MO, Febronio MV, Oliveira SK, Almeida RG, Fonseca AR, et al. Pregnancy outcome in juvenile systemic lupus erythematosus: A Brazilian multicenter cohort study. J Rheumatol. 2008;35(7):1414-8.

97. Vanoni F, Lava SAG, Fossali EF, Cavalli R, Simonetti GD, Bianchetti MG, et al. Neonatal systemic lupus erythematosus syndrome: a comprehensive review. Clin Rev Allergy Immunol 2017;53(3):469-76.

98. Jesus AA, Jacob CMA, Silva CA, Dorna M, Pastorino AC, Carneiro-Sampaio M. Common variable immunodeficiency associated with hepatosplenic t-cell lymphoma mimicking juvenile systemic lupus erythematosus. Clin Devel Immunol. 2011;2011:428703.

99. Aoki PRD, El Dib R, Silva CAA, Magalhaes CS. Description of malignancy rates in childhood and adult-onset systemic lupus erythematous by proportional meta-analysis. J Clin Rheumatol. 2017;23(4):187-92.

100. Mota LMHd, Haddad GP, Lima RAC, Carvalho JF, Muniz-Junqueira MI, Santos Neto LL, et al. Lúpus induzido por drogas: da imunologia básica à aplicada. Rev Bras Reumatol. 2007;47(6):431-7.

101. Carvalho JFd, Viana VdST, Cruz RdBP, Bonfá E. Síndrome do lúpus neonatal. Rev Bras Reumatol. 2005;45(3):153-60.

102. Izmirly P, Saxena A, Buyon JP. Progress in the pathogenesis and treatment of cardiac manifestations of neonatal lupus. Curr Op Rheumatol. 2017;29(5):467-72

Miopatias inflamatórias 11

Adriana Maluf Elias Sallum
Ana Júlia Pantoja de Moraes
Clarissa Harumi Omori
Clovis Artur Almeida da Silva

Após ler este capítulo, você estará apto a:

1. Definir o diagnóstico diferencial das miopatias inflamatórias na infância.
2. Reconhecer o quadro clínico da forma mais comum de miopatia inflamatória na infância: dermatomiosite juvenil.
3. Identificar os exames complementares necessários para o diagnóstico e o acompanhamento dos pacientes com dermatomiosite juvenil.
4. Orientar sobre as indicações terapêuticas.

INTRODUÇÃO

São denominadas miopatias inflamatórias doenças adquiridas que causem dano muscular sem anormalidade estrutural ao nervo periférico. O Quadro 11.1 mostra as principais causas dessas miopatias.

As miopatias inflamatórias idiopáticas (MII) fazem parte desse grupo, porém têm apresentação heterogênea e são caracterizadas por inflamação muscular crônica imunomediada. Além disso, frequentemente apresentam envolvimento multissistêmico[1-3].

Na faixa etária pediátrica, a dermatomiosite juvenil (DMJ) é a forma mais comum, correspondendo a 85% das MII. A polimiosite juvenil ocorre em 4 a 8%, a miosite de sobreposição em 6 a 12%, mais frequentemente associada a: esclerodermia sistêmica, lúpus eritematoso sistêmico juvenil, artrite idiopática juvenil ou síndrome de Sjögren[1,4]. A miosite por corpúsculos de inclusão e a miosite associada ao câncer são quase exclusivamente observadas em adultos[1,5].

Quadro 11.1 Miopatias inflamatórias

Miopatias infecciosas

Agentes bacterianos
- Estafilococos
- Estreptococos
- *Clostridium* sp.
- *Borrelia* sp.
- *Mycobacterium tuberculosis*
- *Mycoplasma pneumoniae*
- *Serratia marcescens*
- *Citrobacter freundii*
- *Salmonella* sp.

Agentes virais
- Influenza vírus
- Adenovírus
- Epstein-Barr
- *Coxsackie*
- Coronavírus
- *Echovirus*
- Vírus da hepatite B
- Vírus da hepatite C
- HIV
- HTLV-1

Agentes fúngicos
- Cândida
- Coccidioidomicose

Doenças parasitárias
- Toxoplasmose
- Tripanossomíase
- Malária
- Cisticercose
- Echinococose
- Trichinose
- Toxocaríase

Miopatias tóxicas
- Síndrome do óleo tóxico
- Cimetidina
- Cocaína
- Heroína
- D-penicilamina
- Etanol
- Triptofano-L
- Miopatia associada à estatina

Miosite associada à doença enxerto *versus* hospedeiro

Miofascite macrofágica
Distrofias inflamatórias
Miopatias inflamatórias idiopáticas
- Polimiosite idiopática primária (adulto e juvenil)
- Dermatomiosite idiopática primária (adulto e juvenil)
- Miosite associada a outras doenças do tecido conectivo
- Miosite associada à malignidade
- Miosite por corpo de inclusão
- Miosite granulomatosa
- Miosite eosinofílica
- Miosite vasculítica
- Miosite ocular ou orbital
- Miosite focal ou nodular
- Miosite ossificante

A DMJ é uma doença do tecido conectivo, com acometimento sistêmico, caracterizada por vasculopatia, fraqueza muscular e lesões cutâneas características.

EPIDEMIOLOGIA

A incidência da DMJ é de 3,2:1.000.000 crianças/ano com idade inferior a 17 anos nos Estados Unidos[5]. No Brasil, é a quarta doença mais frequente em ambulatórios de reumatologia pediátrica, precedida por febre reumática, artrite idiopática juvenil e lúpus eritematoso sistêmico juvenil. Um estudo multicêntrico brasileiro avaliou nove centros terciários de 1986 a 2007, nos quais foram observados 178 casos de DMJ, o que corresponde a 94,2% de todas as MII avaliadas. A mediana de início da doença foi de 7 anos, compatível com estudos mundiais, e a proporção entre os sexos foi de 1,63:1[6]. Em geral, 16 a 20% dos pacientes com dermatomiosite manifestam a doença na infância. As distribuições geográfica e étnica da DMJ parecem ser uniformes mundialmente[4].

PATOGÊNESE

A DMJ ocorre como resultado de um desencadeante ambiental em indivíduos que contenham um distúrbio genético complexo, levando a disfunção imune e respostas teciduais específicas. As infecções de trato respiratório superior e gastrointestinal foram frequentemente observadas precedendo o início da DMJ em até 6 meses[7]. Outras causas infecciosas, assim como uso de medicações, imunizações, exposição anormal a raios ultravioleta solares e poluentes ambientais, como monóxido de carbono e tabaco também foram implicados no desencadeamento da doença[2,7,8] (Quadro 11.2).

Eventos precoces e centrais na patogênese da DMJ incluem vasculopatia mediada por imunocomplexos com lesão do endotélio do capilar muscular, aumento da expressão de MHC tipo I na superfície das miofibrilas, resultando em infiltrado perivascular e perimisial com resposta interferon tipo 1 (IFN1)[9-12]. A concentração sanguínea de IFN1 correlaciona-se com a atividade da doença[13].

Quadro 11.2 Fatores desencadeantes associados com miopatias inflamatórias idiopáticas juvenis

- Bactérias: estreptococos beta-hemolíticos do grupo A, *Borrelia* spp.
- Vírus: hepatite B, *coxsackie* B, *echovirus, influenza*, parainfluenza, parvovírus B19, HTLV-1, picornavírus RNA
- Parasitas: *Toxoplasma gondii, trichinose*, filariose
- Vacinas: hepatite B, tríplice viral
- Medicamentos: D-penicilamina, carnitina, hormônio de crescimento
- Transplante de medula óssea: reação enxerto *versus* hospedeiro
- Luz ultravioleta: exposição ao sol

Os autoanticorpos miosite-específicos podem estar presentes previamente ao início da doença e podem ser indetectáveis quando a doença entra em remissão, porém ainda não está claro se representam um epifenômeno de falha na tolerância imunológica ou se contribuem para o início e a propagação dos eventos patogênicos[1,14,15].

QUADRO CLÍNICO

A DMJ classicamente tem início insidioso, com sintomas constitucionais importantes – mal-estar, fadiga, mialgia, perda ponderal, inapetência e febre; fraqueza muscular e lesões cutâneas, sintomas que podem preceder o diagnóstico em até 6 meses[2,4]. Pode haver um início agudo em até um terço dos pacientes. A evolução clínica para doença crônica ocorre em até 50%, enquanto 30% apresentam doença monocíclica com remissão em aproximadamente dois anos após tratamento adequado, e 20% têm doença policíclica[16,17].

A fraqueza muscular está presente em até 96% dos pacientes no início da doença e caracteriza-se por ser simétrica e inicialmente proximal, com acometimento de musculaturas cervical, abdominal, cintura pélvica e escapular[2,6]. Ao exame físico, o paciente apresenta dificuldade em manter a cabeça elevada, levar as mãos à cabeça e subir degraus. Frequentemente o sinal de Gower está presente. Com a progressão da doença há envolvimento da musculatura distal dos membros, e de músculos respiratórios, faríngeos, hipofaríngeos e linguais, clinicamente avaliados pela presença de insuficiência respiratória, distúrbio de deglutição, refluxo gastroesofágico e disfonia[4].

Artrites e artralgias são observadas em até 65% dos casos, em geral de leve intensidade, simétricas e não erosivas, podendo estar associadas a tenossinovite e nódulos flexores[4].

O comprometimento cutâneo na DMJ ocorre em mais de 90% dos pacientes, muitas vezes com lesões patognomônicas[4,6]. O heliotropo se caracteriza por *rash* de coloração violácea em região periorbitária com frequente extensão para a região malar, podendo estar associado a edema de face[5] (Figura 11.1). São denominadas pápulas de Gottron lesões papulares hipertróficas e eritematosas que se manifestam sobre as superfícies extensoras articulares, principalmente metacarpofalangeanas e interfalangeanas de mãos, mas podem ocorrer também em cotovelos, joelhos e maléolos (Figura 11.2). Outra alteração cutânea presente em até 100% dos casos é a vasculopatia observada pela capilaroscopia do leito ungueal[1]. Os achados são bastante característicos, com tortuosidade dos capilares, tromboses, hemorragias, deleções e ectasias[17]. Em fases mais avançadas ou crônicas da doença, as lesões tecido cutâneas podem se apresentar como um eritema difuso, pruriginoso, com edema generalizado, aparecimento de ulcerações e evolução para atrofia de pele e tecido subcutâneo[4,19].

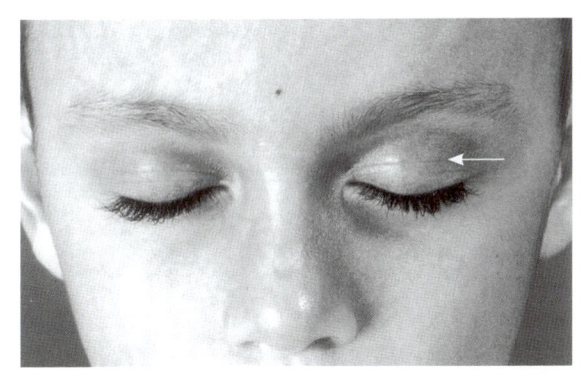

Figura 11.1 Coloração violácea em região periorbitária (sinal do heliotropo). (Veja imagem colorida no encarte.)

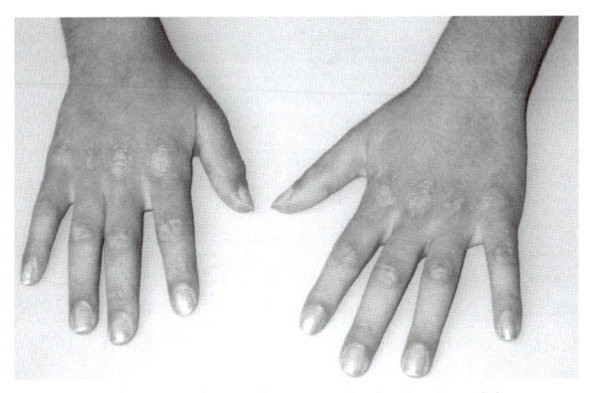

Figura 11.2 Pápulas eritemato-descamativas sobre as articulações interfalangeanas proximais das mãos (sinal de Gottron). (Veja imagem colorida no encarte.)

A calcificação distrófica, ou calcinose, acomete até 34% dos pacientes durante a evolução da doença, sendo menos frequente no início e rara antes do acometimento muscular[5,6] (Figura 11.3). A deposição de cálcio ocorre principalmente nas formas de hidroxiapatita e carbonato apatita; 33% em subcutâneo, porém pode ser observada também em regiões mais profundas, como peri e intermuscular e fáscias; podem ser localizadas, na forma de nódulos ou placas, ou difusas, levando à maior morbidade, com dores crônicas, ulcerações persistentes com infecção secundária e contraturas articulares[4,5]. A calcinose está associada à gravidade, à má resposta aos corticosteroides e/ou ao uso de doses inadequadas destes nas fases iniciais da doença[19,20]. Avaliando 54 crianças com DMJ acompanhadas na Unidade de Reumatologia Pediátrica do Instituto da Criança do Hospital das Clínicas da Faculdade de Medicina da Universidade de São Paulo (ICr-HCFMUSP), calcinose foi evidenciada em 23 (43%) pacientes, sendo em 6 antes do diagnóstico. A calcinose foi associada aos casos mais graves, que apresentaram envolvimentos cardíaco e pulmonar e necessitaram da utilização de imunossupressores para o tratamento.

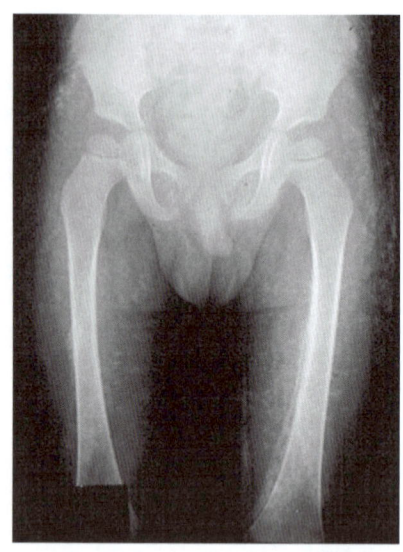

Figura 11.3 Radiografia simples de região coxofemoral evidenciando calcificações difusas em partes moles.

O acometimento cardíaco não é comum, sendo muitas vezes assintomático e inespecífico[2]. Alterações mais graves, como miocardite, bloqueios e distúrbios de condução são raros, mas potencialmente fatais[4].

O comprometimento do sistema respiratório é frequente, e ocorre principalmente pela fraqueza muscular, que leva à restrição torácica e dispneia[21]. Ocasionalmente pode haver pneumonite intersticial secundária à vasculite, com grande morbimortalidade associada[4].

O sistema gastrointestinal pode ser acometido em até 37% dos casos, em que ocorre uma vasculite abdominal, levando a quadro importante de dor abdominal, vômitos, diarreia, sangramento e perfuração[5,20,21]. A vasculite pode, mais raramente, acometer também os sistemas hepatobiliar, pancreático e geniturinário[4].

Outra manifestação da DMJ é a lipodistrofia em até 14% dos pacientes, em que ocorre perda progressiva, focal ou generalizada do tecido subcutâneo e da gordura visceral. Em associação com essa perda, o paciente pode desenvolver síndrome metabólica, com resistência insulínica e acantose *nigricans*, dislipidemia, hipertensão arterial sistêmica e esteatose hepática[7,21,22].

DIAGNÓSTICO

Para o diagnóstico de DMJ são utilizados os critérios de Bohan e Peter[23] (Quadro 11.3), com sensibilidade e especificidade de até 90%. É necessário excluir previamente as demais causas de miopatias (Quadro 11.4).

Quadro 11.3 Critérios utilizados para o diagnóstico de dermatomiosite juvenil

- Quadro dermatológico: coloração violácea e edema periorbitário (sinal do heliotropo) (Figura 11.1) e/ou pápulas eritematodescamativas (Figura 11.2) sobre as articulações metacarpofalangeanas e interfalangeanas proximais das mãos (sinal de Gottron)

- Fraqueza muscular simétrica, progressiva de cintura escapular, pélvica e flexores anteriores do pescoço, com ou sem disfagia e envolvimento da musculatura respiratória

- Elevação das enzimas musculares, particularmente a creatinoquinase (CK), frequentemente a aldolase, aspartato aminotransferase (AST-TGO), aspartato alaninatransferase (ALT-TGP) e desidrogenase lática (DHL)

- Eletromiografia mostrando unidades motoras curtas, polifásicas, fibrilações, ondas positivas, irritabilidade insercional, descargas de alta frequência e repetitivas

- Biópsia muscular com evidências de miopatia inflamatória: necrose das fibras musculares tipos I e II, fagocitose, degeneração e regeneração das fibras musculares com variação no calibre das fibras, células mononucleares intersticiais, endomisiais, perimisiais ou perivasculares

O diagnóstico definitivo de DMJ é caracterizado pela presença do eritema característico associado a três dos quatro critérios; diagnóstico provável, quando associado a dois, e diagnóstico possível, associado a um. Na ausência de lesões cutâneas define-se a PMJ.

Quadro 11.4 Diagnóstico diferencial de fraqueza e/ou dor muscular

Miopatias inflamatórias (Quadro 11.1)

Miopatias não inflamatórias:
- Congênitas: nemalínica, centronuclear
- Mitocondrial: com defeito genético
- Metabólica: deficiência maltase ácida, deficiência fosfofrutoquinase, doença de McArdle, deficiência carnitina e palmitiltransferase carnitina, uremia
- Endócrina: hipo e hipertireoidismo, acromegalia, diabete, síndrome de Cushing, síndrome de Addison, hipo e hiperparatireoidismo, hipocalemia, hipocalcemia
- Tóxica: etanol, corticosteroide, cocaína, colchicina, clofibrato, cloroquina, lovastatina, ipeca, zidovudina
- Nutricional: deficiência de vitamina E, síndromes de má absorção

Hipertermia maligna

Distrofias musculares:
- Duchenne
- Becker
- Fáscio-escápulo-umeral
- Distal
- Oculofaríngea

Miotonia

Neuropatias:
- Condições denervantes:
  - Atrofia espinomuscular
  - Esclerose lateral amiotrófica
- Neuropatias proximais:
  - Síndrome de Guillain-Barré
  - Polineuropatia autoimune
  - Plexopatia diabética
  - Porfiria intermitente aguda
- Distúrbios da junção neuromuscular:
  - Síndrome de Eaton Lambert
  - Miastenia *gravis*

Síndromes de *overuse*

Paralisias periódicas

(continua)

Quadro 11.4 Diagnóstico diferencial de fraqueza e/ou dor muscular *(continuação)*
Síndromes paraneoplásicas: • Neuropatia carcinomatosa • Caquexia • Mionecrose
Rabdomiólise
Doenças reumáticas • Arterite de células gigantes/polimialgia reumática • Granulomatose de Wegener • Poliarterite nodosa • Fibromialgia
Síndrome tendinite-fascite
Trauma

Recentemente, exames como a ressonância magnética (RM) e a capilaroscopia, bem como achados clínicos de calcinose e disfonia foram sugeridos para parte dos critérios diagnósticos após estudo que envolveu 105 centros, em 35 países[24].

EXAMES COMPLEMENTARES

As enzimas musculares estão elevadas em praticamente 100% dos pacientes com DMJ em atividade e são liberadas em decorrência do dano muscular[4,24]. Elas podem estar em níveis normais em estágios mais avançados da doença, em que há atrofia importante do tecido muscular. As enzimas mais frequentemente analisadas são a creatinoquinase (CK), a aldolase, a aspartato aminotransferase (AST-TGP), a alanina aminotransferase (ALT-TGO) e a desidrogenase lática (DHL). Em um recente registro brasileiro, a aldolase e a AST foram as enzimas mais prevalentes nos pacientes com DMJ (84%)[6].

A detecção dos autoanticorpos miosite-específicos (MSA) permite uma classificação alternativa das MII, uma vez que cada autoanticorpo é correlacionado com um grupo de pacientes que apresenta evolução clínica homogênea, com quadro clínico, resposta terapêutica e prognóstico semelhantes[1,17]. Esses autoanticorpos são observados quase exclusivamente em miosites inflamatórias, porém a baixa prevalência e a dificuldade de realização no Brasil impossibilitam essa classificação. Anti–p155/140 está presente em 23 a 30% das MII, principalmente na DMJ e na miosite de sobreposição; e está associada à evolução crônica da doença, a lesões cutâneas mais importantes, extensas, com fotossenssibilidade, ulcerações, vasculopatia periungueal e lipodistrofia. Anti-MJ ocorre em 20 a 25% dos pacientes, e está relacionado à DMJ de curso monocíclico, com fraqueza muscular importante, contraturas articulares, disfonia e maior frequência de calcinoses[4,25]. Autoanticorpos antissintetase são observados em menos de 5% dos casos, sendo o anti-Jo1 o mais frequente.

Esses pacientes apresentam maior taxa de mortalidade pelo acometimento pulmonar com pneumonite intersticial. A presença de anti-Mi2 está associada à DMJ e às lesões cutâneas características[14]. Os autoanticorpos miosite-associados (MAA) podem estar presentes nas MII, mas também em outras doenças autoimunes, e a associação clínica com as miosites ainda é pouco conhecida. O fator antinúcleo (FAN) é observado em 10 a 85% dos pacientes[4].

Os demais exames laboratoriais são inespecíficos: hemograma pode mostrar anemia em casos de sangramento, pode haver leucocitose ou linfopenia. A análise do sedimento urinário pode demonstrar hematúria microscópica. As provas inflamatórias podem estar elevadas e em geral correlacionam-se com o grau de inflamação sistêmica[4].

Os achados da biópsia muscular são característicos e estão presentes em 75 a 95% dos pacientes, sendo um exame importante para o estabelecimento do diagnóstico da DMJ[4,6]. A biópsia deve ser realizada em um músculo que esteja clinicamente afetado, em geral o deltoide ou os quadríceps. As alterações musculares se caracterizam por necrose de fibras em vários estágios, degeneração e regeneração, variação no diâmetro das fibras, aumento no tecido conectivo, infiltrado inflamatório constituído por linfócitos e células mononucleares, plasmócitos e histiócitos perivasculares e perimisiais, atrofia perifascicular e infarto muscular. Nas alterações vasculares observa-se hiperplasia endotelial nos vasos intramusculares com formação de trombos, oclusão e consequente infarto muscular[26].

O exame de eletroneuromiografia (ENMG) faz parte dos critérios diagnósticos para DMJ, com alta sensibilidade (92%), porém não é estritamente necessário, a não ser que haja dúvida diagnóstica. Permite distinguir a musculatura normal de uma patologia de origem mio ou neuropática. Trata-se de um exame invasivo, doloroso, e que muitas vezes demanda sedação em crianças mais novas[4]. Os achados característicos são secundários à miopatia e à denervação, e incluem: unidades motoras polifásicas, de curta duração e baixa amplitude, fibrilações, ondas positivas agudas, irritabilidade insercional aumentada; descargas espontâneas, incomuns e de alta frequência[4].

Atualmente, a RM tem sido um método menos invasivo utilizado na prática clínica, pois auxilia na confirmação diagnóstica da DMJ como alternativa à biópsia muscular e à ENMG, e na detecção de inflamação muscular[23,27]. Ela permite avaliar áreas de inflamação aguda, definir atividade da doença, selecionar local para biópsia, e avaliar grau de atrofia e substituição gordurosa dos músculos. Em razão da baixa especificidade, é necessário cautela, uma vez que distrofias musculares e outras miopatias também podem apresentar inflamação muscular à RM[2].

A capilaroscopia consiste na visualização da rede microvascular da região periungueal. Por ser um exame não invasivo e de fácil execução, é útil na avaliação da atividade e nos episódios de recorrência da doença. Foi demonstrado que a densidade capilar periungueal está reduzida em todos os pacientes com DMJ, sugerindo que a capilaroscopia possa ser utilizada como um teste diagnóstico com 100% de sensibilidade[27,28]. No entanto, esses capilares podem se normalizar mais rapidamente no curso da doença e podem demorar mais tempo para se tornarem alterados[18,21]. Ocorre predomínio do padrão SD, que se caracteriza pela desvascularização capilar focal e difusa, e capilares ectasiados e aneurismáticos.

TRATAMENTO

A DMJ, por ser uma doença crônica e potencialmente debilitante, requer cuidados de suporte multidisciplinar, além do tratamento medicamentoso adequado, para que haja sucesso mantido no controle da inflamação sistêmica e muscular, preservação das funções muscular e osteoarticular, prevenção de complicações e sequelas, redução de efeitos colaterais das medicações, bom desenvolvimento ponderoestatural e neuropsicomotor, e bem-estar geral da criança.

A partir do momento em que o diagnóstico é estabelecido, os pais ou responsáveis e o paciente devem ser conscientizados da importância da adesão ao tratamento e das possíveis evoluções da doença. A manutenção ou o incentivo a atividades diárias normais da criança é importante, assim como devem ser orientadas atividades físicas de leve intensidade, de acordo com o grau de fraqueza muscular e atividade da doença. A alimentação deve consistir em uma dieta equilibrada hipocalórica e hipossódica, a fim de se diminuir os eventos adversos do uso prolongado de corticosteroides. O uso diário de fotoprotetores solares faz parte do tratamento, uma vez que as lesões cutâneas são fotossensíveis.

Dados da literatura indicam que um tratamento inicial agressivo da doença é associado a menores taxas de desenvolvimento de calcinoses, diminuição do tempo de duração da atividade da doença e menor risco de desenvolvimento de sequelas cutâneas e musculares[1,5,22].

O uso de corticosteroides é considerado como primeira linha para o tratamento e deve ser iniciado por via oral (2 mg/kg/dia) ou na forma de pulsoterapia (30 mg/kg/dia, máximo 1 g, por 3 dias consecutivos), a depender da gravidade da doença[2,18].

A combinação de corticosteroides com uma droga modificadora da doença mostrou-se superior em atingir a remissão clínica, assim como em uma mediana de tempo menor para essa remissão; apresentou menores taxas de falha no tratamento e menor tempo para suspensão do corticosteroide. O metotrexato (0,3 a 1 mg/kg/semana) e a ciclosporina A (3 a 5 mg/kg/dia) são as principais drogas utilizadas inicialmente, sendo que esta última costuma apresentar mais eventos adversos em pele, subcutâneo e trato gastrointestinal[30,31]. Em casos refratários ao tratamento inicial ou que apresentem toxicidade às medicações, outros imunos-supressores podem ser utilizados com boas taxas de resposta – micofenolato de mofetila, tacrolimo e ciclofosfamida[1,18,32].

Hidroxicloroquina é utilizada como um agente poupador de corticosteroides e apresenta eficácia no tratamento das lesões cutâneas da DMJ.

Imunoglobulina endovenosa pode ser utilizada inicialmente em pacientes que apresentem maior gravidade da doença ou naqueles que tenham atividade cutânea importante e/ou refratária[33-35].

Tem sido relatada eficácia dos medicamentos biológicos, com boas respostas após uso de rituximabe e agentes anti-TNF, principalmente infliximabe[25,36,37].

A prevenção das calcinoses consiste no controle da atividade da doença, porém não há uma terapêutica estabelecida comprovadamente eficaz. Em alguns casos, pode haver regressão espontânea, e resultados distintos foram observados com o uso de bloqueadores dos canais de cálcio, hidróxido de alumínio, bisfosfonatos e tiossulfato de sódio. Ressecção cirúrgica e *laser* podem ser utilizados para melhorar dor e disfunção secundária a calcinoses mais graves[4,21,37].

O tratamento tópico das lesões cutâneas com corticosteroides ou tacrolimo pode ser feito como adjuvante às medicações sistêmicas[38].

Atividade física supervisionada, para pacientes com doença crônica e de leve intensidade, mostrou-se eficaz em melhorar força e função musculares, capacidade aeróbia, massa óssea, atividade da doença, e qualidade de vida relacionada à saúde após 12 semanas de um programa de exercícios físicos aeróbios e de resistência[39].

Domínios e Variáveis Selecionadas para Avaliação da Resposta ao Tratamento na Dermatomiosite Juvenil

- Avaliação global da atividade da doença pelo médico: escala analógica visual – 10 cm.
- Avaliação da força muscular proximal: CMAS (*childhood myositis assessment scale*) ou MMT (*manual muscle testing*).
- Avaliação da capacidade funcional: Índice da Capacidade Funcional do CHAQ (*Childhood Health Assessment Questionnaire*).
- Avaliação do bem-estar global pelos pais/paciente: escala analógica visual – 10 cm.
- Avaliação da qualidade de vida relacionada à saúde: Índice Físico do CHQPF50® (*Childhood Health Questionnaire*).
- Avaliação global da atividade: DAS (*Disease Activity Score*)[40].

Definição de Melhora Clínica para Dermatomiosite Juvenil[41-43]

São esperadas três de quaisquer das seis variáveis com melhora de pelo menos 20% e não mais que uma com piora de mais de 30%, a qual não pode ser o CMAS.

PROGNÓSTICO

Após o advento da corticoterapia, a taxa de mortalidade caiu de 40 para aproximadamente 5%, sendo que antes um terço das crianças apresentava remissão da doença e um terço permanecia com moderada a grave incapacidade funcional[44]. A presença de calcinoses e lipodistrofia constitui importante causa de morbidade nos pacientes com DMJ.

Alguns fatores de pior prognóstico da doença são o atraso no diagnóstico e no início do tratamento, refratariedade ao tratamento e consequentemente maior duração da atividade da doença, ulcerações cutâneas, calcinoses, envolvimento da musculatura distal, disfagia, disfonia, comprometimento sistêmico, aumento importante de CK, capilaroscopia com alterações mais avançadas, biópsia muscular com vasculopatia não inflamatória e a presença de anticorpos específicos[5]. A mortalidade está relacionada à insuficiência respiratória ou à pneumonite intersticial, miocardite, ulceração e hemorragia gastrointestinal[40]. O curso policíclico da doença também parece estar associado a maiores taxas de mortalidade. A melhora no prognóstico parece estar diretamente relacionada com a introdução precoce de corticosteroides e imunossupressores, mas a incapacidade está associada aos efeitos colaterais da corticoterapia (osteonecrose, fraturas secundárias à osteoporose)[4,5,45-47].

CONCLUSÕES

As miopatias inflamatórias idiopáticas são doenças raras na infância e são definidas por características clinicopatológicas e pela presença de autoanticorpos miosite-específicos. A DMJ é a forma mais comum, caracterizada por vasculopatia sistêmica, com acometimento principal de pele e músculos. O diagnóstico é realizado pelos critérios de Bohan e Peter, apesar da RM ser atualmente uma ferramenta não invasiva bastante utilizada em detrimento da biópsia muscular e da eletroneuromiografia. O tratamento é baseado em imunossupressores e anti-inflamatórios de formas precoce e agressiva. Apesar das baixas taxas de mortalidade, as taxas de morbidade permanecem elevadas, sendo que estudos futuros nos campos da genética e da fisiopatologia são necessários para diminuição das sequelas e comorbidades, e predizer pacientes que estejam sob maior risco.

REFERÊNCIAS BIBLIOGRÁFICAS

1. Rider LG, Katz JD, Jones OY. Developments in the classification and treatment of the juvenile idiopathic inflammatory myopathies. Rheum Dis Clin North Am. 2013;39(4):877-904.
2. Muller-Felber W, Wanschitz J, Vill K, Baumann M. Pediatric idiopathic inflammatory myopathies: an update on diagnostic and treatment strategies. Neuropediatrics. 2013;44(6):314-23.
3. Lundberg IE, Tjärnlund A, Bottai M, Werth VP, Pilkington C, de Visser M, et al.; International Myositis Classification Criteria Project Consortium, the Euromyositis Register, and the Juvenile Dermatomyositis Cohort Biomarker Study and Repository (UK and Ireland). 2017 European League Against Rheumatism/American College of Rheumatology Classification Criteria for Adult and Juvenile Idiopathic Inflammatory Myopathies and Their Major Subgroups. Arthritis Rheumatol. 2017;69(12):2271-82.
4. Petty RE, Laxer RM, Lindsley CB, Wedderburn LR, editors. Textbook of pediatric rheumatology. 7ᵗʰ ed. Philadelphia: Elsevier Saunders; 2016.
5. Huber A, Feldman BM. An update on inflammatory myositis in children. Curr Opin Rheumatol. 2013;25(5):630-5.
6. Sato JO, Sallum AM, Ferriani VP, Marini R, Sacchetti SB, Okuda EM, et al.; Rheumatology Committee of the São Paulo Paediatrics Society. A Brazilian registry of juvenile dermatomyositis: onset features and classification of 189 cases. Clin Exp Rheumatol. 2009;27(6):1031-8.
7. Rider LG, Wu L, Mamyrova G, Targoff IN, Miller FW. Environmental factors preceding illness onset differ in phenotypes of the juvenile idiopathic inflammatory myopathies. Rheumatology (Oxford). 2010;49(12):2381-90.
8. Orione MA, Silva CA, Sallum AM, Campos LM, Omori CH, Braga AL, et al. Risk factors for juvenile dermatomyositis: exposure to tobacco and air pollutants during pregnancy. Arthritis Care Res (Hoboken). 2014;66(10):1571-5.
9. Sallum AM, Marie SK, Wakamatsu A, Sachetti S, Vianna MA, Silva CA, et al. Immunohistochemical analysis of adhesion molecule expression on muscle biopsy specimens from patients with juvenile dermatomyositis. J Rheumatol. 2004;31(4):801-7.
10. Sallum AM, Kiss MH, Silva CAA, Wakamatsu A, Vianna MAAG, Sachetti S, et al. Difference in adhesion molecule expression (icam-1 and vcam-1) in juvenile and adult dermatomyositis, polymyositis and inclusion body myositis. Autoimmun Rev. 2006;5(2):93-100.
11. Sallum AM, Kiss MH, Silva CA, Wakamatsu A, Sachetti S, Lotufo S, et al. MHC class I and II expression in juvenile dermatomyositis skeletal muscle. Clin Exp Rheumatol. 2009;27(3):519-26.
12. Khanna S, Reed AM. Immunopathogenesis of juvenile dermatomyositis. Muscle Nerve. 2010;41(5):581-92.
13. Griffin TA, Reed AM. Pathogenesis of myositis in children. Curr Opin Rheumatol. 2007;19(5): 487-91.
14. Nistala K, Wedderburn LR. Update in juvenile myositis. Curr Opin Rheumatol. 2013;25(6):742-6.
15. Aikawa NE, Jesus AA, Liphaus BL, Silva CA, Carneiro-Sampaio M, Viana VS, et al. Organ-specific autoantibodies and autoimmune diseases in juvenile systemic lupus erythematosus and juvenile dermatomyositis patients. Clin Exp Rheumatol. 2012;30(1):126-31.
16. Robinson AB, Hoeltzel MF, Wahezi DM, Becker ML, Kessler EA, Schmeling H, et al. Clinical characteristics of children with juvenile dermatomyositis: the Childhood Arthritis and Rheumatology Research Alliance Registry. Juvenile Myositis CARRA Subgroup, for the CARRA Registry Investigators. Arthritis Care Res (Hoboken). 2014;66(3):404-10.
17. Ernste FC, Reed AM. Recent advances in juvenile idiopathic inflammatory myopathies. Curr Opin Rheumatol. 2014;26(6):671-8.
18. Schmeling H, Stephens S, Goia C, Manlhiot C, Schneider R, Luthra S, et al. Nailfold capillary density is importantly associated over time with muscle and skin disease activity in juvenile dermatomyositis. Rheumatology (Oxford). 2011;50(5):885-93.

19. Prado R, Terreri MT, Gonçalves M, Barbosa CM, Len CA, Hilário MO. Edema generalizado como manifestação de dermatomiosite juvenil. Rev Bras Reumatol. 2002;42(5):338-41.

20. Sallum AM, Pivato FC, Doria-Filho U, Aikawa NE, Liphaus BL, Marie SK, et al. Risk factors associated with calcinosis of juvenile dermatomyositis. J Pediatr (Rio J). 2008;84(1):68-74.

21. Huber AM. Idiopathic inflammatory myopathies in childhood: current concepts. Pediatr Clin North Am. 2012;59(2):365-80.

22. Feldman BM, Rider LG, Reed AM, Pachman LM. Juvenile dermatomyositis and other idiopathic inflammatory myopathies of childhood. Lancet. 2008;371(9631):2201-12.

23. Bohan A, Peter JB. Polymiosis and dermatomyositis. N Engl J Med. 1975;292(7):344-7.

24. Brown VE, Pilkington CA, Feldman BM, Davidson JE; Network for Juvenile Dermatomyositis, Paediatric Rheumatology European Society (PReS). An international consensus survey of the diagnostic criteria for juvenile dermatomyositis (JDM). Rheumatology (Oxford). 2006;45(8):990-3.

25. Tansley SL, McHugh NJ. Myositis specific and associated autoantibodies in the diagnosis and management of juvenile and adult idiopathic inflammatory myopathies. Curr Rheumatol Rep. 2014;16(12):464.

26. Dubowitz V. Muscle biopsy: a practical approach. 2nd ed. London: Saunders; 1985.

27. Ramanan AV, Feldman BM. The role of muscle enzymes in JDM. Available: http://www.pedrheumonlinejournal.org (acesso fev 2018).

28. Nascif AK, Terreri MT, Len CA, Andrade LE, Hilario MO. Inflammatory myopaties in childhood: correlation between nailfold capillaroscopy. J Pediatr. 2006;82(1):40-5.

29. Campos LMA, Sallum AME, Camargo CZ, Andrade LEC, Kayser C. Improvement of nailfold capillary microangiopathy after immunosuppressant therapy in a child with clinically amyopathic juvenile dermatomyositis. Rev Bras Reumatol Engl Ed. 2017;57(5):487-90.

30. Ruperto N, Pistorio A, Oliveira S, Zulian F, Cuttica R, Ravelli A. Prednisone versus prednisone plus ciclosporin versus prednisone plus methotrexate in new-onset juvenile dermatomyositis: a randomised trial. Lancet. 2016;387(10019):671-8.

31. Enders FB, Bader-Meunier B, Baildam E, Constantin T, Dolezalova P, Feldman BM, et al. Consensus-based recommendations for the management of juvenile dermatomyositis. Ann Rheum Dis. 2016;76(2):329-40.

32. Lam CG, Manlhiot C, Pullenayegum EM, Feldman BM. Efficacy of intravenous Ig therapy in juvenile dermatomyositis. Ann Rheum Dis. 2011;70(12):2089-94.

33. Riley P, McCann L, Maillard S, Woo P, Murray KJ, Pilkington CA. Effectiveness of infliximab in the treatment of refractory juvenile dermatomyositis with calcinosis. Rheumatology (Oxford). 2008;47(6):877-80.

34. Omori CH, Jesus AA, Sallum AM, Adde FV, Rodrigues JC, Silva CA. Association between pulmonary hemosiderosis and juvenile dermatomyositis. Acta Reumatol Port. 2009;34(2A):271-5.

35. Sallum AM, Garcia AJ, Saito OC, Silva CA. Scrotum and testicular calcinosis in juvenile dermatomyositis (JDM). A report of two cases. Clin Exp Rheumatol. 2009;27(2):382-3.

36. Oddis CV, Reed AM, Aggarwal R, Rider LG, Ascherman DP, Levesque MC, et al. Rituximab in the treatment of refractory adult and juvenile dermatomyositis and adult polymyositis: a randomized, placebo-phase trial. Arthritis Rheum. 2013;65(2):314-24.

37. Duarte RJ, Denes FT, Sallum AM. Ureteral calcinosis in juvenile dermatomyositis: successful precocious surgical management. Int Braz J Urol. 2006;32(5):574-7.

38. Rabelo Júnior CN, Kozu KT, Sallum AME, Aikawa NE, Silva CAA, Campos LMA. Topical tacrolimus in refractory skin lesions of juvenile dermatomiosytis. Rev Bras Reumatol. 2007;47(6):463-8.

39. Omori C, Prado DM, Gualano B, Sallum AM, Sá-Pinto AL, Roschel H, et al. Responsiveness to exercise training in juvenile dermatomyositis: a twin case study. BMC Musculoskelet Disord. 2010;11:270.

40. Rider LG, Werth VP, Huber AM, Alexanderson H, Rao AP, Ruperto N, et al. Measures of adult and juvenil dermatomyositis, polymyositis, and inclusion body myositis: Physician and Patient/

Parent Global Activity, Manual Muscle Testing (MMT), Health Assessment Questionnaire (HAQ)/ Childhood Health Assessment Questionnaire (C-HAQ), Childhood Myositis Assessment Scale (CMAS), Myositis Disease Activity Assessment Tool (MDAAT), Disease Activity Score (DAS), Short Form 36 (SF-36), child Health Questionnaire (CHQ), physician global damage, Myositis Damage Index (MDI), Quantitative Muscle Testing (QMT), Myositis Functional Index-2 (FI-2), Myositis Activities Profile (MAP), Inclusion Body Myositis Functional Rating Scale (IBMFRS), Cutaneous Dermatomyositis Disease Area and Severity Index (CDASI), Cutaneous Assessment Tool (CAT), Dermatomyositis Skin Severity Index (DSSI), Skindex, and Dermatology Life Quality Index (DLQI). Arthritis Care Res (Hoboken). 2011;63(Suppl. 11):S118-57.

41. Ruperto N, Ravelli A, Pistorio A, Ferriani V, Calvo I, Ganser G, et al. The provisional Paediatric Rheumatology International Trials Organisation/American College of Rheumatology/European League against Rheumatism disease activity core set for the evaluation of response to therapy in juvenile dermatomyositis: a prospective validation study. Arthritis Rheum. 2008;59(1):4-3.

42. Huber AM. Update on the assessment of children with juvenile idiopathic inflammatory myopathy. Curr Rheumatol Rep. 2010;12(3):204-12.

43. Lazarevic D, Pistorio A, Palmisani E, Miettunen P, Ravelli A, Pilkington C, et al. The PRINTO criteria for clinically inactive disease in juvenile dermatomyositis. Ann Rheum Dis. 2013;72(5):686-93.

44. Marie I, Hachulla E, Hatron PY, Hellot MF, Levesque H, Devulder B, et al. Polymyositis and dermatomyositis: short term and longterm outcome, and predictive factors of prognosis. J Rheumatol. 2001;28(10):2230-7.

45. Singh S, Suri D, Aulakh R, Gupta A, Rawat A, Kumar RM. Mortality in children with juvenile dermatomyositis: two decades of experience from a single tertiary care centre in North India. Clin Rheumatol. 2014;33(11):1675-9.

46. Santiago RA, Silva CA, Caparbo VF, Sallum AM, Pereira RM. Bone mineral apparent density in juvenile dermatomyositis: the role of lean body mass and glucocorticoid use. Scand J Rheumatol. 2008;37(1):40-7.

47. Sallum AM, Kiss MH, Sachetti S, Resende MB, Moutinho KC, Carvalho Mde S, et al. Juvenile dermatomyositis: clinical, laboratorial, histological, therapeutical and evolutive parameters of 35 patients. Arq Neuropsiquiatr. 2002;60(4):889-99.

12 Esclerodermia juvenil

Lúcia Maria de Arruda Campos
Erica Naomi Naka Matos
Mercia Maria Moreira Campello

Após ler este capítulo, você estará apto a:
1. Definir as principais características e os subtipos da esclerodermia juvenil.
2. Identificar os critérios de classificação e diagnóstico diferencial.
3. Orientar sobre as principais terapias.

INTRODUÇÃO

Esclerodermia é uma palavra de origem grega que significa pele dura (*skleros:* duro; *dermis:* pele). A esclerodermia juvenil constitui um espectro amplo e heterogêneo de doenças autoimunes, cujas características principais são o espessamento cutâneo e a idade de início anterior aos 16 anos[1].

A doença pode ser classificada em dois grupos principais: esclerodermia sistêmica juvenil (ESJ), na qual há envolvimento sistêmico; e esclerodermia localizada juvenil (ELJ), em que há o comprometimento cutâneo, habitualmente sem envolvimento de órgãos internos[1,2]. Os respectivos critérios de classificação, considerados provisórios, uma vez que ainda precisam ser validados, estão detalhados nas Tabelas 12.1 e 12.2[3-5].

ESCLERODERMIA SISTÊMICA JUVENIL

A ESJ é uma doença crônica multissistêmica do tecido conectivo, caracterizada por inflamação, lesões vasculares proliferativas, atrofia e fibrose que afetam a pele e diversos órgãos internos, como esôfago, trato digestório, coração, pulmões e rins[1]. É

Tabela 12.1 Critérios de classificação da esclerodermia sistêmica juvenil (ESJ)[3]

Presença do critério maior (obrigatório), mais pelo menos 2 critérios menores

Critério maior

Esclerose/endurecimento da pele em região proximal às articulações metacarpofalangeanas (MCF)

Critérios menores

Pele	Esclerodactilia
Vascular periférico	Fenômeno de Raynaud Anormalidades nos capilares periungueais Úlceras nas pontas dos dedos
Trato gastrointestinal	Disfagia Refluxo gastroesofágico
Renal	Crise renal Hipertensão arterial sistêmica de início recente
Cardíaco	Arritmias Insuficiência cardíaca
Respiratório	Fibrose pulmonar (radiografia ou tomografia de alta resolução) DLCO (prova de difusão de monóxido de carbono) Hipertensão arterial pulmonar
Musculoesquelético	Atrito por fricção de tendão Artrite Miosite
Neurológico	Neuropatia Síndrome do túnel do carpo
Sorologias	Anticorpo antinuclear Autoanticorpos seletivos de ES (anticentrômero, antitopoisomerase-1, antifibrilarina, anti-PM-Scl, anti-RNA polimerase I ou II)

Tabela 12.2 Critérios de classificação da esclerodermia localizada juvenil[4,5]

Grupo	Subtipo	Descrição
1. Morfeia circunscrita	a) Superficial	Limitada à epiderme e à derme, alteração de pigmentação Única/múltiplas
	b) Profunda	Envolve subcutâneo, fáscia, podendo envolver músculo Única/múltiplas
2. Esclerodermia linear	c) Tronco/membro	Derme, subcutâneo, podendo afetar músculos e ossos
	d) Cabeça	Golpe de sabre e síndrome de Parry-Romberg (perda de tecido do lado afetado)
3. Morfeia generalizada		Inicia como placas individuais (4 ou +, > 3 cm) que se tornam confluentes e envolvem pelo menos 2 dos 7 (cabeça/pescoço, MSD, MSE, MID, MIE, tronco anterior, tronco posterior)
4. Morfeia panesclerótica		Envolvimento circunferencial do membro, afetando pele, subcutâneo, músculo, osso. Pode envolver outras áreas do corpo, sem afetar órgãos internos
5. Morfeia mista		Combinação de dois ou mais dos subtipos

MSD: membro superior direito; MSE: membro superior esquerdo; MID: membro inferior direito; MIE: membro inferior esquerdo.

subdividida em dois tipos: esclerodermia sistêmica (ES) difusa; e ES limitada. Essa classificação é baseada na extensão do envolvimento da pele e do comprometimento de órgãos internos[2].

Epidemiologia

A ocorrência da ESJ antes dos 16 anos é rara, representando menos de 3% de todos os casos de esclerodermia com 1,5 a 2% dos casos antes dos 10 anos[1,6].

Entretanto, tem sido demonstrado que um número substancial de pacientes, aproximadamente 10% de todos os adultos com ES, apresentou os primeiros sintomas da doença na infância, mas os diagnósticos foram confirmados durante a adolescência ou quando adultos jovens[7].

Assim como ocorre em adultos, há predomínio do gênero feminino, sem predileção étnica[1,6]. Em um estudo multicêntrico com 153 pacientes, a relação F:M foi de 3,6:1 e a média de idade ao diagnóstico foi de 8,1 anos[8].

Genética

Até esse momento não se conseguiu estabelecer uma associação entre as diferentes formas clínicas de esclerodermia juvenil e os antígenos de histocompatibilidade (HLA)[1]. Apesar de ser rara a ocorrência familiar de ES, a frequência é maior em famílias com algum portador de esclerodermia (1,6%) do que na população geral (0,026%)[9]. Um estudo multicêntrico demostrou histórico familiar de doença autoimune em 11% dos casos de ES[8].

Etiopatogenia

A etiopatogenia da ESJ ainda não foi totalmente elucidada, mas a teoria mais aceita para a patogênese é a interação entre um fator etiológico ainda não conhecido (fatores ambientais, substâncias químicas ou agentes infecciosos) e um mecanismo de suscetibilidade genética também não definido até o momento[10]. Nesses pacientes, especialmente na faixa etária pediátrica, observa-se disfunção imunológica, como diminuição dos linfócitos T reguladores em repouso e maior expressão de linfócitos T CD4, assim como aumento de interleucinas séricas e teciduais e produção de anticorpos antiendoteliais[11].

Evidências sugerem haver aumento na produção de endotelina 1 e redução na produção de agentes vasodilatadores (óxido nítrico e prostaglandinas), levando a quadro de lesão endotelial de micro e macrovasculaturas. Os vasos sofrem então remodelamento, caracterizado por espessamento da íntima e da camada média e com fibrose da adventícia, e consequentes isquemia e fibrose teciduais, principais características da doença[11].

Quadro Clínico

Na infância, o desenvolvimento da ESJ ocorre de forma insidiosa, sendo o fenômeno de Raynaud o sintoma inicial em 80 a 90% das crianças, podendo preceder em meses ou mesmo anos as demais manifestações[2]. No estudo multicêntrico realizado em Pádua envolvendo 153 crianças, em relação ao tempo do diagnóstico de ESJ, o fenômeno de Raynaud foi a manifestação clínica mais frequente (76%), seguida por endurecimento da pele (66%), esclerodactilia (55%), úlceras digitais (35%), fibrose pulmonar (20%), artrite (18%), miosite (15%), disfagia (13%), refluxo gastroesofágico (13%), retração tendínea (6%), hipertensão pulmonar (5%), insuficiência cardíaca (3%), arritmias (2%), crise renal (1%), síndrome do túnel do carpo (1%), hipertensão de início recente (1%) e neuropatia periférica (1%)[8].

Manifestações vasculares periféricas

O fenômeno de Raynaud é a expressão de lesão endotelial na microcirculação, com redução do leito vascular decorrente da proliferação e do espessamento da camada íntima, ocasionando um quadro isquêmico crônico. Caracteriza-se pela isquemia digital periódica, desencadeada pelo frio ou por fatores emocionais, que apresenta uma sequência de três fases: palidez (causada pelo vasoespasmo); cianose (causada pela estase do sangue venoso com baixa oxigenação); e eritema (hiperemia reativa ao retorno do fluxo sanguíneo)[1,2]. O fenômeno de Raynaud é mais frequentemente observado nas extremidades distais das mãos e dos pés, mas pode ser visto ocasionalmente em orelhas, ponta do nariz, lábios e língua (Figura 12.1). Ocorre em 75% dos casos na apresentação da doença e até 90% durante o acompanhamento[12].

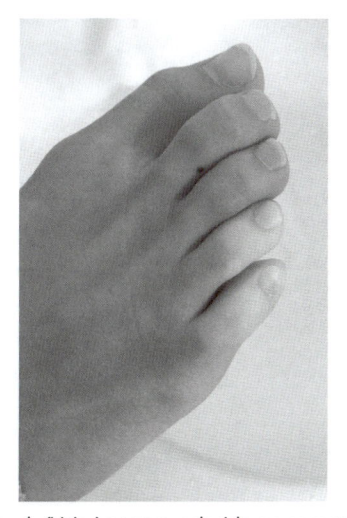

Figura 12.1 Fenômeno de Raynaud. (Veja imagem colorida no encarte.)

O suprimento sanguíneo inadequado decorrente da cronicidade do fenômeno de Raynaud pode resultar em úlceras digitais e reabsorção das extremidades ósseas (interfalangianas distais), com consequente encurtamento dos dedos, sendo estes achados mais comuns em adultos do que em crianças com ES[1].

Manifestações cutâneas

Embora a lesão vascular seja a manifestação inicial da ESJ, o acometimento cutâneo é a característica mais expressiva da doença. Geralmente inicia-se com edema difuso, depressível e simétrico de extremidades das mãos e dos pés, evoluindo com o desaparecimento das pregas cutâneas (aspecto de edema "em luva"). Após a reabsorção do edema ocorrem: enrijecimento progressivo da pele; limitação de movimentos decorrente da perda da elasticidade da pele; retração dos tendões decorrente de fibrose dos tecidos subjacentes, com contraturas em flexão, constituindo a típica garra esclerodérmica. Ocorre ainda o aparecimento das telangiectasias, perda de pelos e anidrose nas áreas afetadas. Ulcerações digitais dolorosas e de difícil cicatrização decorrentes da isquemia são comuns na ESJ (Figura 12.2).

Na face pode-se observar modificações anatômicas, como afilamento do nariz (semelhante a bico de pássaro), alteração da mímica facial, acentuação do sulco nasogeniano, microstomia, telangiectasias e dificuldade de oclusão palpebral e dos lábios pela perda da elasticidade cutânea, que se estabelecem de forma insidiosa. A perda das pregas naturais torna a face inexpressiva, caracterizando a *facies* esclerodérmica.

O escore de pele de Rodnan modificado tem sido utilizado para avaliar a extensão e a gravidade do comprometimento cutâneo. São avaliadas 17 áreas do corpo, dando uma nota de 0 a 3 para cada região, levando em consideração o grau de endurecimento e a atrofia da pele.

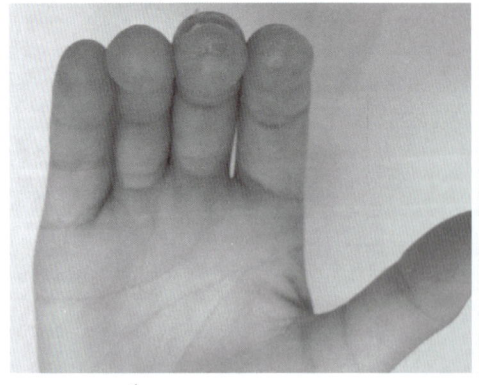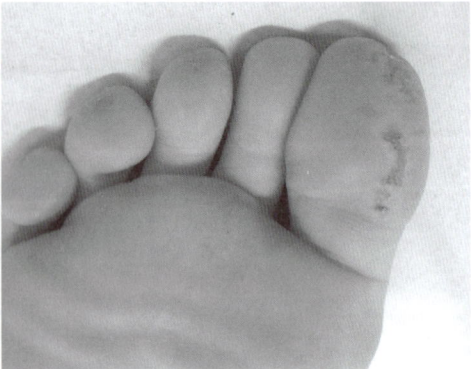

Figura 12.2 Úlceras digitais em mãos e pés. (Veja imagem colorida no encarte.)

Manifestações musculoesqueléticas

Os sintomas musculoesqueléticos são comuns na ESJ e ocorrem próximos ao início da doença ou na evolução. Entre as crianças do estudo multicêntrico de Pádua, aproximadamente 36% apresentaram sintomas musculoesqueléticos durante o curso da doença[8].

A poliartralgia ou a poliartrite é simétrica, e envolve principalmente extremidades das mãos e dos pés, punhos, joelhos e tornozelos. Contraturas articulares são decorrentes das alterações escleróticas da pele e dos tendões. A mialgia é mais comum que a miosite, sendo mais frequentemente observada nas formas de sobreposição da ESJ e outras doenças reumáticas, manifestando-se por dor e fraqueza muscular proximal.

Manifestações gastrointestinais

O envolvimento do trato gastrointestinal alto está presente em quase 40% dos pacientes durante o curso da doença, e a disfagia pode ser um dos sinais de apresentação em 14% das crianças[2]. A disfagia é causada pela dismotilidade e pelo refluxo gastroesofágico (secundário à hipotonia do segmento esofagiano distal). Pode ocorrer acometimento dos intestinos delgado e grosso. Associadas à hipomotilidade intestinal, podem ocorrer a síndrome de má absorção e a pseudo-obstrução, assim como constipação crônica[1].

Manifestações cardíacas

Derrames pericárdicos são pouco comuns e geralmente não provocam alteração hemodinâmica. A cardiomiopatia grave, causada pela fibrose cardíaca, pode ocasionar defeitos de condução, arritmias e diminuição da função ventricular. Embora rara, pode ser a causa de óbito e requer um tratamento imunossupressor agressivo. A insuficiência cardíaca é outra complicação que também pode ser decorrente da hipertensão pulmonar[2,6].

Manifestações pulmonares

O comprometimento pulmonar na maioria das vezes é assintomático, mas pode se manifestar na forma de tosse seca ou dispneia aos médios e grandes esforços. A fibrose intersticial pulmonar bibasilar, caracterizada pela imagem em vidro fosco, é uma complicação grave, como ocorre na ES em adultos, mas raramente tem sido relatada em crianças[1,2].

A hipertensão arterial pulmonar (HAP) pode ocorrer sem associação com a fibrose pulmonar e a forma isolada ocorre caracteristicamente na forma limitada da ESJ e apresenta um prognóstico pior[1,2,10].

Manifestações renais

São poucos os dados existentes na literatura sobre a prevalência do envolvimento renal de crianças, mas sabe-se que ocorre menos frequentemente que nos adultos[7,13]. Pode ocorrer lesão proliferativa das células endoteliais levando à hipertensão arterial sistêmica (HAS), proteinúria e alteração da função renal[2].

O envolvimento renal pode ser insidioso (com desenvolvimento lento de HAS) ou abrupto (crise renal esclerodérmica), com hipertensão arterial maligna e súbita, anemia hemolítica microangiopática, coagulação intravascular disseminada e desenvolvimento de insuficiência renal aguda, sendo esta a complicação mais preocupante, pois pode ser fatal se não tratada[3]. Apesar do uso frequente de corticosteroide nas crianças do estudo multicêntrico de Pádua, considerado como um fator de risco para o desenvolvimento da crise renal, houve baixa prevalência de comprometimento renal na população estudada (9,4%) e somente um desses pacientes desenvolveu crise renal[3,8].

Manifestações neurológicas

A neuropatia periférica é rara (1,6%), podendo haver envolvimento de nervos cranianos. O envolvimento do sistema nervoso central (SNC) geralmente é secundário à doença renal ou pulmonar. A síndrome do túnel do carpo, por compressão do nervo mediano, é outra manifestação encontrada, caracterizando-se por parestesia em uma ou ambas as mãos (síndrome compartimental)[2,6].

Manifestações oculares

Os pacientes com esclerodermia podem desenvolver uveíte anterior assintomática, semelhante à encontrada em pacientes com artrite idiopática juvenil (AIJ), em 3,2 a 8,3% dos casos. O Juvenile Scleroderma Working Group of PReS sugere que seja realizada avaliações oftalmológicas de rotina semestral nos casos de comprometimento de couro cabeludo e face e anual nos casos em que o segmento cefálico não estiver acometido[14].

ESCLERODERMIA SISTÊMICA JUVENIL LIMITADA

A forma limitada da ESJ é bastante rara na infância. As manifestações de pele permanecem limitadas a extremidades e face por longo tempo. Esse grupo com doença mais limitada é definido como esclerodermia sistêmica juvenil limitada (ESJL) ou síndrome de CREST (acrônimo de calcinose, fenômeno de Raynaud, alteração esofagiana, esclerodactilia e telangiectasias). As calcificações periarticulares, resultantes do acúmulo de cristais de cálcio ou hidroxiapatita, ocorrem em locais de traumatismo ou uso excessivo como cotovelos e joelhos, mas também sobre saliências da coluna e espinhas ilíacas[1].

O anticorpo anticentrômero (ACA) é o anticorpo característico dessa apresentação da doença e a presença é bastante sugestiva da síndrome. Nesses casos, o fenômeno de Raynaud pode preceder em muitos anos o aparecimento das demais manifestações, sendo a capilaroscopia periungueal e a pesquisa do ACA formas de se tentar identificar precocemente os pacientes que desenvolverão a forma limitada da ESJ[15].

A evolução é insidiosa e o comprometimento visceral geralmente é leve. Porém, esses pacientes têm maior tendência em apresentar hipertensão pulmonar grave, levando muitas vezes ao óbito[1,6,7].

Diagnóstico

O diagnóstico de ESJ é baseado em achados clínicos, exame físico e complementado por exames laboratoriais. Os critérios de classificação devidamente padronizados para a faixa etária pediátrica foram desenvolvidos a partir de um estudo multicêntrico internacional realizado sobre ampla base de dados de pacientes com ESJ, de 55 centros de reumatologia pediátrica, inclusive do Brasil. Para o diagnóstico, foi estabelecida a necessidade de um critério maior e pelo menos dois menores (Tabela 12.1)[3].

Esses critérios são importantes para que médicos pouco familiarizados com a ESJ possam reconhecê-la e encaminhar precocemente essas crianças ao especialista, assim como para auxiliar no diagnóstico diferencial com outras condições pediátricas em que a presença de espessamento difuso da pele for a característica clínica principal, como nas síndromes hereditárias (fenilcetonúria, progéria e síndrome de Werner), as síndromes esclerodermia-*like* (mixedema, fascite eosinofílica, escleredema de Buschke, reação enxerto *versus* hospedeiro), as síndromes tumorais e, ainda, as síndromes mistas do tecido conectivo (doença mista do tecido conjuntivo, esclerodermatomiosite, esclerolúpus e doença indiferenciada do tecido conectivo)[1,2].

Exames Complementares

Exames laboratoriais

As alterações laboratoriais na ESJ são inespecíficas e diretamente relacionadas ao envolvimento visceral. O hemograma pode mostrar anemia leve e as provas de atividade inflamatória, quando alteradas, indicam atividade da doença[1,2,10].

Autoanticorpos

O anticorpo antinuclear (FAN) foi encontrado em 71% dos pacientes do estudo multicêntrico de Pádua, frequência menor que a relatada em adultos (95%). O padrão encontrado é nucleolar, pontilhado ou homogêneo. Dos outros autoanticorpos específicos para ES, o anti-Scl-70 esteve positivo em 34% e o ACA, em 7,1%, muito menos comum do que na população adulta[7,8]. Em pacientes adultos, o anti-Scl-70 ocorre mais frequentemente naqueles com ES difusa associada à doença vascular periférica e fibrose pulmonar intersticial, enquanto o ACA está associado com a forma limitada da ES (CREST) e com o desenvolvimento mais tardio da hipertensão pulmonar[1,2,15].

Capilaroscopia periungueal

A capilaroscopia periungueal é um importante método de diagnóstico que demonstra as alterações da microcirculação por meio da observação por microscópio dos capilares do leito ungueal. As alterações esclerodérmicas típicas encontradas são ectasia e tortuosidade das alças capilares, micro-hemorragias e desorganização capilar com áreas de ausência ou diminuição da presença de capilares (deleção). Esse padrão capilaroscópico é conhecido como padrão SD. A existência dessas alterações em uma criança com fenômeno de Raynaud sugere fortemente uma doença do colágeno em desenvolvimento (Figura 12.3)[14,16].

Para avaliar o valor prognóstico dos achados da capilaroscopia para o desenvolvimento de doenças do tecido conectivo em crianças e adolescentes com fenômeno de Raynaud, foi realizado o acompanhamento de 250 pacientes (média de idade de 15 anos), pelo período de 1 a 6 anos. Foi constatado que 76% dos pacientes tiveram o diagnóstico final de fenômeno de Raynaud primário ou idiopático; 12,8% preencheram critérios para uma doença específica do tecido conectivo (esclerodermia em 5,2%, artrite reumatoide em 4% e lúpus eritematoso sistêmico em 3,6%); e 10,8% apresentaram doença do tecido conectivo indiferenciada. O tempo médio da evolu-

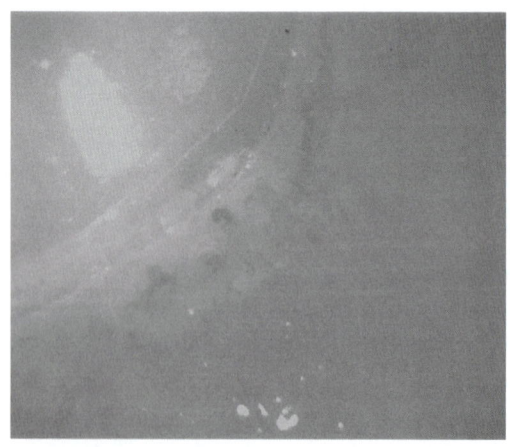

Figura 12.3 Capilaroscopia demonstrando padrão SD em paciente com esclerodermia sistêmica. (Veja imagem colorida no encarte.)

ção do fenômeno de Raynaud para uma dessas doenças foi de dois anos. Crianças e adolescentes que desenvolveram doenças do espectro da esclerodermia mostraram alterações capilaroscópicas típicas seis meses antes da expressão da doença, indicando que o tipo de alteração na capilaroscopia em pacientes com fenômeno de Raynaud é altamente correlacionado com o desenvolvimento futuro da ESJ[17].

Métodos de avaliação do comprometimento cutâneo

A termografia infravermelha vem sendo utilizada para verificar a atividade e a extensão do comprometimento cutâneo da enfermidade, pela medida indireta do fluxo sanguíneo da microvasculatura[12,18]. Pelas dificuldades técnicas, podem ocorrer falsos-positivos em algumas lesões inativas, o que pode ser minimizado pela associação do método de medida por *laser* com Doppler. No entanto, esse método não está usualmente disponível.

Mais recentemente tem-se estudado a aplicabilidade da ultrassonografia com Doppler para a avaliação da atividade e da progressão da lesão de pele. Foi desenvolvido o escore U-DA (*ultrasound disease activity*), que avalia a ecogenicidade e o fluxo sanguíneo de pele, subcutâneo e tecidos profundos, com a vantagem adicional de se tratar de um exame não invasivo[14,19-21].

Um método promissor, ainda não testado na ESJ ou na ELJ, é a tomografia de coerência ótica, considerada o primeiro biomarcador quantitativo por imagem para a esclerodermia. Trata-se de um método rápido, não invasivo e que permite captar imagens de alta resolução, comparáveis às de um microscópio, sendo conhecido como "biópsia virtual" por ser capaz de identificar alterações fibróticas iniciais[14,22].

Exames para avaliação do comprometimento de órgãos internos

- Comprometimento gastrointestinal: os estudos radiológicos e de função do trato gastrointestinal frequentemente demonstram características anormais mesmo na ausência de sintomas. A manometria e a monitoração do pH intraesofágico por 24 horas são os indicadores mais sensíveis da diminuição do tônus do esfíncter esofagiano e da presença de refluxo. Outros exames que podem ser realizados são cintilografia esofágica e endoscopia digestiva alta. A radiografia contrastada do esôfago pode revelar diminuição das ondas peristálticas nos dois terços inferiores do esôfago, dilatação esofágica, hérnia hiatal por deslizamento e esofagite de refluxo, mas tem menor sensibilidade[12,23].

- Comprometimento pulmonar: a radiografia convencional pode estar normal mesmo em crianças sintomáticas e, por isso, são necessários outros métodos diagnósticos. As provas de função pulmonar, a cintilografia pulmonar, a tomografia computadorizada (TC) de tórax de alta resolução e o lavado broncoalveolar podem auxiliar. Em crianças, as alterações mais frequentemente encontradas na

TC são a opacificação em vidro fosco, micronódulos subpleurais, opacidades lineares e em favo de mel. A fibrose pulmonar provoca diminuição da capacidade vital e alteração das trocas de gases pulmonares, sendo a prova de difusão de monóxido de carbono e a espirometria métodos diagnósticos bastante sensíveis[1,2,12].

- Comprometimento cardíaco: as arritmias são raras na infância e podem ser detectadas pelo eletrocardiograma (ECG). O ecocardiograma, por ser um método não invasivo, tem sido usado para avaliar o comprometimento cardíaco, mesmo em pacientes assintomáticos e também para diagnosticar a hipertensão pulmonar (HP) precoce, que pode ser comprovada pelo aumento da pressão na artéria pulmonar, pela dilatação do ventrículo direito e por insuficiência tricúspide. Novas modalidades como a ressonância cardíaca e o *speckle tracking* ecocardiograma têm se revelado úteis na detecção precoce do comprometimento cardíaco[2,10,12].
- Outros exames podem ser solicitados conforme o tipo de envolvimento sistêmico.

Monitoramento

Recentemente foi proposto um escore de gravidade da ESJ, conhecido como J4S, que avalia tanto comprometimentos reversíveis, decorrentes da atividade da doença, como irreversíveis (dano), e encontra-se atualmente em fase de validação. Inclui uma avaliação geral do pacientes (índice de massa corpórea e nível de hemoglobina), assim como o comprometimento de oito diferentes órgãos e sistemas (vascular, pele, osteoarticular, muscular, gastrointestinal, pulmonar, cardíaco e renal), classificando-os de 0 a 4, conforme o grau de comprometimento (ausente, leve, moderado, grave ou estadio final) e dando diferentes pontuações de acordo com o tipo de órgão acometido. Esse escore pode ser de grande utilidade, tanto na prática clínica, em termos de decisões terapêuticas, como em estudos clínicos, que visam a avaliar a eficácia de uma nova medicação[24].

Tratamento

O tratamento da ESJ representa uma das maiores dificuldades na reumatologia pediátrica. Nenhum dos medicamentos usados para ESJ tem um estudo rigoroso, por causa da infrequência de emprego na faixa etária pediátrica. São necessários estudos clínicos multicêntricos, prospectivos, controlados e randomizados de acompanhamento a longo prazo. A maioria das modalidades terapêuticas para a ESJ tem sido baseada em estudos com pacientes adultos e ainda é empírica. A terapia tem como objetivo prevenir o acometimento de outros órgãos e consequentemente prolongar a sobrevida.

Existem três categorias de tratamento: terapia de suporte geral, terapia medicamentosa específica e terapia para complicações da doença (tratamento do fenômeno de Raynaud, da doença renal e da hipertensão pulmonar).

Terapia de suporte geral

A família deve ser muito bem orientada sobre as dificuldades de um tratamento definitivo, o prognóstico e as possíveis complicações. A terapia de suporte geral deve incluir apoio psicoterapêutico, orientações quanto à alimentação adequada, cuidados específicos com a higiene e com a pele, evitando a exposição ao sol, protegendo-se do frio com atenção especial às extremidades e evitando-se traumas que possam favorecer ou provocar o aparecimento de ulcerações em áreas com calcinoses ou com comprometimento circulatório. A fisioterapia e a terapia ocupacional são fundamentais, para conservação da mobilidade articular, fortalecimento muscular e prevenção de deformidades[1,2,10].

Terapia medicamentosa específica

Os anti-inflamatórios não hormonais podem ser utilizados em casos de artralgia ou artrite.

Os corticosteroides são indicados apenas para a fase edematosa da doença cutânea, em doses baixas e por pouco tempo. Doses altas (1 a 2 mg/kg/dia de prednisona, por via oral, ou pulsoterapia endovenosa com 30 mg/kg/dia, por 3 dias, de metilprednisolona) devem ser usadas apenas em casos de miosite ou doença cardiopulmonar grave. Como altas doses podem estar associadas a maior risco de crise renal, o uso deve ser cauteloso e com monitoração da função renal[8,10].

Não existem estudos controlados sobre imunossupressores no tratamento de crianças com ESJ, mas têm sido usados com frequência pelos mecanismos imunológicos envolvidos na patogênese da doença. O metotrexato, amplamente preconizado para o tratamento da AIJ como droga modificadora da doença, mostrou benefícios em adultos com ES e em crianças com a forma localizada da doença, comprovados pela melhora do escore de pele e da função pulmonar e, baseado nestes resultados, é também amplamente utilizado na ESJ[19]. Azatioprina e ciclosporina têm sido descritas em relatos de casos[25].

Recentemente, o micofenolato de mofetila tem sido usado para o tratamento da ES e parece ser uma boa droga imunomoduladora de manutenção por apresentar bom perfil de segurança e tolerabilidade[11]. Foi realizado um estudo-piloto com 13 pacientes adultos com ES em que a globulina antitimócito foi infundida por via endovenosa, por 5 dias, e o micofenolato de mofetila foi introduzido em seguida para manutenção, por 12 meses. Houve melhora do escore cutâneo e uma aparente estabilização da doença sistêmica durante o período do estudo, sugerindo a necessidade de estudos clínicos controlados e mais prolongados[26].

Como os anti-TNF-alfa antagonizam grande número de citocinas pró-fibróticas, incluindo TGF-beta-1, eles podem representar um tratamento promissor para a ESJ. Em um estudo-piloto com 10 pacientes com ES difusa inicial, o tratamento com receptor solúvel de TNF-alfa (etanercepte) mostrou ser eficaz. Entretanto, ainda são necessários mais estudos randomizados com número maior de pacientes e com tempo de acompanhamento mais longo[27]. Outros medicamentos biológicos, como os anti-IL6, também estão em estudo para o tratamento da ESJ[11,12].

O transplante de células-tronco é uma nova perspectiva em potencial para o tratamento da ES, pois a ablação dos clones de linfócitos autorreativos responsáveis pelo processo autoimune pode bloquear a patogênese da doença. Para uma revisão sistemática publicada em 2017, foram selecionados nove estudos com pacientes adultos portadores de ES (dois estudos placebo-controlados e sete observacionais) de um universo de 155 publicações sobre o tema[28]. Houve melhora da função pulmonar e da qualidade de vida nos dois estudos controlados e em todos os estudos houve melhora do escore de pele de Rodnan modificado. A mortalidade variou de 0 a 23%, sendo os óbitos habitualmente precoces e relacionados ao procedimento[28].

No estudo de Naraghi e Van Laar, os pacientes que receberam o tratamento convencional com ciclofosfamida apresentaram maiores taxas de mortalidade, mais tardias e relacionadas à progressão da doença[29]. Os autores concluem que o transplante autólogo de medula óssea pode ser benéfico para pacientes selecionados, o que não inclui casos com doença em estágios muito avançados[28,29]. Em razão da agressividade e das taxas de mortalidade, assim como pela ausência de critérios de inclusão e exclusão estabelecidos para a faixa etária pediátrica, essa modalidade terapêutica deve ser muito bem considerada na ESJ, mas parece ser particularmente promissora nas crianças com doença rapidamente progressiva[11].

Terapia para complicações da esclerodermia sistêmica juvenil

Para o tratamento do fenômeno de Raynaud, a droga vasodilatadora de escolha é o bloqueador de canais de cálcio. Em vários estudos controlados, a nifedipina tem reduzido a frequência e a gravidade das crises, além de promover a cicatrização das úlceras isquêmicas cutâneas. O uso intermitente de iloprosta ou prostaciclina mostrou ser seguro e eficaz no tratamento tanto do fenômeno de Raynaud como das isquemias digitais de crianças com ESJ e outras doenças do tecido conectivo[30]. A infusão contínua de prostaciclina ou análogos como epoprostenol tem sido usada também com bons resultados para o tratamento da HP e da fibrose pulmonar[10]. Mais recentemente, a bosentana, um antagonista do receptor da endotelina, tem se mostrado segura e eficaz no tratamento do fenômeno de Raynaud e da HP e a apresentação oral facilitaria o uso em ESJ. Porém a utilização ainda não está aprovada para crianças e adolescentes, especialmente pelos riscos hepáticos e de teratogenicidade[12,31].

Antes do surgimento dos inibidores da enzima conversora de angiotensina (iECA), o envolvimento renal era a maior causa de óbito de pacientes com ES. Captopril, quinapril e enalapril são os mais usados na crise renal e são úteis em prevenir danos vasculares, manter um controle eficaz da pressão arterial e perfusão cardíaca e estabilizar a função renal com uso a longo prazo[2,10,12].

A ciclofosfamida tem sido usada no tratamento da fibrose pulmonar, do envolvimento cardíaco e do comprometimento renal. Assim como em outras doenças, os efeitos tóxicos (como falência ovariana prematura, infecções oportunistas e neoplasias) devem ser monitorados. Seguindo a experiência em adultos, a dose padronizada é de 500 a 750 mg/m^2, em infusões endovenosas mensais associadas a corticosteroides. O tempo de tratamento recomendado é de pelo menos 6 a 9 meses[1,2,12]. Mais recentemente, estudos observacionais sugerem o micofenolato de mofetila como uma alternativa eficaz e mais segura[12]. O rituximabe, agente biológico anti-CD20, vem mostrando resultados promissores no tratamento do comprometimento pulmonar da ES em dois estudos abertos e em um recente estudo controlado com pacientes adultos[11,12,32].

Para o comprometimento esofágico, pouco se tem disponível. Inibidores de bomba de prótons têm sido utilizados para o tratamento do refluxo gastroesofágico[12].

Zulian et al. propuseram um algorítmo de tratamento da ESJ (Figura 12.4), baseado no tipo de comprometimento da doença[12].

Curso e Prognóstico da Doença

O curso da ESJ difusa é frequentemente rápido nos primeiros cinco anos e depois ocorre uma evolução mais lenta com a estabilização da pele envolvida. Já a ESJ limitada tem início mais lento com anormalidades vasculares e desenvolvimento mais tardio da HP e doença gastrointestinal grave[7].

De modo geral, ocorre maior atraso no diagnóstico da doença em crianças do que em adultos, o que pode ser decorrente da pouca experiência dos pediatras em valorizar o significado do fenômeno de Raynaud e outras manifestações sutis, como as alterações cutâneas iniciais da esclerodermia, a dispneia aos pequenos esforços e sintomas esofagianos inespecíficos[7].

Comparando-se uma casuística de 52 pacientes com ESJ a 954 adultos com a doença, observou-se que a sobrevida em 10 anos foi significativamente maior na população pediátrica (98 *versus* 75%, p = 0,001) e esteve associada a menor incidência de hipertensão pulmonar[23]. Outro estudo com acompanhamento de 5 anos mostrou melhor prognóstico e maior sobrevida nos casos de ES com início na infância em relação a adultos com ES[6]. Os autores questionaram se essa diferença seria mesmo reflexo de uma progressão mais lenta da doença ou decorrência do menor número

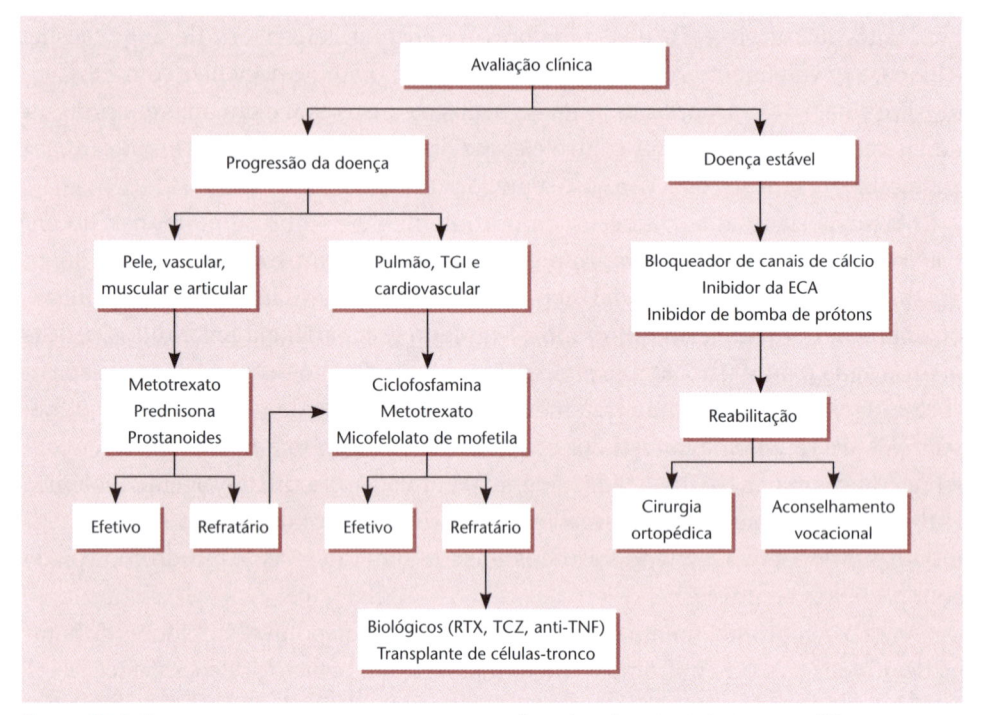

Figura 12.4 Fluxograma proposto para o tratamento da esclerodermia sistêmica juvenil[12].
TGI: trato gastrointestinal.

de fatores de comorbidade na idade pediátrica[6,19]. Ainda assim, é considerada uma patologia de alta morbidade e mortalidade, mesmo na faixa etária pediátrica[12].

Conclusões

A ESJ, em comparação com a forma adulta, parece ser menos grave, ter menos envolvimento de órgãos internos (principalmente à época do diagnóstico) e menos alteração sorológica com perfil menor de autoanticorpos específicos e melhor prognóstico a longo prazo, mas ainda assim é considerada uma das doenças reumáticas da infância de maior morbimortalidade[12].

Portanto, torna-se crucial a identificação precoce dos acometidos, antes que as alterações clássicas de pele ocorram. Crianças e adolescentes com fenômeno de Raynaud e FAN positivo têm maior probabilidade de desenvolver *livedo reticularis* e algumas formas de esclerodermia e, portanto, precisam ser acompanhadas regularmente por especialista, mesmo na ausência de outras manifestações da ESJ.

O desenvolvimento dos critérios de classificação específicos para a faixa etária pediátrica veio colaborar para que médicos com pouca familiaridade com as doenças do espectro da ESJ reconheçam os casos e os encaminhem precocemente a um especialista.

ESCLERODERMIA LOCALIZADA JUVENIL

A forma localizada da esclerodermia é a mais frequente na faixa etária pediátrica, sendo caracterizada por esclerodermia limitada à pele e ao tecido subcutâneo[33]. Excepcionalmente pode acometer tecidos muscular e ósseo, assim como envolver órgãos internos[4].

O diagnóstico da esclerodermia localizada juvenil (ELJ) permanece um grande desafio, tanto para pediatras como para reumatologistas e dermatologistas, em virtude não somente da raridade como também pela dificuldade de se estabelecer critérios adequados para a classificação[4].

A criança afetada pode apresentar alterações tanto de natureza orgânica (crescimento inadequado, assimetria de membros, contratura articular), como psicológica (alteração de autoestima e dificuldade na aceitação social)[34]. Mais uma vez, o papel do pediatra é fundamental para o diagnóstico precoce e para o encaminhamento adequado do paciente a um especialista.

Epidemiologia

Apesar da raridade, a ELJ é pelo menos dez vezes mais frequente do que a ESJ. Estudos demográficos nessa área são controversos e acredita-se que a incidência da doença seja entre 1-2,7:100.000. Assim como ocorre com outras doenças do tecido conectivo, a ELJ acomete mais frequentemente o sexo feminino na proporção de 2-3:1 (F:M)[35,36].

Em recente estudo multicêntrico, foram descritos achados clínicos e epidemiológicos de 750 crianças e adolescentes com ELJ. A forma linear foi a mais comum e observou-se que a média de idade de início da doença foi de 7,3 anos e a média de tempo entre o início dos sintomas e o diagnóstico foi de cerca de 1 ano[14,35].

Etiologia e Fisiopatogenia

Os fatores etiológicos e a patogenia da ELJ permanecem desconhecidos. Acredita-se que a esclerodermia esteja relacionada a anormalidades na regulação de fibroblastos e na produção do colágeno, assim como a distúrbios autoimunes[2].

Pesquisas recentes sugeriram que citocinas pró-inflamatórias (interleucinas 2 e 6) e neuropeptídios desempenhariam importante papel no processo de alteração molecular desencadeador da doença[33]. Níveis anormais de autoanticorpos encontrados nos pacientes afetados comprovam a influência da autoimunidade na patogenia da ELJ[2]. Histórico familiar positivo para doença reumatológica ou autoimunidade foi reportado em aproximadamente 12% da casuística de dois estudos realizados em população com ELJ[13,35].

Traumas podem agir como desencadeadores das lesões cutâneas em 2,6 a 12,7% dos casos da doença[13].

Quimioterápicos e outras drogas – incluindo bleomicina, ergotamina, bromo-criptina, carbidopa e vitamina K – são associados a uma forma reacional de ELJ. Toxinas que podem ser encontradas no L-triptofano também estão relacionadas a uma forma epidêmica da doença, similar à fascite eosinofílica e à morfeia (síndrome mialgia-eosinofilia)[37]. A implicação do patógeno da doença de Lyme (*Borrelia burg-dorfiri*) em algumas formas de morfeia ainda é controversa[38].

Quadro Clínico

A ELJ corresponde a um grupo de alterações, comumente benignas e autolimi-tadas, resultantes de graus variados de fibrose restrita à pele e ao tecido subcutâneo[1,3].

A ELJ pode se apresentar de várias maneiras, desde placa única limitada à pele até a forma mais grave, com manifestações extracutâneas, importante perda fun-cional e deformidades estéticas[4]. É fundamental a obtenção de um histórico clínico completo, bem como o histórico da doença atual (registro de idade, gênero, duração do início dos sintomas, gravidade das queixas clínicas e grau de comprometimento musculoesquelético), histórico patológico pregresso (uso de drogas, ocorrência de infecções e traumas) e histórico familiar (doenças autoimunes são mais frequentes entre parentes de pacientes com doença reumatológica). É necessário um exame físico detalhado, sendo dispensada maior atenção à pele, aos fâneros e ao tecido subcutâneo. O sistema nervoso e os aparelhos respiratório, digestório e locomotor também devem ser investigados, principalmente para diferenciação entre a forma limitada e a sistêmica da doença. O reconhecimento das lesões cutâneas quanto ao tipo, configuração, distribuição e evolução pode revelar subsídios semiológicos fun-damentais para o correto diagnóstico e para a adequada classificação dos subtipos da ELJ.

De acordo com os critérios de classificação da esclerodermia localizada juvenil (Tabela 12.2), pode-se distinguir cinco subtipos da doença: (i) morfeia circunscrita; (ii) morfeia generalizada; (iii) morfeia panesclerótica; (iv) esclerodermia linear; e (v) forma mista[4,5].

A morfeia circunscrita é caracterizada por lesões ovais ou arredondadas, espes-sadas com centro pálido e periferia com halo violáceo. Quando limitada à derme (ocasionalmente pode afetar o tecido subcutâneo), é classificada em superficial; caso alcance a fáscia e o músculo, é denominada profunda[4].

A morfeia generalizada é definida pela presença de placas individuais em nú-mero maior ou igual a 4, com tamanho maior que 3 cm e localizadas em pelo menos 2 dos 7 sítios anatômicos (cabeça, extremidade superior direita, extremidade superior esquerda, extremidade inferior direita, extremidade inferior esquerda, região anterior do tronco e região posterior do tronco) (Figura 12.5)[4].

A esclerodermia linear, o subtipo mais comum de ELJ, é caracterizada por uma ou mais lesões lineares espessadas que podem, a partir da derme, estender-se para tecidos subcutâneo, muscular e ósseo causando deformidades significativas. Acomete tronco e membros e quando afeta face ou couro cabeludo é designada "golpe de sabre", alusão ao golpe sofrido com o sabre em duelos de esgrima[4,39] (Figura 12.5).

A síndrome de Parry-Romberg (SPR) é uma forma grave da esclerodermia linear e caracteriza-se pela hemiatrofia facial da pele e tecido subcutâneo com frequente acometimento extracutâneo[40] (Figura 12.5). Os principais distúrbios sistêmicos associados à SPR são convulsões, uveítes ipsilaterais e anormalidades odontológicas (aumento dos espaços entre os dentes)[2,39].

A morfeia panesclerótica é extremamente rara e grave, caracterizada pelo espessamento difuso da pele (tronco, membros, face e couro cabeludo) que poupa a ponta dos dedos das mãos e dos pés e não acomete órgãos internos[4]. Recentes estudos alertam para a possibilidade das lesões cutâneas evoluírem para úlceras crônicas e transformarem-se em neoplasias (carcinomas)[41].

Algumas condições clínicas, como fascite eosinofílica, são por vezes classificadas como subtipo de ELJ, o que continua sendo uma atribuição controversa. Essa patologia é caracterizada pelo acometimento difuso da fáscia muscular, sendo que a pele adjacente adquire aparência de casca de laranja. O quadro está associado à eosinofilia e à hipergamaglobulinemia[1,4].

Envolvimento extracutâneo

Aproximadamente 22% dos pacientes com ELJ desenvolvem uma ou mais manifestações extracutâneas durante o curso da doença. Esses achados são mais frequentes na forma linear e, mesmo sendo incomum, pode ocorrer evolução de uma variedade localizada de esclerodermia para a doença sistêmica, o que sugere que ambas as formas sejam espectros diferentes de uma mesma doença[1].

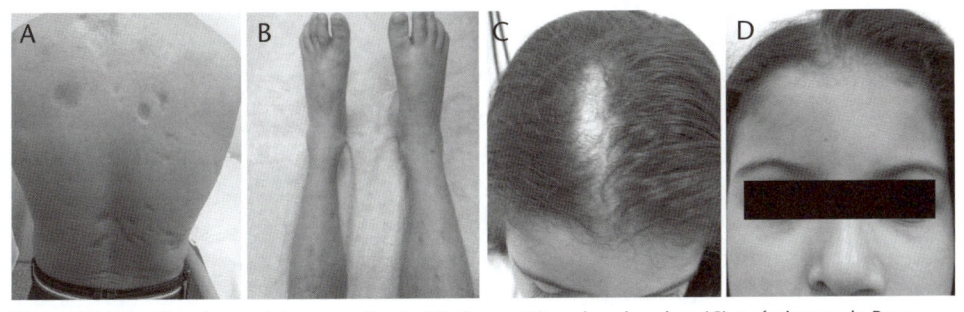

Figura 12.5 Lesões de morfeia generalizada (A), linear (B), golpe de sabre (C) e síndrome de Parry-Romberg (D). (Veja imagem colorida no encarte.)

O envolvimento articular é o acometimento extracutâneo mais frequente, especialmente na esclerodermia linear. A articulação envolvida pode ser diferente do local da pele afetada. Os acometidos costumam apresentar fator reumatoide positivo e podem evoluir com comprometimento articular grave e contraturas precoces[4].

As convulsões e cefaleias são as condições clínicas que sugerem envolvimento neurológico e podem ocorrer também distúrbios de comportamento e aprendizado[39].

O refluxo gastroesofágico é a forma relatada de comprometimento do trato gastrointestinal pela ELJ[35].

Diagnóstico

O diagnóstico de ELJ é estabelecido mediante achados clínicos (características das lesões cutâneas) e pode ser auxiliado pela realização de biópsia da pele e tecido subcutâneo[1].

Não existe exame laboratorial que, isoladamente, confirme a ELJ. O hemograma costuma ser normal. A velocidade de hemossedimentação pode estar elevada em alguns subtipos da doença e indica atividade inflamatória, particularmente na fascite eosinofílica. Hipergamaglobulinemia e eosinofilia podem ser encontradas não somente na fascite eosinofílica, mas também em outras formas da ELJ, como na esclerodermia linear e na morfeia profunda[1,2].

Alguns autoanticorpos podem ser encontrados em pacientes portadores de ELJ:

- O FAN encontra-se positivo em cerca de 42% de pacientes com ELJ[3] e esta frequência é menor do que a encontrada em adultos com esclerodermia localizada[7], mas é mais alta do que na população geral[4]. Não existe correlação entre o FAN e o subtipo ou curso de ELJ[35].
- Anticorpos anti-histonas são encontrados em 47% dos pacientes com esclerodermia localizada, sendo a frequência mais alta nos portadores de morfeia generalizada. O monitoramento desse autoanticorpo pode ser bastante útil na identificação da atividade da doença[42].
- O anticorpo antitopoisomerase tipo I (anti-Scl 70), reconhecido marcador de esclerodermia sistêmica em adultos, encontra-se positivo entre 2 e 3% dos pacientes com ELJ e o ACA, por sua vez, é raramente encontrado (1,7%)[35].
- O fator reumatoide, que pode ser encontrado em baixos títulos em diversas doenças reumatológicas, pode estar positivo em 16% dos casos e geralmente está relacionado a maior comprometimento articular[35].
- O anticorpo anticardiolipina encontra-se positivo em aproximadamente 13% das crianças com ELJ, sendo menos frequente do que na população adulta portadora da doença e mais frequente do que o encontrado em pessoas saudáveis[35].

Tratamento

O tratamento da ELJ permanece um desafio. É preciso considerar que essa doença costuma ser benigna e frequentemente ocorre remissão espontânea entre três e cinco anos de evolução[35]. Há, na literatura, alguns estudos de casos a respeito do assunto, mas pesquisas controladas são pouco publicadas. Certa variedade de medicamentos é atualmente empregada (Quadro 12.1).

Geralmente, a morfeia em placa remite espontaneamente, deixando apenas lesões residuais hiperpigmentadas e, por conta disso, são justificáveis somente tratamento tópico com hidratantes e corticosteroides[1].

A esclerodermia linear e os subtipos profundos da ELJ podem levar a incapacitações, sendo importante considerar tratamento sistêmico nesses casos. O metotrexato (isoladamente ou em associação a glicocorticosteroides) tem sido usado com sucesso em crianças com esclerodermia localizada e trata-se do medicamento mais utilizado nesta faixa etária (em 44% dos pacientes com esclerodermia linear ou morfeia profunda, em 31% com morfeia generalizada e 21% com morfeia em placa)[35,43]. Empregam-se diversos esquemas, orais e parenterais de glicocorticosteroides na ELJ e, no entanto, os melhores efeitos são observados quando estes são associados ao metotrexato[44].

Os antimaláricos (cloroquina e hidroxicloroquina) são frequentemente empregados na EL de adultos e podem ser considerados uma alternativa para crianças[2].

O emprego de interferon (intralesional) na esclerodermia localizada foi avaliado em um estudo controlado e observou-se que tem efeito na prevenção do surgimento de novas lesões[45].

A utilização do tacrolimo tópico (imunomodulador tópico não esteroidal) em pacientes com morfeia em placa mostrou-se eficiente, tanto clínica como histologicamente[46]. Pope et al. publicaram um estudo no qual demonstraram que o uso do imiquimode para o tratamento da esclerodermia reduziu o espessamento cutâneo e foi bem tolerado por crianças, mas estudos controlados e com maior número de participantes ainda são necessários para confirmar estes achados[19,47].

Apesar de o uso da fototerapia com raios ultravioleta (UVA) ter se mostrado eficaz no tratamento das formas superficiais da doença[48], existem evidências de que, a longo prazo, especialmente em crianças, essa terapia possa desencadear neoplasias[49].

Quadro 12.1 Medicamentos empregados no tratamento da esclerodermia localizada juvenil

- Metotrexato
- Corticosteroides: tópico, oral e parenteral
- Antimaláricos: cloroquina, hidroxicloroquina
- Interferon
- Tacrolimo tópico, imiquimode tópico

Terapia ocupacional e fisioterapia têm papel importante no tratamento da esclerodermia localizada, particularmente quando articulações e estruturas periarticulares encontram-se envolvidas. Procedimentos cirúrgicos podem ser considerados, fundamentalmente em fase de inatividade da doença, como forma de reconstruir estruturas, minimizando sequelas[2].

Conclusões

A ELJ é uma doença rara, caracterizada por esclerodermia limitada à pele e ao tecido subcutâneo, porém mais raramente pode acometer tecidos muscular, ósseo e órgãos internos. Pode-se classificar a ELJ em cinco subtipos: (i) morfeia circunscrita; (ii) morfeia generalizada; (iii) morfeia panesclerótica; (iv) esclerodermia linear; e (v) forma mista.

Comumente, o pediatra é o primeiro profissional a deparar-se com casos de esclerodermia limitada, por isso tem papel fundamental no diagnóstico precoce e no encaminhamento adequado do paciente a um especialista. A média de tempo entre o início dos sintomas e o diagnóstico é de cerca de um ano, produzindo sofrimento orgânico e psicológico.

O diagnóstico da ELJ permanece instigante, tanto para pediatras como para especialistas, principalmente pela diversidade clínica da doença. A ausência de exames laboratoriais específicos torna o exame clínico fundamental para o diagnóstico correto.

Anticorpos anti-histonas estão presentes em 47% dos casos e o monitoramento desses pacientes pode ser bastante útil na identificação da atividade da doença.

Aproximadamente 22% dos pacientes desenvolvem uma ou mais manifestações extracutâneas durante o curso da doença, podendo ocorrer evolução da forma localizada para a forma sistêmica. O envolvimento articular é o acometimento extracutâneo mais frequente, principalmente na esclerodermia linear. Convulsões e cefaleia são as condições clínicas mais comuns que sugerem envolvimento neurológico na síndrome de Parry-Romberg.

O tratamento da ELJ permanece um desafio. Vários medicamentos têm sido utilizados atualmente, como metotrexato, corticosteroides, antimaláricos, interferon e tacrolimo tópico.

REFERÊNCIAS BIBLIOGRÁFICAS

1. Cassidy JT, Petty RE. The sclerodermas and related disease. In: Cassidy JT, Pettry RE, editors. Textbook of Pediatrics Rheumatology. 4th ed. Philadelphia: W.B. Saunders; 2001.
2. Zulian F. Scleroderma in children. Pediatr Clin North Am. 2005;52(2):521-45.
3. Zulian F, Woo P, Athreya BH, Laxer RM, Medsger TA, Lehman TJA, et al.; The Pediatric Rheumatology European Society/American College of Rheumatology/European League Against Rheumatism. Provisional classification criteria for juvenile systemic sclerosis. Arthritis Rheum. 2007;57(2):203-12.
4. Laxer RM, Zulian F. Localized scleroderma. Curr Opin Rheumatol. 2006;18(6):606-13.

5. Zulian F, Martini G. Preliminary classification criteria for juvenile systemic sclerosis. In: Zulian F, Ruperto N, editors. Procedings of the II work-shop on nomenclature and diagnostic criteria for juvenile scleroderma syndromes. Padua; 2005. p. 5-16.

6. Foeldvari I, Zhavania M, Birdi N, Cuttica RJ, de Oliveira SK, Dent PB, et al. Favourable outcome in 135 children with juvenile systemic sclerosis: results of a multi-national survey. Rheumatology (Oxford). 2000;39(5):556-9.

7. Scalapino K, Arkachaisri T, Lucas M, Fertig N, Helfrich DJ, Londino AV Jr., et al. Childhood onset systemic sclerosis: classification, clinical and serologic features, and survival in comparison with adult onset disease. J Rheumatol. 2006;33(5):1004-13.

8. Martini G, Foeldvari I, Russo R, Cuttica R, Eberhard A, Ravelli A, et al. Systemic sclerosis in childhood: clinical and immunological features of 153 patients in an international database. Arthritis Rheum. 2006;54(12):3971-8.

9. Arnett FC, Cho M, Chatterjee S, Aguilar MB, Reveille JD, Mayes MD. Familial occurrence frequencies and relative risks for systemic sclerosis (scleroderma) in three United States cohorts. Arthritis Rheum. 2001;44(6):1359-62.

10. Athreya BH. Juvenile scleroderma. Curr Opin Rheumatol 2002;14(5):553-61.

11. Foeldvari l. Update on juvenile systemic sclerosis. Curr Rheumatol Rep. 2015;17(3): 18.

12. Zulian F, Balzarin M1, Birolo C. Recent advances in the management of juvenile systemic sclerosis. Expert Rev Clin Immunol. 2017;13(4):361-9.

13. Vancheeswsaran R, Black CM, David J, Hasson N, Harper J, Atherton D, et al. Childhood onset scleroderma: is it different from adult onset disease? Arthritis Rheum. 1996;39(6):1041-9.

14. Foeldvari I. New developments in juvenile systemic and localized scleroderma. Rheum Dis Clin North Am. 2013;39(4):905-20.

15. Hossny E, Hady HA, Mabrouk R. Anti-centromere antibodies as a marker of Raynaud's phenomenon in pediatric rheumatologic diseases. Pediatr Allergy Immunol. 2000;11(4):250-5.

16. Nigrovic PA, Fuhlbrigge RC, Sundel RP. Raynaud's phenomenon in children: a retrospective review of 123 patients. Pediatrics. 2003;111(4Pt1):715-21.

17. Pavlov-Dolijanovic S, Damjanov N, Ostojic P, Susic G, Stojanovic R, Gacic D, et al. The prognostic value of nailfold capillary changes for the development of connective tissue disease in children and adolescents with primary raynaud phenomenon: a follow-up study of 250 patients. Pediatr Dermatol. 2006;23(5):437-42.

18. Martini G, Murray KJ, Howell KJ, Zullian F. Juvenile-onset localized scleroderma activity detection by infrared thermotegraphy. Rheumatology (Oxford). 2002;41(10):1178-82.

19. Zulian F, Cuffaro G, Sperotto F. Scleroderma in children: an update. Curr Opin Rheumatol. 2013;25(5):643-50.

20. Wortsman X, Wortsman J, Sazunic I, Carreño L. Activity assessment in morphea using color Doppler ultrasound. J Am Acad Dermatol. 2011;65(5):942-8.

21. Li SC, Liebling MS, Haines KA, Weiss JE, Prann A. Initial evaluation of an ultrasound measure for assessing the activity of skin lesions in juvenile localized scleroderma. Arthritis Care Res (Hoboken). 2011;63(5):735-42.

22. Abignano G, Aydin SZ, Castillo-Gallego C, Liakouli V, Woods D, Meekings A, et al. Virtual skin biopsy by optical coherence tomography: the first quantitative imaging biomarker for scleroderma. Ann Rheum Dis. 2013;72(11):1845-51.

23. Weber P, Ganser G, Frosh M, Roth J, Hulskamp G, Zimmer KP. Twenty-four hour intraesophageal pH monitoring in children and adolescents with scleroderma and mixed connective tissue disease. J Rheumatol. 2000;27(11):2692-5.

24. La Torre F, Martini G, Russo R, Katsicas MM, Corona F, Calcagno G, et al. A preliminary disease severity score for juvenile systemic sclerosis. Arthritis Rheum. 2012;64(12):4143-50.

25. Pope JE, Bellamy N, Seibold JR, Baron M, Ellman M, Carette S, et al. A randomized controlled trial of methotrexate versus placebo in early diffuse scleroderma. Arthritis Rheum. 2001;44(6):1351-8.

26. Stratton RJ, Wilson H, Black CM. Pilot study of anti-thymocyte globulin plus mycophenolate mofetil in recent-onset diffuse scleroderma. Rheumatology (Oxford). 2001;40(1):84-8.

27. Ellman MH, MacDonald PA, Hayes FA. Etanercept as treatment for diffuse scleroderma: a pilot study. Arthritis Rheum. 2000;43:S392.
28. Host L, Nikpour M, Calderone A, Cannell P, Roddy J. Autologous stem cell transplantation in systemic sclerosis: a systematic review. Clin Exp Rheumatol. 2017;35(4 Suppl 106):198-207.
29. Naraghi K, van Laar JM. Update on stem cell transplantation for systemic sclerosis: recent trial results. Curr Rheumatol Rep. 2013;15(5):326.
30. Zulian F, Corona F, Gerloni V, Wulffraat N, de Oliveira SK, Falcini F, et al. Safety and efficacy of iloprost for the treatment of ischaemic digits in paediatric connective tissue diseases. Rheumatology (Oxford). 2004;43(2):229-33.
31. Denton CP, Humbert M, Rubin L, Black CM. Bosentan treatment for pulmonary arterial hypertension related to connective tissue disease: a subgroup analysis of the pivotal clinical trials and their open-label extensions. Ann Rheum Dis. 2006;65(10):1336-40.
32. Smith V, Piette Y, Van Praet JT, Decuman S, Deschepper E, Elewaut D, et al. Two-year results of an open pilot study of a 2-treatment course with rituximab in patients with early systemic sclerosis with diffuse skin involvement. J Rheumatol. 2013;40(1):52-7.
33. Becvar R, Hulejova H, Braun M, Stork J. Collagen degradation products and proinflamatory cytokines in systemic and localized scleroderma. Folia Biol. 2007;53(2):66-8.
34. Vierra E, Cunningham BB. Morphea and localized scleroderma in children. Semin Cutan Med Surg. 1999;18(3):210-25.
35. Zulian F, Athreya BH, Laxer R, Nelson AM, Feitosa de Oliveira SK, Punaro MG, et al. Juvenile localized scleroderma: clinical and epidemiological features in 750 children. An international study. Rheumatology (Oxford). 2006;45(5):614-20.
36. Marzano AV, Menni S, Parodi A, Borghi A, Fulligni A, Fabbri P, et al. Localized scleroderma in adults and children: clinical and laboratory investigations on 239 cases. Eur J Dermatol. 2003;13(2):171-6.
37. Haustein UF, Haupt B. Drug-induced scleroderma and sclerodermiform conditions. Clin Dermatol. 1998;16(3):353-66.
38. Fan W, Leonardi CL, Penneys NS. Absence of Borrelia burgdorferi in patients with localized scleroderma (morphea). J Am Acad Dermatol. 1995;33(4):682-4.
39. Holland KE, Steffes B, Nocton JJ, Schwabe MJ, Jacobsen RD, Drolet BA. Linear scleroderma en coup de sabre with associated neurologic abnormalities. Pediatrics. 2006;117(1):132-6.
40. Jablonska S, Blaszczy M. Long-lasting follow-up favours a close relationship between progressive facial hemiatrophy and scleroderma en coup de sabre. J Eur Acad Dermatol Venereol. 2005;19(4):403-4.
41. Maragh SH, Davis MDP, Bruce AJ, Nelson AM. Disabling panesclerotic morphea: clinical presentation in two adults. J Am Acad Dermatol. 2005;53(2 Suppl 1):115-9.
42. El Azhary RA, Aponte CC, Nelson AM. Do antihistone autoantibodies reflect disease activity in linear scleroderma? Arch Dermatol. 2004;140(6):759-60.
43. Uziel Y, Feldman BM, Krafchic BR, Yeung RS, Laxer RM. Methotrexate and corticosteroid therapy for pediatric localized scleroderma. J Pediatr. 2000;136(1):91-5.
44. Fitch PG, Retting P, Burnham JM, Finkel TH, Yan AC, Akin E, et al. Treatment of pediatric localized sclerodermawith methotrexate. J Rheumatol. 2006;33(3):609-14.
45. Hunzelmann N, Anders S, Fierlbeck G, Hein R, Herrmann K, Albrecht M, et al. Double-blind, placebo-controlled study of intralesional interferon gamma for the treatment of localized scleroderma. J Am Acad Dermatol. 1997;36(3pt1):433-5.
46. Mancuso G, Berdondini RM. Localized scleroderma: response to occlusive treatment with tacrolimus ointment. Br J Dermatol. 2005;152(1):180-2.
47. Pope E, Doria AS, Theriault M, Mohanta A, Laxer RM. Topical imiquimod 5% cream for pediatric plaque morphea: a prospective, multiple-baseline, open-label pilot study. Dermatology. 2011;223(4):363-9.
48. Kreuter A, Gambichler T, Breuckmann F, Rotterdam S, Freitag M, Stuecker M, et al. Pulsed high-dose corticosteroids combined with low-dose methotrexate in severe localized scleroderma. Arch Dermatol. 2005;36(3Pt1):141(7):847-52.
49. Rose RF, Goodfield MJ. Combining PUVA therapy with systemic immunosuppression to treat progressive diffuse morphoea. Clin Exp Dermatol. 2005;30(3):226-8.

Seção IV

Aspectos preventivos e tratamento

Baixa massa óssea e fraturas por fragilidade na infância e na adolescência

Rosa Maria Rodrigues Pereira

Após ler este capítulo, você estará apto a:

1. Reconhecer as principais causas de baixa massa óssea e fraturas por fragilidade.
2. Descrever a fisiopatologia das principais causas de baixa massa óssea.
3. Avaliar massa óssea nesta faixa etária, utilizando a densitometria óssea.
4. Indicar a realização da densitometria óssea.
5. Identificar os principais marcadores bioquímicos do metabolismo ósseo e as limitações.
6. Conhecer o tratamento e a prevenção da baixa massa óssea e fraturas por fragilidade.

INTRODUÇÃO

Em crianças e adolescentes, a osteoporose é caracterizada por fragilidade óssea e fraturas não traumáticas decorrentes de baixa massa óssea e da alteração da microarquitetura do tecido ósseo[1]. Essa síndrome ocorre como resultado da formação óssea insuficiente ou do aumento da reabsorção óssea; no entanto, o processo de mineralização não está comprometido (diferentemente do raquitismo e da osteomalacia)[2].

É importante lembrar que a maior parte da massa óssea, cerca de 90%, é adquirida nas primeiras duas décadas de vida. Atingir o pico máximo de massa e resistência óssea no início da vida, estabilizando esses valores na vida adulta, é fundamental para prevenir osteoporose e fraturas por toda a vida.

Atividade física com impacto, nutrição, massa corpórea e equilíbrio hormonal adequados são essenciais para atingir uma boa massa óssea. A identificação e o tratamento precoces dos potenciais fatores de risco para osteoporose são fundamentais para a manutenção de uma boa saúde esquelética. Anormalidades endócrinas associadas à restrição calórica e de cálcio devem ser excluídas ou corrigidas, se presentes. É importante verificar se há ingestão de cálcio, exposição à luz solar que leve a níveis adequados de vitamina D, bem como atividade física regular.

FISIOLOGIA E FISIOPATOLOGIA ÓSSEA

O tecido ósseo é constituído pela matriz orgânica (proteínas colágenas e de outros tipos), minerais (cálcio e fósforo) e células (osteoblastos, osteoclastos, osteócitos e células de revestimento). Os osteoblastos sintetizam e mineralizam a matriz proteica, enquanto os osteoclastos promovem a reabsorção óssea, mantendo a remodelação adequada. O paratormônio (PTH) e a vitamina D são reguladores primários da homeostase de cálcio.

Durante a infância e a adolescência, a formação excede a reabsorção óssea e a remodelação é intensa. Existem dois períodos da vida nos quais o crescimento ósseo é acelerado: nos dois primeiros anos e durante a adolescência (11 a 14 anos para meninas e 13 a 17 para meninos).

Fatores que interferem na formação óssea podem ser divididos em dois grupos: fatores intrínsecos e extrínsecos. Os primeiros abrangem fatores hereditários, etnia, sexo e fatores hormonais (hormônio de crescimento, IGFI, estrógeno e testosterona), enquanto os fatores extrínsecos são aqueles relacionados com nutrição, atividade física, hábitos de vida e a presença de doenças crônicas e uso de medicamentos[1,2].

A osteoporose pode ocorrer por defeito na formação óssea ou pelo desequilíbrio na relação entre a formação e a reabsorção ósseas, com predomínio desta última, como ocorre na osteoporose após a menopausa. A formação e a reabsorção ósseas são processos acoplados e interrelacionados. O sistema constituído pela osteoprotegerina (OPG), receptor ativador do fator nuclear kappa B (RANK) e ligante do RANK (RANKL) parecem desempenhar papel fundamental na fisiopatologia da perda de massa óssea. O RANKL é uma proteína transmembrana produzida pelos osteoblastos que, ao se ligar ao receptor RANK na superfície dos osteoclastos e dos precursores, transmite um sinal induzindo a diferenciação e a ativação dessas células, potencializando a reabsorção óssea. A osteoprotegerina é um receptor solúvel que compete com o RANK na ligação com o RANKL, inibindo a osteoclastogênese e consequentemente a reabsorção óssea.

CAUSAS

As principais causas de baixa densidade mineral óssea ou fraturas na infância e na adolescência são listadas no Quadro 13.1.

Quadro 13.1 Causas de baixa massa óssea ou fraturas por fragilidade em crianças e adolescentes

Osteoporose juvenil idiopática

Distúrbios genéticos
- Ehlers-Danlos
- Displasia fibrosa
- Doença de Gaucher
- Doença de depósito de glicogênio
- Homocistinúria
- Hipofosfatasia
- Síndrome de Marfan
- Osteogênese imperfeita

Doenças gastroinstestinais
- Doença celíaca
- Doenças inflamatórias intestinais
- Intolerância à lactose

Doenças endócrinas
- Hipogonadismo primário ou secundário
- Doença de Cushing
- Hipertireoidismo
- Diabete tipo I
- Deficiência do hormônio de crescimento
- Hiperparatireoidismo

Distúrbios malignos
- Leucemia
- Linfoma

Outras condições crônicas
- Doenças reumatológicas
- Doenças hematológicas (talassemia, anemia falciforme)
- Doenças renais (insuficiência renal, acidose tubular, hipercalciúria idiopática)
- Doenças pulmonares (fibrose cística, asma)
- Pós-transplante

Imobilização
- Distrofia muscular
- Espinha bífida
- Paralisia cerebral
- Paraplegia

Escoliose idiopática do adolescente

Fármacos
- Glicocorticoides
- Anticonvulsivantes

Doenças que causam osteomalacia
- Raquitismo hipofosfatêmico
- Deficiência de vitamina D
- Resistência à vitamina D

OSTEOPOROSE IDIOPÁTICA JUVENIL

A osteoporose idiopática juvenil é uma forma rara de osteoporose primária associada à dor óssea transitória e à diminuição da densidade mineral óssea, resultando em fraturas vertebrais não traumáticas e fraturas metafisárias. Os sintomas iniciam-se 2 a 3 anos antes da puberdade. Histórico familiar e manifestações extraesqueléticas em geral estão ausentes. A duração dos sintomas é de 1 a 4 anos. A histologia demonstra diminuição da taxa de formação óssea. A maioria das crianças é tratada com cálcio, vitamina D e um programa de reabilitação; contudo, os pacientes geralmente melhoram espontaneamente após a puberdade[3].

DOENÇAS GENÉTICAS

A fragilidade óssea, na maioria dos distúrbios hereditários, resulta de defeitos na matriz óssea que comprometem todo o esqueleto. A osteogênese imperfeita (OI) é o melhor exemplo desse tipo de distúrbio; em razão da variabilidade de expressão dos defeitos genéticos, existe ampla variedade nas manifestações esqueléticas.

Assim, a síntese ou a estrutura anormal do colágeno tipo I está envolvida na patogênese da OI tipos I a IV. O padrão de hereditariedade geralmente é autossômico dominante. O colágeno tipo I está presente na matriz óssea, nos ligamentos, na pele, na esclera e nos dentes. A OI é caracterizada por ossos frágeis, predispondo a fraturas não traumáticas frequentes, resultando em dor, deformidade esquelética e incapacidade. A gravidade da expressão clínica é extremamente variável. A classificação de Sillence, baseada no fenótipo clínico e no modo de hereditariedade, identifica quatro tipos de OI[4]:

- Tipo I: gravidade leve com estatura normal, esclera azulada, hipoacusia precoce e alteração densitométrica compatível com grave comprometimento da massa óssea.
- Tipo II: letal, com morte decorrente da extrema fragilidade uterina de costelas e hipoplasia pulmonar.
- Tipo III: doença grave na qual o paciente apresenta baixa estatura, fácies em formato triangular característico, deformidades ósseas graves. As crianças afetadas são incapazes de se mover de modo independente.
- Tipo IV: apresenta gravidade moderada, implica baixa estatura e é intermediária entre os tipos I e III.

Adicionalmente, outros tipos de OI (V ou mais) foram descritos, baseados em características fenotípicas específicas e em achados genéticos:

- Tipo V: fragilidade óssea moderada a grave, e calcificação da membrana interóssea na região do antebraço que pode levar ao deslocamento da cabeça do rádio. Tem padrão autossômico dominante e a existência de calo hiperplásico em ossos longos[5].
- Tipo VI: OI com defeito de mineralização e hereditariedade incerta[6].
- Tipo VII: envolve rizomelia (encurtamento do úmero e do fêmur).

As novas descobertas genéticas levaram a uma classificação polêmica, combinando achados clínicos e genéticos. Cada novo gene afetado definiu um novo tipo de OI, além dos tipos originalmente descritos por Sillence[7]. A recomendação do Grupo de Nosologia da Sociedade Internacional de Displasias Esqueléticas é manter a classificação limitando a cinco tipos de OI, como a forma prototípica e universalmente aceita para classificar o grau de gravidade na OI, e libertá-la de referência molecular direta[8].

No diagnóstico diferencial de OI, vários distúrbios devem ser considerados: indiferença congênita à dor, abuso infantojuvenil, osteoporose juvenil idiopática, osteoporose secundária, má absorção, deficiência de cálcio e vitamina D. No entanto, a maioria dos casos de OI pode ser facilmente diferenciada com dados clínicos, como frouxidão ligamentar, defeitos na formação de dentina (dentinogênese imperfeita), dentes frágeis e descoloridos, surdez, esclera azulada, escoliose, hérnia, cabeça desproporcionalmente grande se comparada ao restante do corpo, fácies em formato triangular e deformidade torácica[4]. As alterações laboratoriais não são características; hipofosfatasia e hipercalciúria são relativamente frequentes. Em diversos casos, o diagnóstico é estabelecido pela biópsia óssea, histomorfometria e avaliação molecular.

DOENÇAS GASTROINTESTINAIS

Nas síndromes de má absorção, o comprometimento da absorção de cálcio e vitamina D decorrente da atrofia das vilosidades intestinais é um dos mecanismos dos distúrbios ósseos. Esse quadro leva a quadros de hipocalcemia, deficiência da vitamina D e, consequentemente, ao hiperparatireoidismo secundário[9].

Além disso, nas doenças inflamatórias intestinais, o processo inflamatório é um importante determinante da redução de massa óssea, demonstrado pela correlação da medida da densidade mineral óssea (DMO) com valores séricos de IL6 e índices de atividade de doença, assim como pelo efeito benéfico da terapêutica com anti-TNF na massa óssea[10].

A doença celíaca é uma das causas mais comuns de má absorção durante a infância e a adolescência[9]. Crianças com doença celíaca têm redução significativa de massa óssea na coluna lombar e no corpo total, no entanto, nesses pacientes a frequência de fratura não é significativamente maior[11]. Uma dieta sem glúten promove rápido aumento na DMO, com recuperação completa da mineralização óssea. Esses resultados enfatizam a necessidade de diagnóstico e tratamento precoces em pacientes com doença celíaca, para obtenção de um adequado pico de massa óssea no final da puberdade. Deve ser realizada avaliação de pacientes com sintomas gastrointestinais, anemia por deficiência de ferro, osteoporose, baixa estatura e atraso puberal, uma vez que a maioria das apresentações clínicas nessa doença é extraintestinal.

DOENÇAS ENDÓCRINAS

Doenças endócrinas podem levar à baixa massa óssea por diversos mecanismos, incluindo deficiências hormonais. Deficiência prolongada dos hormônios sexuais, durante ou após a puberdade, causa redução do pico de massa óssea. O estrógeno tem papel importante no estirão do crescimento na puberdade e no aumento da massa óssea em meninos e meninas[12]. Baixos níveis hormonais ocorrem na falência gonadal primária (p. ex., síndrome de Turner) ou secundária a distúrbios do hipotálamo ou pituitária (p. ex., anorexia nervosa, amenorreia da atleta, hipopituitarismo). Na anorexia nervosa e em outras complicações secundárias, a má nutrição, os níveis elevados de cortisol plasmático, a baixa produção de IGF1 e a diminuição dos níveis séricos de leptina também contribuem para a redução na DMO[13].

No hipertireoidismo, o remodelamento ósseo é significativamente acelerado, tendendo à hipercalcemia e à diminuição do PTH, e o déficit de massa óssea pode estar ligado à duração da doença.

O hiperparatireoidismo primário pode ser consequência de adenoma ou hiperplasia da paratireoide, ocorrendo como parte das neoplasias endócrinas múltiplas. Níveis elevados de PTH são acompanhados por hipercalcemia, hipercalciúria, hipofosfatemia e hiperfosfatúria. Além da perda de massa óssea, nefrolitíase, úlcera péptica, pancreatite e comprometimeno do sistema nervoso central (SNC) (letargia, depressão, psicose, coma) são característicos do hiperparatireoidismo primário e, nesses casos, o tratamento é a paratireoidectomia.

No diabete melito tipo 1, observa-se redução da densidade mineral óssea, porém existem poucos dados referentes à prevalência de fraturas relacionadas a essa enfermidade.

Crianças com deficiência de hormônio de crescimento (GH) não tratadas apresentam baixa estatura; assim, os achados de densitometria óssea demonstrando diminuição de massa óssea são difíceis de serem analisados, por conta do atraso de idade óssea e da redução do tamanho ósseo. Nesses casos, a densidade volumétrica deve ser calculada para minimizar o efeito do tamanho ósseo na DMO[14].

DOENÇAS MALIGNAS

Demonstrou-se que crianças com doenças malignas apresentam risco de baixa massa óssea. Sabe-se que tanto a doença como o tratamento podem levar à redução da densidade mineral óssea. Glicocorticoides, irradiação esquelética ou das gônadas e quimioterapia são fatores relacionados ao comprometimento da massa óssea[15].

DOENÇAS REUMATOLÓGICAS

A artrite idiopática juvenil tem sido associada com crescimento linear retardado, redução da densidade mineral óssea, tanto de osso cortical como de osso trabecular, e com aumento da frequência de fraturas[16,17]. A fisiopatologia do comprometimento ósseo é multifatorial e inclui aumento das citocinas inflamatórias (TNF-alfa, IL1, IL6), redução da atividade física, diminuição da exposição ao sol, ingestão inadequada de cálcio e vitamina D, atraso puberal, baixa massa corpórea e uso de fármacos (glicocorticoide, metotrexato, ciclosporina). Glicocorticosteroides (GC) aceleram a perda da DMO em crianças com doenças crônicas, mas cerca de 30% das afetadas que nunca foram expostas ao corticosteroide têm significativa redução da DMO, se comparada com indivíduos saudáveis.

Outras doenças reumatológicas, como lúpus eritematoso juvenil e dermatomiosite juvenil, também estão associadas à baixa massa óssea e à fragilidade esquelética[18].

TRANSPLANTE DE ÓRGÃOS

O transplante de órgãos está associado com a redução na massa óssea em dois terços dos indivíduos que recebem transplantes renais. Crianças e adolescentes submetidos a transplantes de rins apresentam vários riscos para baixa densidade mineral óssea e comprometimento da resistência óssea, entre eles: osteodistrofia renal preexistente, retardo de crescimento e desenvolvimento, má nutrição, diminuição da atividade física, inflamação e uso de terapêutica imunossupressora[19].

IMOBILIZAÇÃO

A carga mecânica no osso é o principal determinante da resistência óssea. Em crianças imobilizadas em decorrência de paralisia cerebral, distúrbios neuromusculares ou congênitos ou lesão medular pós-traumática, um comprometimento do acréscimo e do ganho de massa óssea é inevitável. Em muitas dessas condições, os efeitos adversos da imobilização podem ser associados a deficiências da ingestão calórica, proteica, de cálcio e vitamina D e ao uso de terapia anticonvulsivante. Baixa massa óssea e fraturas por fragilidade, principalmente no quadril e em membros inferiores, são comuns nesses distúrbios[20].

ESCOLIOSE IDIOPÁTICA DO ADOLESCENTE

A baixa massa óssea tem sido associada a deformidades na coluna de adolescentes com escoliose idiopática. A densidade mineral óssea areal da coluna lombar e do fêmur, medida por DXA, e a densidade volumétrica do rádio e da tíbia, estimada por tomografia computadorizada, estão reduzidas em 36 a 38% em meninas com escoliose idiopática. Essas observações têm levado a especulações no sentido de que a redução de massa óssea possa contribuir para o desenvolvimento de deformidades da coluna[21].

FÁRMACOS

Vários medicamentos podem levar à redução de massa óssea e fraturas por fragilidade, entre elas glicocorticoides, anticonvulsivantes e anticoagulantes. Os glicocorticoides agem diretamente nos osteoblastos, reduzindo a formação óssea. Eles também podem induzir o aumento de reabsorção óssea, por diminuir a absorção intestinal de cálcio e aumentar a excreção, levando ao hiperparatireoidismo secundário. Sabe-se que, em adultos, doses acima de 5 a 7,5 mg/dia, administradas por período maior que 3 a 6 meses provocam a osteoporose, sendo esse efeito deletério mais intenso nos primeiros seis meses de uso, com comprometimento principalmente do osso trabecular (coluna vertebral).

FRATURAS NA INFÂNCIA E NA ADOLESCÊNCIA

As fraturas também podem ocorrer em crianças normais, sendo que o antebraço distal é o local mais comum[22,23]. A incidência do pico de fratura ocorre entre 9 e 12 anos de idade, em meninas, e entre 12 e 14 anos, em meninos, coincidindo com o estirão de crescimento da puberdade. Como o pico do crescimento ósseo precede o pico do acréscimo mineral por 6 a 12 meses, o esqueleto no início da adolescência pode ser relativamente não mineralizado e, desse modo, mais suscetível a fraturas.

Diversos estudos têm comparado a DMO de crianças e adolescentes eutróficos com fraturas com controles pareados por idade sem fraturas. A maioria deles encontrou DMO significativamente menor em crianças com fraturas de antebraço quando comparadas com controles. As diferenças entre pacientes e controles mostravam diminuição de 3 a 6% na coluna, trocanter e corpo inteiro, e maior porcentagem de crianças com fraturas com DMO com Z-escore abaixo de 1 DP[22-24].

Crianças com uma fratura de antebraço parecem ter aumento do risco para fratura subsequente. Em estudo longitudinal, Gouding et al.[22] perceberam que 29% dos indivíduos com uma fratura logo no início do estudo tinham pelo menos uma fratura subsequente durante os 4 anos seguintes, quando comparados com somente 8% dos indivíduos-controle. O risco de futura fratura estava estimado no aumento de 1,5 a 2 vezes para cada desvio-padrão abaixo da média, no corpo inteiro, quadril e coluna[22,23]. Outros fatores de risco para futuras fraturas eram: peso corporal aumentado e baixa densidade mineral óssea aparente (uma estimativa da DMO volumétrica). Baixa DMO tem sido associada a fraturas no antebraço – mas não na mão, no braço proximal ou em outras regiões esqueléticas.

Na infância e na adolescência, as fraturas vertebrais são menos frequentes que fraturas de extremidades. Fraturas na coluna podem indicar déficit importante na qualidade e na quantidade ósseas, principalmente na presença de outros fatores de risco, como o uso crônico de glicocorticoides (Figura 13.1).

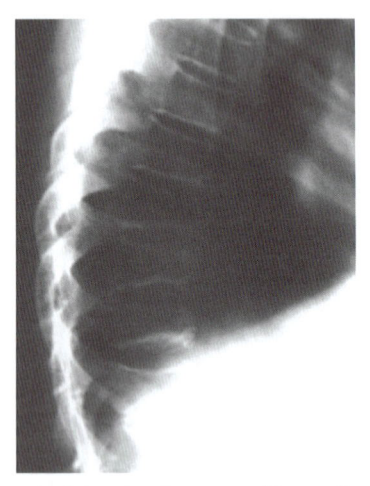

Figura 13.1 Radiografia de coluna torácica de criança com lúpus eritematoso sistêmico, na vigência de corticoterapia crônica, revelando múltiplas fraturas vertebrais.

DIAGNÓSTICO E EXAMES COMPLEMENTARES

Avaliação da Massa Óssea em Crianças e Adolescentes

A densitometria óssea (por DXA) é o método mais utilizado para diagnóstico de osteoporose em adultos, e também para o diagnóstico de baixa massa óssea de crianças e adolescentes. Esse método possui várias vantagens: é facilmente disponível, o tempo para realização do exame é curto e há baixa exposição à radiação. No entanto, essa técnica apresenta algumas desvantagens: não fornece a medida da densidade volumétrica óssea nem da geometria, e não distingue osso cortical de osso trabecular[25].

Como a medida da densidade mineral óssea obtida pelo densitômetro é bidimensional (denominada densidade mineral óssea areal) e não uma verdadeira densidade volumétrica, é influenciada pelo tamanho do osso, subestimando crianças com ossos pequenos e superestimando crianças com ossos grandes[26].

Esse é um problema importante na avaliação da massa óssea na infância e na adolescência, porque ocorrem grandes diferenças em relação ao tamanho do corpo e ao tamanho ósseo dentro e nas diferentes faixas etárias. A densidade volumétrica do osso (DMOv) – fixada na unidade g/cm^3 – pode ser determinada pela tomografia computadorizada ou estimada por meio de modelos matemáticos[26].

Estudos demonstram que a DMO areal pela DXA aumenta com a idade, mas a avaliação pela tomografia computadorizada demonstra que a verdadeira densidade volumétrica (DMOv) é relativamente constante durante a infância até o início da puberdade. Durante a puberdade realmente existe grande aumento da DMOv. O conteúdo mineral ósseo aumenta com a idade e o aumento da DMO areal é consequência do aumento do tamanho ósseo.

Embora a DMO areal em adultos pareça ser preditiva do risco de fraturas em estudos epidemiológicos, existem poucas evidências dessa associação em crianças e adolescentes.

Os resultados da densidade mineral óssea são expressos em g/cm^2, T-escores e Z-escores. Os T-escores comparam a DMO entre adultos jovens no pico de massa óssea (20 a 35 anos) e, dessa maneira, não devem ser utilizados em crianças/adolescentes em crescimento. Os Z-escores comparam o desvio-padrão (DP) em relação à idade e ao gênero e são utilizados para comparar a DMO entre outras crianças e adolescentes (Figuras 13.2 a 13.4). Deve ser ressaltado que o valor da DMO areal está relacionado aos tamanhos corporal e ósseo; desse modo, em crianças com doenças crônicas, em que o peso e a altura podem estar bastante comprometidos, a comparação da medida da DMO areal pela idade muitas vezes é difícil de interpretar.

Em crianças, a coluna lombar (L1-L4) e o corpo inteiro são as regiões preferidas para a avaliação da massa óssea. A coluna lombar possui predominantemente osso trabecular, enquanto o corpo inteiro é constituído principalmente de osso cortical. Desse modo, as diferentes regiões esqueléticas serão comprometidas dependendo dos fatores envolvidos. O uso de glicocorticoides e a deficiência de hormônios sexuais comprometem principalmente o osso trabecular (coluna e extremidade dos ossos longos), enquanto a ingestão de cálcio afeta principalmente os locais com predomínio do osso cortical (ossos longos).

As indicações potenciais para a realização da densitometria óssea são mostradas no Quadro 13.2.

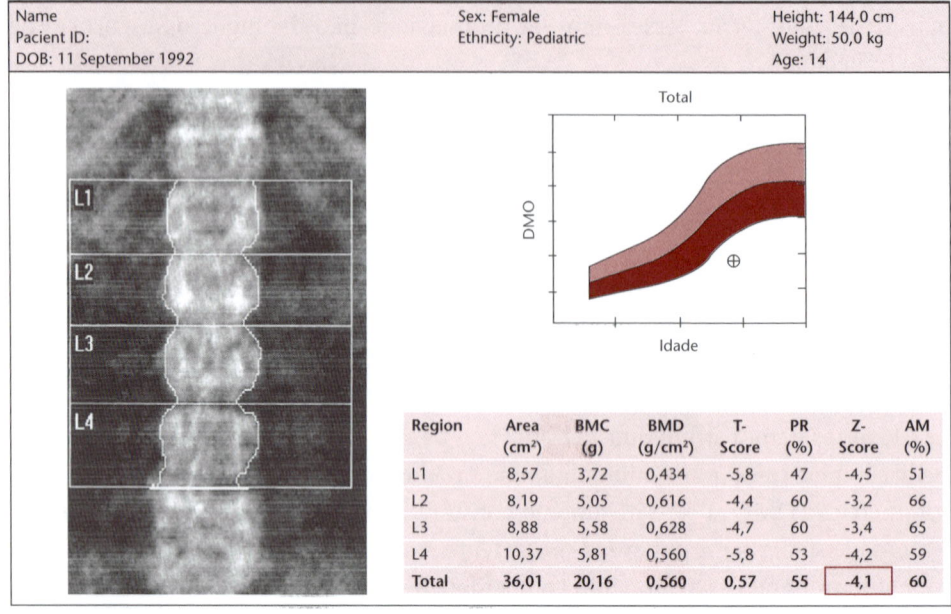

| Name
Pacient ID:
DOB: 11 September 1992 | Sex: Female
Ethnicity: Pediatric | Height: 144,0 cm
Weight: 50,0 kg
Age: 14 |

Region	Area (cm²)	BMC (g)	BMD (g/cm²)	T-Score	PR (%)	Z-Score	AM (%)
L1	8,57	3,72	0,434	-5,8	47	-4,5	51
L2	8,19	5,05	0,616	-4,4	60	-3,2	66
L3	8,88	5,58	0,628	-4,7	60	-3,4	65
L4	10,37	5,81	0,560	-5,8	53	-4,2	59
Total	36,01	20,16	0,560	0,57	55	-4,1	60

Figura 13.2 Densitometria óssea da coluna lombar (L1-L4) de paciente do sexo feminino com diagnóstico de baixa massa óssea para idade cronológica (Z-escore = 4,1 DP).

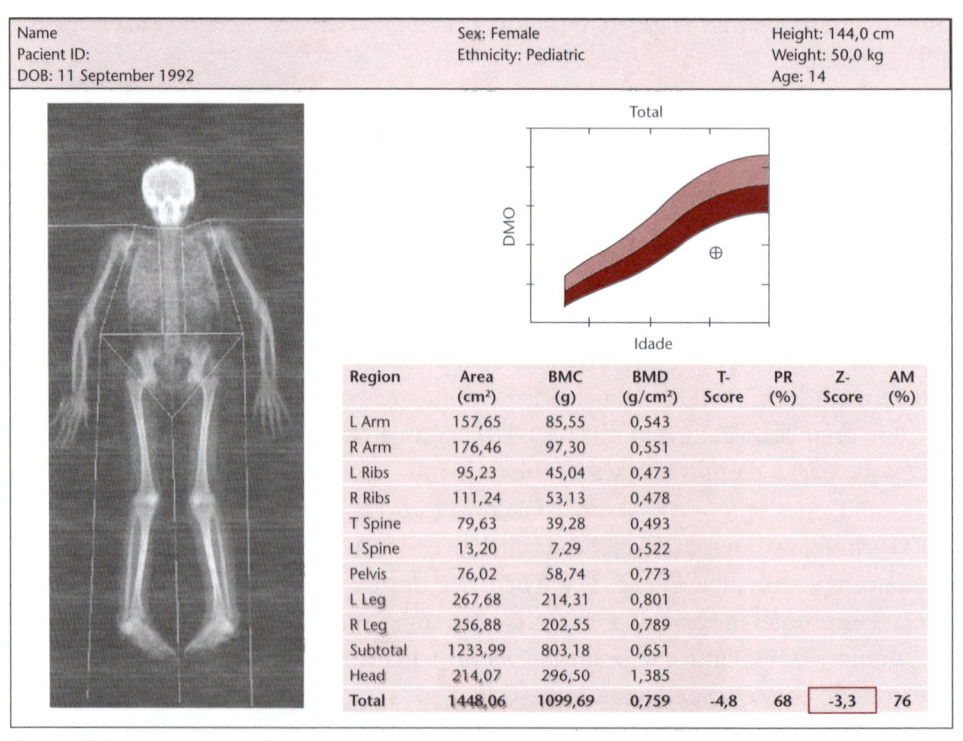

| Name
Pacient ID:
DOB: 11 September 1992 | Sex: Female
Ethnicity: Pediatric | Height: 144,0 cm
Weight: 50,0 kg
Age: 14 |

Region	Area (cm²)	BMC (g)	BMD (g/cm²)	T-Score	PR (%)	Z-Score	AM (%)
L Arm	157,65	85,55	0,543				
R Arm	176,46	97,30	0,551				
L Ribs	95,23	45,04	0,473				
R Ribs	111,24	53,13	0,478				
T Spine	79,63	39,28	0,493				
L Spine	13,20	7,29	0,522				
Pelvis	76,02	58,74	0,773				
L Leg	267,68	214,31	0,801				
R Leg	256,88	202,55	0,789				
Subtotal	1233,99	803,18	0,651				
Head	214,07	296,50	1,385				
Total	1448,06	1099,69	0,759	-4,8	68	-3,3	76

Figura 13.3 Densitometria óssea da região de corpo inteiro de paciente do sexo feminino com diagnóstico de baixa massa óssea para idade cronológica (Z-escore = 3,3 DP).

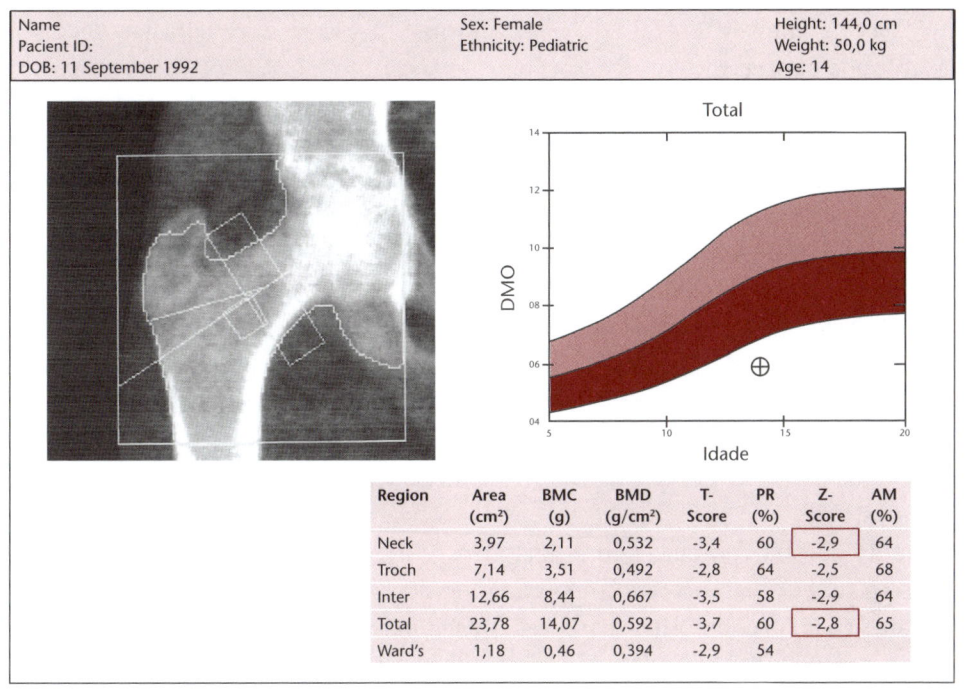

| Name
Pacient ID:
DOB: 11 September 1992 | Sex: Female
Ethnicity: Pediatric | Height: 144,0 cm
Weight: 50,0 kg
Age: 14 |

Region	Area (cm²)	BMC (g)	BMD (g/cm²)	T-Score	PR (%)	Z-Score	AM (%)
Neck	3,97	2,11	0,532	-3,4	60	-2,9	64
Troch	7,14	3,51	0,492	-2,8	64	-2,5	68
Inter	12,66	8,44	0,667	-3,5	58	-2,9	64
Total	23,78	14,07	0,592	-3,7	60	-2,8	65
Ward's	1,18	0,46	0,394	-2,9	54		

Figura 13.4 Densitometria óssea da região de quadril de paciente do sexo feminino com diagnóstico de baixa massa óssea para idade cronológica (colo de fêmur: Z-escore = 2,9 DP; fêmur total: Z-escore = 2,8 DP).

Quadro 13.2 Indicações clínicas para a realização da densitometria óssea em crianças e adolescentes[27]

Fraturas recorrentes ou de baixo impacto

Osteopenia diagnosticada por radiografia convencional

Doenças crônicas
- Doenças inflamatórias crônicas
- Hipogonadismo
- Osteoporose juvenil idiopática
- Imobilização
- Osteogênese imperfeita

Terapêutica crônica com glicocorticoide

Monitoração terapêutica

A Sociedade Internacional de Densitometria Clínica (ISCD) e a Sociedade Brasileira de Densitometria Clínica (SBDEN) ditaram posições quanto ao uso da DXA para avaliação da massa óssea em crianças e adolescentes[28,29]:

- A classificação da Organização Mundial da Saúde (OMS) utilizada para mulheres pós-menopausa, que define osteoporose (T-escore ≤ –2,5 DP), osteopenia

(T-escore entre –1 e –2,5 DP) e taxa normal (T-escore ≥ –1 DP) não deve ser utilizada para crianças e adolescentes.

- Z-escores devem ser utilizados em vez de T-escores (Figuras 13.2 a 13.4).
- T-escores não devem aparecer nos relatórios da densitometria óssea de crianças e adolescentes.
- O diagnóstico de osteoporose de crianças não deve ser feito com base somente no critério densitométrico isolado.
- A terminologia a ser utilizada deve ser baseada no Z-escore:
  - Z-escore ≤ –2 DP: baixa massa óssea para a idade cronológica.
  - Z-escore > –2 DP: massa óssea adequada para a idade cronológica.
- As regiões esqueléticas principais a serem avaliadas em crianças são coluna lombar e corpo inteiro.
- O valor da DMO que prediz fraturas em crianças ainda não foi claramente demonstrado.
- Ainda não há consenso sobre qualquer ajuste da DMO ou conteúdo mineral ósseo (CMO) para fatores como tamanho do osso, estágio puberal, maturidade esquelética ou composição corporal. Ajustes para qualquer um desses fatores devem ser incluídos nos relatórios da densitometria óssea.
- Estudos comparativos da DMO devem utilizar a mesma máquina, o mesmo *software* e o mesmo tipo de análise. Ajustes para a criança em crescimento podem ser relatados.

MARCADORES BIOQUÍMICOS DO METABOLISMO ÓSSEO

Os marcadores bioquímicos da remodelação óssea podem ser divididos em marcadores de formação ou remodelação óssea. Eles podem ser dosados no soro ou na urina. Os resultados são difíceis de serem interpretados, especialmente de crianças e adolescentes, uma vez que refletem o crescimento e a remodelação óssea que são intensos nesta faixa etária. A média dos valores e as variações interindividuais são muito maiores em crianças que em adultos. Os marcadores bioquímicos atingem o valor máximo no início da adolescência (estádio II de Tanner), diminuindo após essa fase, apesar do aumento contínuo do tamanho e da densidade óssea. A ampla variação nos valores normais e a necessidade de se ajustar para o estádio puberal limitam a definição dos marcadores para a remodelação óssea em normais ou doentios.

Os principais marcadores de formação óssea são: fosfatase alcalina total ou fração óssea, osteocalcina e propeptídeos carboxil ou aminoterminais do pró-colágeno tipo I. Os marcadores da reabsorção óssea mais utilizados são: c-telopeptídeo do colágeno tipo I (CTx) e o N-telopeptídeo do colágeno tipo I (NTx)[30].

PREVENÇÃO E TRATAMENTO

Atividade Física

A atividade física aumenta o osso cortical e o conteúdo mineral ósseo de crianças e adolescentes, principalmente quando é iniciada antes ou durante a puberdade. Os exercícios mais efetivos devem ser dinâmicos, não estáticos; não exceder os limites de intensidade e frequência; ser breves, mas intermitentes; impor padrão de carga não usual para os ossos; ser acompanhados de suprimento nutricional adequado; ocorrer na presença de quantidade adequada de cálcio e vitamina D.

Modificação de Hábitos

Adolescentes devem ser orientados em relação aos efeitos deletérios do tabagismo, do consumo do álcool, de café e refrigerantes à base de cola no metabolismo ósseo e, consequentemente, no pico de massa óssea.

Cálcio

A maioria dos estudos demonstrou associação entre a ingestão de cálcio e o aumento da massa óssea durante o crescimento. Vários fatores parecem afetar a resposta óssea à ingestão de cálcio:

- Ingestão de proteína e cálcio: o benefício da suplementação de cálcio parece ser mais pronunciado em crianças com ingestão proteica e de cálcio relativamente baixas.
- Estádio puberal: mais efetivo em crianças pré-púberes que durante a puberdade.
- Região esquelética: maior efeito no osso cortical apendicular que no esqueleto axial, em crianças pré ou pós-púberes.
- Duração do tratamento por períodos maiores que 12 a 36 meses[31].
- Fatores genéticos: polimorfismo do gene receptor de vitamina D pode modular a resposta à suplementação de cálcio.

Têm sido descritos efeitos benéficos entre a associação de ingestão de cálcio e atividade física. As recomendações da ingestão de cálcio em crianças e adolescentes são mostradas na Tabela 13.1.

Vitamina D

Em seres humanos, 80% da vitamina D é produzida na pele pela conversão de 7-deidrocolecalciferol a colecalciferol (vitamina D_3) após a exposição aos raios

Tabela 13.1 Recomendações para ingestão de cálcio e vitamina D em crianças e adolescentes[32,33]			
Faixa etária	Cálcio (mg/dL)	Vitamina D (UI/dia) População geral	Vitamina D (UI/dia) População de risco
Neonato até 6 meses	210	400	400 a 1.000
7 a 12 meses	270	400	400 a 1.000
1 a 3 anos	500	400	600 a 1.000
4 a 8 anos	800	400	600 a 1.000
Adolescentes (9 a 18 anos)	1.300	600	600 a 1.000

ultravioleta da luz solar. Outras fontes, responsáveis por 20% da produção, são produtos da dieta, como óleo de fígado de peixe (vitamina D_3) e plantas ou grãos (vitamina D_2). Exposição à luz solar e/ou suplementação com vitamina D são os mais importantes fatores na prevenção do raquitismo[32,33].

Os métodos de suplementação da vitamina D variam em diferentes regiões; assim, em muitos países desenvolvidos alguns produtos da dieta são fortificados com vitamina D. A suplementação adicional varia de 400 a 600 UI diários. Todas as crianças com aleitamento materno devem receber 400 UI de vitamina D diária, a partir dos primeiros 2 meses de vida. Na maioria dos países, não existe recomendação de suplementação da vitamina D durante a adolescência. Levando-se em consideração que a adolescência é um período crítico para a mineralização esquelética, vale a pena considerar a suplementação como profilaxia contra a osteoporose na vida adulta. A Tabela 13.1 apresenta as recomendações sobre ingestão de cálcio e vitamina D por grupo etário[32,33].

Bisfosfonatos

Os bisfosfonatos são análogos químicos do pirofosfato. Essas drogas contêm nitrogênio e agem inibindo a farnesil difosfato sintetase, resultando na apoptose dos osteoclastos e na redução da reabsorção óssea.

Em crianças, os bisfosfonatos (pamidronato, alendronato, ácido zoledrônico) têm sido investigados na intervenção terapêutica da OI. O protocolo mais comumente utilizado na OI emprega o pamidronato na dose de 1 mg/kg/dia, por 3 dias consecutivos, a cada 3 meses. Esse tratamento está associado ao aumento da DMO, acompanhado da redução da taxa de fratura e aumento do tamanho ósseo (mostrando um não comprometimento da formação óssea em crianças em crescimento), seguido pelo alívio da dor e maior mobilidade[34]. Os bisfosfonatos também têm sido utilizados em crianças com osteoporose por glicocorticoide, em doenças difusas do tecido conectivo, paralisia cerebral, displasia fibrosa, hiperfosfatasia idiopática, anorexia nervosa e pós-transplante[35,36].

A diminuição dos valores séricos de cálcio secundária à terapia endovenosa com bisfosfonatos requer monitoração e suplementação com cálcio e vitamina D.

O tratamento à base de bisfosfonatos deve ser restrito e com cuidadosa seleção de pacientes pediátricos com significativa diminuição da massa óssea, aumento da reabsorção e do histórico de fraturas. Até a presente data, o tratamento com bisfosfonatos tem pouca justificativa em crianças em crescimento com formas leves de OI, com pouco ou sem sintomas clínicos. A gestação deve ser evitada em adolescentes sexualmente ativas recebendo bisfosfonatos, uma vez que esses fármacos são contraindicados na gravidez.

Estrógeno

Níveis de estradiol predizem a massa óssea de mulheres e homens mais que os níveis de testosterona. A menarca tardia é um fator de risco para fratura e baixa DMO durante o período da menopausa. A terapia de reposição de hormônios sexuais é necessária para a mineralização adequada dos ossos de meninas com hipogonadismo primário e secundário. No entanto, ainda não existe consenso na terapia de reposição dos hormônios sexuais nesses pacientes.

Na maioria dos pacientes com disgenesia gonadal, a dose inicial de estrógeno preconizada é de um quarto da dose do adulto. A dose de adulto é 2 mg de 17-betaestradiol ou 0,1 mg de 17-betaestradiol transdérmico. Progesterona é adicionada após dois anos da terapia estrogênica. Ainda não se sabe qual seria o tempo ideal para iniciar a terapia estrogênica. Na síndrome de Turner, é difícil atingir o pico de massa óssea apesar da terapia estrogênica exógena por longo prazo. Recentemente vem sendo postulada a indução precoce da puberdade, uma vez que se acredita que valores baixos de estradiol na fase pré-púbere parecem ser fator crítico para baixa DMO na síndrome de Turner[37].

O papel crucial do estradiol na patogênese da osteopenia na anorexia nervosa permanece controverso desde que Grinspoon et al. demonstraram que a osteopenia é mais avançada na anorexia nervosa do que na amenorreia hipotalâmica. Assim, resultados pouco animadores foram observados no uso de estrógeno isolado no tratamento da anorexia nervosa[38].

Hormônio de Crescimento

O GH desempenha importante papel no crescimento ósseo longitudinal e na maturação durante a infância e a adolescência. A somatotropina está disponível há mais de quatro décadas para o tratamento da deficiência de GH. A administração da somatotropina aumenta a massa óssea e estimula o remodelamento ósseo. Na maioria das crianças, a terapia com somatotropina é interrompida quando o paciente atinge a altura final normal. Existem evidências indicando que o pico de massa óssea é atingido no final da adolescência, mas pequenos acréscimos na DMO continuam durante o período de transição da adolescência tardia ao adulto jovem. Aproximadamente um quarto das crianças com déficits de GH devem continuar a administração de somatotropina na vida adulta[39].

Contudo, a somatotropina tem sido utilizada no tratamento de outros distúrbios não necessariamente associados com deficiência do GH, como OI, artrite idiopática juvenil, raquitismo hipofosfatêmico ligado ao X, síndrome de Turner, insuficiência renal crônica, retardo de crescimento intrauterino e displasias esqueléticas.

Dados no tratamento com somatotropina têm sido obtidos de um número de experimentos clínicos e mais estudos são necessários para conclusões definitivas.

Tiazídicos

A hidroclorotiazida é utilizada no tratamento da hipercalciúria idiopática. Esse fármaco reduz a excreção de cálcio, agindo no néfron distal. Questões relacionadas à duração da terapia permanecem sem resposta.

Outras Terapias

Paratormônio

O PTH em doses intermitentes estimula a formação óssea, aumenta a DMO e reduz o risco de fraturas. O PTH não foi aprovado para ser utilizado em adolescentes com as epífises ainda abertas, em razão da possível indução de osteossarcoma, como reportado em estudos experimentais com ratos.

Fator de crescimento semelhante à insulina tipo 1

O fator de crescimento semelhante à insulina tipo 1 (IGF-1) é um mediador da ação do GH. A administração do IGF-1 estimula o crescimento ósseo, o remodelamento esquelético e o depósito mineral em homens com deficiência de IGF-1. Vem sendo utilizado clinicamente em pacientes com defeito no receptor GH (síndrome de Laron), facilitando o início da puberdade e estimulando o crescimento musculoesquelético. Também tem sido demonstrada influência na DMO. A administração do IGF-1 mostra efeitos positivos na DMO em pacientes com anorexia nervosa, especialmente em combinação com o estrógeno.

Novos análogos da vitamina D

Análogos da vitamina D, paricalcitiol, doxercalciferol e 22-oxacalcitriol, agem suprimindo os níveis do PTH sem causar hipercalcemia. Esses medicamentos são utilizados na prevenção e no tratamento do hiperparatireoidismo secundário, por conta da falência renal crônica. O paricalcitriol foi aprovado para o uso pediátrico, nos EUA, e a dose preconizada é de 0,04 g/kg, 3 vezes por semana, ajustável a cada 2 semanas de intervalo, com base na eficácia e na tolerabilidade.

Denosumabe

O denosumabe é um farmaco antirreabsortivo, um inibidor do ligante do receptor ativador do RANKL, é uma terapia atual para tratamento da osteoporose em mulheres na pós-menopausa e em homens adultos com alto risco de fraturas. Em crianças e adolescentes, em relatos e séries de casos, o denosumabe foi utilizado nas seguintes condições clínicas: doença de Paget infantil, OI, displasia fibrosa, paralisia cerebral, cisto ósseo aneurismático, tumor de células gigantes, osteoporose e hipercalcemia[40].

CONCLUSÕES

Muitas doenças podem comprometer a massa óssea e o desenvolvimento esquelético de crianças e adolescentes. Algumas são potencialmente reversíveis e, por isso, é importante o clínico, de um lado, atentar para a doença primária de pacientes com fratura ou baixa massa óssea e, de outro, prevenir a perda óssea de pacientes com doenças crônicas.

Uma dieta adequada com cálcio, vitamina D e proteína é fundamental para uma boa saúde esquelética. Atividade física de impacto e constante é fundamental para a obtenção do pico ótimo de massa óssea e para a proteção contra osteoporose no futuro.

A densitometria óssea (por DXA) é o método mais utilizado para diagnóstico de baixa massa óssea em crianças e adolescentes. As indicações clínicas para a realização são fraturas recorrentes ou de baixo impacto, osteopenia diagnosticada por radiografia convencional, doenças crônicas (doenças inflamatórias, hipogonadismo, osteoporose juvenil idiopática), imobilização, terapia crônica com glicocorticoide, osteogênese imperfeita e monitoração terapêutica.

No tratamento das causas de doenças osteometabólicas em crianças, são recomendados o cálcio, a vitamina D, os hormônios sexuais (no hipogonadismo) e a somatropina (na deficiência de GH). Bisfosfonatos são fármacos potentes utilizados na osteoporose que levam ao aumento da densidade óssea e à redução da taxa de fratura. Eles devem ser prescritos para pacientes pediátricos selecionados com doença óssea grave, aumento de reabsorção e histórico de fraturas.

REFERÊNCIAS BIBLIOGRÁFICAS

1. Saggese G, Baroncelli GI, Bertelloni S. Osteoporosis in children and adolescents: diagnosis, risk factors, and prevention. J Pediatric Endocrinol Metab. 2001;14(7):833-59.
2. Chan YY, Bishop NJ. Clinical management of childhood osteoporosis. Int J Clin Pract. 2002;56(4):280-6.

3. Lorensc RS. Idiopathic juvenile osteoporosis. Calcif Tissue Int. 2002;70(5):395-7.
4. Sillence DO. Osteogenesis imperfecta nosology and genetics. Ann N Y Acad Sci. 1988;543:1-15.
5. Glorieux FH, Rauch F, Plotkin H, Ward L, Travers R, Roughley P, et al. Type V osteogenesis imperfecta: a new form of brittle bone disease. J Bone Miner Res. 2000;15(9):1650-8.
6. Glorieux FH, Ward LM, Rauch F, Lalic L, Roughley P, Travers R. Osteogenesis imperfecta type VI: a form of brittle bone disease with a mineralization defect. J Bone Miner Res. 2002;17(1):30-8.
7. Forlino A, Marini JC. Osteogenese imperfeita. Lancet. 2016;387(10028):1657-71.
8. Bonafe L, Cormier-Daire V, Hall C, Lachman R, Mortier G, Mundlos S, et al. Nosology and classification of genetic skeletal disorders: 2015 revision. Am J Med Genet A. 2015;167A(12):2869-92.
9. O'Leary C, Wieneke P, Healy M, Cronin C, O'Regan P, Shanahan F. Celiac disease and the transition from childhood to adulthood: a 28-year follow-up. Am J Gastroenterol. 2004;99(12):2437-41.
10. Paganelli M, Albanese C, Borrelli O, Civitelli P, Canitano N, Viola F, et al. Inflammation is the main determinant of low bone mineral density in pediatric inflammatory bowel disease. Inflamm Bowel Dis. 2007;13(4):416-23.
11. Vestergaard P, Mosekilde L. Fracture risk in patients with celiac disease, Crohn's disease, and ulcerative colitis: a nationwide follow-up study of 16,416 patients in Denmark. Am J Epidemiol. 2002;156(1):1-10.
12. Veldhuis JD, Roemmich JN, Richmond EJ, Rogol AD, Lovejoy JC, Scheffield-Moore M, et al. Endocrine control of body composition in infancy, childhood, and puberty. Endocr Rev. 2005;26(1):114-46.
13. Biller BMK, Saxe V, Herzog DB, Rosenthal DI, Holzman S, Klibanski A. Mechanisms of osteoporosis in adult and adolescent women with anorexia nervosa. J Clin Endocrinol Metab. 1989;68(3):548-54.
14. Baroncelli GI, Bertelloni S, Ceccarelli C, Saggese G. Measurement of volumetric bone mineral density accurately determines degree of lumbar undermineralization in children with growth hormone deficiency. J Clin Endocrinol Metab. 1998;83(9):3150-4.
15. Arikoski P, Komulainen J, Riikonen P, Voutilainen R, Knip M, Kroger H. Alterations in bone turnover and impaired development of bone mineral density in newly diagnosed children with cancer: a 1-year prospective study. J Clin Endocrinol Metab. 1999;84(9):3174-8.
16. Pereira RM, Corrente JE, Chahade WH, Yoshinari NH. Evaluation by dual X-ray absorptiometry (DXA) of bone mineral density in children with juvenile chronic arthritis. Clin Exp Rheumatol. 1998;16(4):495-501.
17. Fernandes EG, Moraes AJP, Pereira RM, Silva CA. Artrite idiopática juvenil com fratura vertebral: relato de 2 casos. Pediatria (São Paulo). 2004;26(3):198-202.
18. Pereira RMR. Osteoporose e doenças reumáticas juvenis. In: Oliveira SKF, Azevedo ECL, editores. Reumatologia pediátrica. 2ª ed. Rio de Janeiro: Revinter; 2001. p. 409-13.
19. Acott PD, Crocker JF, Wong JA. Decreased bone mineral density in the pediatric renal transplant population. Pediatr Transplant. 2003;7(5):358-63.
20. Kiratli BJ. Imobilization osteopenia. In: Marcus R, Feldman D, Kelsey J, editores. Osteoporosis. 2nd ed. San Diego: Academic; 2001.
21. Cheng JC, Qin L, Cheung CS, Sher AH, Lee KM, Ng SW, et al. Generalized low areal and volumetric bone mineral density in adolescent idiopathic scoliosis. J Bone Miner Res. 2000;15(8):1587-95.
22. Goulding A, Jones IE, Taylor RW, Manning PJ, Williams SM. More broken bones: a 4-year double cohort study of young girls with and without distal forearm fractures. J Bone Miner Res. 2000;15(10):2011-8.
23. Ma DQ, Jones G. Clinical risk factors but not bone density are associated with prevalent fractures in prepubertal children. J Paediatr Child Health. 2002;38(5):497-500.
24. Cook SD, Harding AF, Morgan EL, Doucet HJ, Bennett JT, O'Brien M, et al. Association of bone mineral density and pediatric fractures. J Pediatr Orthop. 1987;7(4):424-7.
25. Crabtee NJ, Leonard MB, Zemel BS. Dual-energy X-ray absorptiometry. In: Sawyer AJ, Bachrach LK, Fung EB, editors. Bone densitometry in growing patients: guidelines for clinical practice. Totowa: Humana Press; 2007.

26. Leonard MB, Petit M. Research considerations. In: Sawyer AJ, Bachrach LK, Fung EB, editors. Bone densitometry in growing patients: guidelines for clinical practice. Totowa: Humana Press; 2007. p. 159-72.
27. Bacharach LK, Levine MA, Cowell CT, Shaw NJ. Clinical Indications for the use of DXA in pediatric. In: Sawyer AJ, Bachrach LK, Fung EB, editors. Bone densitometry in growing patients: guidelines for clinical practice. Totowa: Humana Press; 2007. p. 59-72.
28. Khan AA, Bachrach LK, Brown JP, Hanley DA, Josse RG, Kendler DL, et al. Standards and guidelines for performing central dual-energy X-ray absorptiometry in premenopausal women, men, and children. J Clin Densitom. 2004;7(1)51-63.
29. Zerbine CA, Pippa MG, Eis SR, Lazaretti-Castro M, Mota-Neto H, Tourinho TF, et al. Densitometria clínica: posições oficias 2006. Rev Bras Reumatol. 2007;47(1):25-33.
30. Mora S, Pitukcheewanont P, Kaufman FR, Nelson JC, Gilsanz V. Biochemical markers of bone turnover and the volume and the density of bone children at diffeent stages of sexual development. J Bone Mineral Res. 1999;14(10):1664-71.
31. Lanou AJ, Berkow SE, Barnard ND. Calcium, dairy products, and bone health in children and young adults: a reevaluation of the evidence. Pediatrics. 2005;115(3):736-43.
32. Golden NH, Abrams SA; Committee on Nutrition. Optimizing bone health in children and adolescents. Pediatrics. 2014;134(4):e1229-43.
33. Maeda SS, Borba VZ, Camargo MB, Silva DM, Borges JL, Bandeira F, et al. Brazilian Society of Endocrinology and Metabology (SBEM). Recommendations of the Brazilian Society of Endocrinology and Metabology (SBEM) for the diagnosis and treatment of hypovitaminosis D. Arq Bras Endocrinol Metabol. 2014;58(5):411-33.
34. Rauch F, Glorieux FH. Bisphosphonate treatment in osteogenesis imperfecta: which drug, for whom, for how long? Ann Med. 2005;37(4):295-302.
35. Cimaz R, Gattorno M, Sormani MP, Falcini F, Zulian F, Lepore L, et al. Changes in markers of bone turnover and inflammatory variables during alendronate therapy in pediatric patients with rheumatic diseases. J Rheumatol. 2002;29(8):1786-92.
36. Allington N, Vivegnis D, Gerard P. Cyclic administration of pamidronate to treat osteoporosis in children with cerebral palsy or a neuromuscular disorder: a clinical study. Acta Orthop Belg. 2005;71(1):91-7.
37. Hogler W, Briody J, Moore B, Garnett S, Lee PW, Cowell CT. Importance of estrogen on bone health in Turner syndrome: a cross-sectional and longitudinal study using dual-energy x-ray absorptiometry. J Clin Endocrinol Metab. 2004;89(1):193-9.
38. Grinspoon S, Miller K, Coyle C, Krempin J, Armstrong C, Pitts S, et al. The severity of osteopenia in estrogen-deficient women with anorexia nervosa and hypothalamic amenorrhea. J Clin Endocrinol Metab. 1999;84(6):2049-55.
39. Saggese G, Baroncelli GI, Bertelloni S, Barsanti S. The effects of long-term growth hormone treatment on bone mineral density in children with GH deficiency: role of GH in the attainment of peak bone mass. J Clin Endocrinol Metab. 1996;81(8):3077-83.
40. Boyce AM. Denosumab: an Emerging Therapy in Pediatric Bone Disorders. Curr Osteoporos Rep. 2017;15(4):283-92.

14 Exercício físico na infância e na adolescência

Ana Lucia de Sá Pinto
Danilo Marcelo Leite do Prado
Maria Beatriz Moliterno Perondi
Bruno Gualano

Após ler este capítulo, você estará apto a:

1. Compreender a importância da prática regular de atividade física para crianças e adolescentes.
2. Entender os termos e os conceitos básicos da fisiologia aplicada à atividade motora.
3. Entender as particularidades fisiológicas do organismo da criança durante a prática do exercício físico.
4. Compreender o papel do exercício físico na doença reumatológica pediátrica.
5. Entender a importância da realização de exames pré-participação esportiva para o correto entendimento das particularidades fisiológicas de crianças e adolescentes com doença reumatológica pediátrica.

INTRODUÇÃO

O estilo de vida sedentário da população, em geral, tem sido associado a maior risco de doenças cardiovasculares, alguns tipos de neoplasia, hipertensão arterial, obesidade, diabete melito, dislipidemia, doenças ostearticulares e diminuição da saúde mental. O American College of Sports Medicine e a American Heart Association recomendam que os adultos e as crianças pratiquem 30 minutos de atividade física regular, de moderada intensidade, 5 e 7 vezes por semana, respectivamente, com o objetivo de manter uma vida saudável[1].

Até a década de 1980, os médicos aconselhavam os pacientes reumáticos a manter repouso, independentemente da fase da doença. Hoje, sabe-se que o repouso continua importante, especialmente durante os períodos de atividade da doença;

entretanto, há evidências demonstrando que a incapacidade funcional gerada pelos reumatismos crônicos decorre, em grande parte, da perda progressiva do condicionamento físico.

IMPORTÂNCIA DA ATIVIDADE FÍSICA

A atividade física é fundamental para o crescimento e o desenvolvimento normal de crianças e adolescentes. Por meio dela, aprendem a interagir socialmente, respeitar regras, compartilhar e competir de forma saudável com seus pares, além de aprimorar o autoconhecimento e a autoestima. Estudos mostram que adolescentes engajados em grupos esportivos apresentam menor taxa de evasão escolar, gravidez e uso de drogas ilícitas, tabaco e álcool. Os benefícios físicos também são bem estabelecidos; a atividade esportiva ajuda a desenvolver habilidades motoras cognitivas, interfere de forma positiva no crescimento e no desenvolvimento de crianças e adolescentes[2].

Nos adultos, já está bem estabelecido que o estilo de vida sedentário é uma causa de risco primário de morbimortalidade, como alterações cardiovasculares, obesidade e diabete melito tipo 2. No entanto, os efeitos do exercício sobre os fatores de risco cardiovasculares em crianças ainda não foram extensivamente estudados. Alguns estudos mostraram que muitas das doenças cardiovasculares se iniciam muito cedo, ainda na faixa etária pediátrica. Assim, hábitos regulares de exercícios que se iniciam na infância serão benéficos na idade adulta, prevenindo as doenças relacionadas com a inatividade[2,3]. Existem dois subgrupos de doenças pediátricas nos quais a hipoatividade é documentada:

1. No primeiro subgrupo, a diminuição da atividade física é inerente à própria doença, como é o caso da artrite idiopática juvenil (AIJ), do lúpus eritematoso sistêmico juvenil (LESJ), da dermatomiosite juvenil (DMJ), da lesão cerebral por traumatismos, da paralisia cerebral, da fibrose cística, da doença cardíaca cianótica, da distrofia muscular, da escoliose grave, da obesidade mórbida e da desnutrição[2].
2. No segundo subgrupo, a redução da atividade física ocorre por outras razões, já que a doença em si não causa restrição da atividade física. É o caso da asma, do diabete melito tipo 1, da hemofilia, da doença cardíaca não cianótica e da obesidade. Nesse segundo subgrupo, a restrição ocorre principalmente por medo, por falta de conhecimento ou excesso de proteção por parte de familiares e professores.

O uso de um programa de exercícios físicos como coadjuvante no tratamento de doenças crônicas já está bem estabelecido, principalmente na população adulta[3]. Há interferência positiva na composição corporal com diminuição da massa gorda e aumento das massas magra e óssea; a melhora na capacidade cardiorrespiratória, na amplitude articular e na coordenação motora; o aumento nos valores do HDL colesterol e a diminuição dos valores do LDL e VLDL colesterol e da resistência periférica à insulina, assim como melhora na autoestima e o no desenvolvimento social[4].

O programa de exercícios físicos no tratamento da criança com doença crônica é único, na medida em que, prescrevendo exercícios, o médico faz com que o doente crônico possa se comportar como seus colegas saudáveis, enfatizando habilidades e características positivas, em vez de enfatizar sua doença, e mostrando um contraste em relação a tratamento medicamentoso, dieta e repouso, no qual o indivíduo se sente diferente dos seus pares. Além disso, o tratamento por meio de exercícios físicos é uma das únicas terapias nas quais o paciente pode participar ativamente, servindo de motivador para o tratamento de sua doença crônica.

Por outro lado, pacientes com doenças crônicas apresentam maiores riscos quando praticam esportes. Esses riscos dependem não apenas da doença especificamente, mas também de sua gravidade, do tipo de esporte, do ambiente, da supervisão, do regime de treinamento e do nível da competição. Assim, é necessário acompanhamento médico com avaliações individualizadas e regulares e a supervisão do educador físico para a prática segura dos exercícios físicos.

CONCEITOS BÁSICOS DE FISIOLOGIA DO EXERCÍCIO

Alguns conceitos são fundamentais para a orientação e a prescrição de exercícios para indivíduos saudáveis e doentes. Entende-se por aptidão física a capacidade de aproveitar ao máximo as funções biológicas do organismo. Essa aptidão é atingida e mantida por meio do equilíbrio entre composição corpórea adequada, dieta balanceada e exercícios físicos regulares.

Atividade física é qualquer movimento produzido pelos músculos que resulte em algum gasto energético. Portanto, a atividade física executada de forma isolada não é suficiente para melhorar a aptidão física do paciente, enquanto o exercício físico é uma forma de atividade física planejada, estruturada e repetitiva, que tem como objetivo a melhora da aptidão física.

O treinamento aeróbio tem como objetivo aumentar a capacidade aeróbia, que é a capacidade de o organismo utilizar o oxigênio como fonte de energia. A capacidade aeróbia máxima (VO_2pico) é mensurada por testes indiretos, como o teste ergométrico, ou por análise direta de gases, pelo teste ergoespirométrico. O VO_2pico é dado em mL/kg/minuto e é a quantidade máxima de oxigênio que cada indivíduo está apto a utilizar durante o esforço máximo por quilograma de peso por minuto[5].

Como resultado do treinamento físico aeróbio, observam-se aumentos na ventilação pulmonar, no volume sistólico e no débito cardíaco, e diminuição na frequência cardíaca de repouso e na pressão arterial. O número e o tamanho das mitocôndrias, a microcirculação nas células e os estoques de glicogênio aumentam, assim como a capacidade de mobilizar, transportar e oxidar as gorduras nas células musculoesqueléticas[5].

Outros efeitos observados com o treinamento aeróbio são as alterações na composição corpórea com o aumento da massa magra e a diminuição da massa gorda, além dos benefícios psicológicos que ocorrem independentemente da faixa etária, como redução da ansiedade e da depressão e aumento da autoestima, alterações presentes em pacientes com doenças reumatológicas[5].

O treinamento de força muscular tem como objetivo tornar os músculos mais fortes e resistentes; essa condição é obtida por meio de sobrecargas e são várias as técnicas utilizadas[2]. A mais utilizada é o treinamento de força isotônica, que implica em modificação da amplitude articular adjacente ao músculo que executa a contração. Essa contração pode ser concêntrica – o tipo mais comum de contração muscular: o músculo se encurta e ocorre movimento articular quando a tensão aumenta (ato de elevar o haltere) –; ou excêntrica: o músculo se torna mais longo quando a resistência externa ultrapassa a força muscular (ato de retornar para a posição inicial após uma contração concêntrica).

Outra técnica utilizada é o treinamento de força isométrico, que implica em contrações sem modificação no comprimento do músculo nem na amplitude articular adjacente.

Os grupos musculares agonistas e antagonistas devem ter uma relação de força balanceada, porque, quando há desproporção de um dos grupos musculares, há maior risco de lesão. Os músculos exercem a importante função de amortecer o impacto da carga aplicada sobre as articulações e os ossos. Portanto, se a musculatura estiver pouco desenvolvida, essas estruturas apresentam risco maior de lesão[2].

O treinamento de flexibilidade permite manter a amplitude articular, que é um importante componente da aptidão física. Existe um componente hereditário na determinação do grau de flexibilidade de cada indivíduo, mas as articulações ou os músculos podem se tornar menos flexíveis após uma lesão, excesso de treinamento ou falta de exercício[6]. O déficit de flexibilidade compromete a capacidade de amortecimento de impacto, o que proporciona maior estresse no tendão e na articulação adjacente.

No treinamento de flexibilidade, alguns cuidados devem ser considerados, por exemplo, na infância e na adolescência, em que há desproporção entre as velocidades de crescimentos ósseo e muscular, sendo o primeiro mais rápido do que o segundo. Essa característica provoca diminuição da flexibilidade muscular, aumentando o risco de lesões[2].

Outra característica observada durante a fase de crescimento é a maior frouxidão ligamentar. Em vista disso, existe maior risco de se alongar a criança de forma inadequada, pois, muitas vezes, a amplitude articular é aumentada sem que haja o alongamento da musculatura correspondente.

Independentemente da faixa etária, outros cuidados devem ser tomados, como alongar o músculo dentro do limite da amplitude da articulação adjacente; não alongar regiões com fraturas ósseas com menos de 12 semanas de evolução; evitar alongamentos agressivos de estruturas que tenham ficado imobilizadas por período prolongado; e, principalmente, não alongar excessivamente músculos hipotrofiados[6].

Um outro conceito a ser definido é a composição corpórea, que se refere à quantidade absoluta e relativa dos principais componentes estruturais do corpo: músculo, osso e gordura. A avaliação da composição corpórea é importante porque existe associação entre altas taxas de gordura e maior risco de doenças cardiovasculares, diabete melito, hipertensão e certos tipos de câncer. Por outro lado, existe um limite mínimo de peso corpóreo para homens e mulheres – do qual não se pode ficar abaixo sem prejudicar o estado de saúde – que inclui cerca de 3% de gordura corpórea para os homens e 12% para as mulheres[7].

Não menos importantes que a gordura corpórea, os outros componentes do corpo humano – as massas muscular e óssea – também estão relacionados à manutenção da aptidão física. Quando ocorre perda da massa muscular, há comprometimento direto do metabolismo e alterações indiretas provocadas pela diminuição da atividade física, da capacidade funcional e do gasto energético, aumentando ainda mais o porcentual de gordura.

ASPECTOS DA FISIOLOGIA DO EXERCÍCIO NA CRIANÇA

Com a crescente popularidade e a ênfase sobre os benefícios do treinamento físico da criança, deve-se compreender os aspectos fisiológicos e metabólicos relacionados ao exercício físico na população infantil.

As crianças não devem ser vistas como "miniatura de adultos"[8], elas são únicas e apresentam particularidades em cada estágio do crescimento. O desenvolvimento dos sistemas musculoesquelético, nervoso e endócrino ditam, em grande parte, os limites fisiológicos e metabólicos diante do esforço[8,9].

Atualmente, tem-se verificado um interesse crescente na pesquisa sobre o crescimento e o desenvolvimento fisiológico de crianças e adolescentes e, consequentemente, sobre os mecanismos envolvidos no comportamento cardiorrespiratório e metabólico durante a prática do exercício físico. De fato, certos autores atribuem as diferentes respostas fisiológicas e metabólicas observadas em crianças durante a prática do exercício físico no nível de maturação biológica, já que, à medida que crescem, também desenvolvem quase todas as suas capacidades funcionais[10,11]. Por exemplo, com relação às características metabólicas observadas na população infantil durante a realização do exercício físico, estudos anteriores[9,10] mostram que crianças têm menor capacidade anaeróbia em relação à população adulta. Algumas das possíveis razões relatadas na literatura para essa atenuação no metabolismo glicolítico são:

- Reduzida atividade de catálise das enzimas fosfofrutoquinase (PFK) e lactato desidrogenase (LDH).
- Menor concentração de glicogênio muscular[8-10].

Além disso, algumas investigações[12] observaram diferenças na troca gasosa e na ventilação pulmonar entre crianças e adultos. Essa particularidade observada no organismo infantil, com relação à eficiência da troca gasosa em nível pulmonar, está relacionada a um *setpoint* mais baixo para a modulação da pressão parcial de dióxido de carbono arterial[10,12]. A capacidade física da criança é menor quando comparada à de adultos[8]. Aspectos estruturais dependentes das dimensões corporais (anatômicos) e aqueles não dependentes (funcionais) na criança reduzem a sua capacidade de realizar exercícios físicos muito intensos e duradouros em relação à população adulta. Além disso, estudos prévios revelam menor eficiência cardiovascular na criança, a qual apresenta menor volume sistólico, menor débito cardíaco e maiores valores de frequência cardíaca quando comparada a adultos, limitando o rendimento em uma mesma carga absoluta de trabalho[13].

EXERCÍCIO FÍSICO E DOENÇA REUMATOLÓGICA PEDIÁTRICA

Existem duas abordagens com relação à aptidão física: uma é a aptidão física relacionada à saúde e a outra é a relacionada ao desempenho esportivo.

A primeira refere-se à condição física nas capacidades que estão relacionadas com a saúde e a qualidade de vida do indivíduo, como as capacidades aeróbia e anaeróbia, a flexibilidade, a resistência e a força musculares, e a composição corporal. A segunda refere-se à aptidão para o desempenho em atividades esportivas, que associam, além das capacidades citadas, agilidade, velocidade, equilíbrio postural e coordenação motora. A diminuição da aptidão física, assim como dos níveis de atividade física diária, leva à diminuição de todas as capacidades e com o tempo pode aumentar o risco de doenças cardiovasculares, obesidade, osteoartrose, entre outras[3].

Em doenças reumáticas pediátricas especificamente, o Laboratório de Condicionamento em Doenças Reumatológicas da Disciplina de Reumatologia do Hospital das Clínicas da Faculdade de Medicina da Universidade de São Paulo (HCFMUSP) tem demonstrado que, mesmo em pacientes com DMJ e LESJ com doença leve e em remissão, o nível de atividade física, mensurada diretamente por acelerometria, é insuficiente e associado à redução de capacidade física, aos sintomas da doença e à baixa qualidade de vida[14-16]. Esses achados revelam a importância da prática de atividade física nessa população.

Artrite idiopática juvenil

As capacidades aeróbia e anaeróbia dos pacientes com AIJ estão diminuídas. Isso pode significar que essas crianças apresentam maior dificuldade para a realização de atividades diárias quando comparadas às crianças saudáveis[17,18].

Uma explicação possível para essa diminuição das capacidades seria um estilo de vida sedentário em virtude das manifestações da doença, como dor crônica, edema, deformidades nas articulações e sinovite. No entanto, o mais provável é que a vida sedentária desses pacientes seja em decorrência da própria percepção da doença, ou seja, o paciente e as pessoas que convivem com ele acreditam que não devem ser realizadas atividades físicas e exercícios regulares. Essa situação leva ao sedentarismo, com diminuição da aptidão física e, consequentemente, piora da doença[17].

Alguns estudos já mostraram a eficácia e a segurança de um programa de exercício físico para pacientes com AIJ. Alguns trabalhos foram feitos somente com exercícios aeróbios de baixa intensidade[19]. No entanto, outros utilizaram exercícios aeróbios de alta intensidade, assim como exercícios de fortalecimento muscular[20].

Todos os resultados mostraram ganho da capacidade aeróbia e da força muscular, com melhora dos questionários de mobilidade articular, capacidade funcional e bem-estar[19,20].

Lúpus eritematoso sistêmico juvenil

Em geral, os pacientes com LESJ apresentam comorbidades durante a evolução da doença, como obesidade, osteoporose, distúrbios do sono e fadiga. Além disso, alguns estudos mostraram valores elevados do colesterol total e frações, assim como dos triglicérides em crianças e adolescentes com LESJ[21,22]. Essas comorbidades estão relacionadas com a piora da qualidade de vida e já está bem estabelecido na literatura o benefício do exercício físico nessas patologias[23].

Vários são os trabalhos que relatam alta incidência de fadiga em pacientes adultos com LESJ[24-26]. No entanto, também já foi descrito em um trabalho recente que crianças e adolescentes com LESJ também apresentam baixa capacidade aeróbia, queixa de fadiga e comprometimento da qualidade de vida quando comparados com valores de referência de crianças saudáveis[27].

Na maioria das vezes, a causa da fadiga é desconhecida. Entretanto, é provável que seja decorrente da associação de alguns fatores, como atividade da doença, distúrbios de humor, má qualidade de sono, baixos níveis de aptidão física e fibromialgia associada[25,28].

Alguns autores acreditam que a perda progressiva do condicionamento aeróbio e da força muscular em indivíduos sedentários contribua para o aumento da incidência da fadiga[25,28,29]. Na literatura, existem alguns trabalhos que relacionam o condicionamento aeróbio com a fadiga dos pacientes com LESJ; alguns mostram melhora no VO_2pico e redução significativa da fadiga com correlação positiva entre essas duas variáveis[25,29].

Já existem alguns estudos que mostram o efeito e a segurança de um programa de exercícios físicos em pacientes adultos com LESJ[30,31]. Apesar da segurança e da eficácia, ainda não está claro como seria a resposta cardiovascular desses pacientes ao exercício, uma vez que eles não atingem o esforço máximo e não conseguem realizar exercícios aeróbios por tempo prolongado[23].

No Laboratório de Condicionamento em Doenças Reumatológicas da Disciplina de Reumatologia do HCFMUSP foi realizado um estudo de caso com paciente com LESJ associado à síndrome antifosfolípide (SAF) realizando treinamento físico[32]. O programa de treinamento aeróbio consistia em duas sessões semanais, de 30 a 50 minutos, na intensidade correspondente à frequência cardíaca do limiar anaeróbio, durante três meses. Houve melhora significativa no condicionamento aeróbio, com aumento do consumo máximo de oxigênio, maior tolerância ao esforço e melhor economia de corrida. Além disso, houve melhora na qualidade de vida, na capacidade funcional e na autoestima, e nenhum efeito adverso foi documentado. Subsequentemente, em um ensaio clínico randomizado e controlado, confirmaram-se os efeitos terapêuticos de três meses de treinamento aeróbio com pacientes com LESJ, que apresentaram melhoras de capacidade aeróbia e função autonômica após a intervenção[33].

Dermatomiosite juvenil

Os pacientes com DMJ apresentam intolerância aos exercícios físicos, principalmente durante o período de atividade da doença; como os comprometimentos cardíaco e pulmonar nessa doença são raros, o componente muscular é o principal fator para a intolerância[34].

A diminuição da capacidade muscular pode ser explicada pelo aumento das citocinas intramusculares, pelo processo inflamatório sistêmico, pela inflamação nos capilares dos músculos, pelo uso de corticoide e também pela inatividade[35,36].

Todas essas alterações levam à diminuição da capacidade oxidativa do músculo. A destruição capilar poderia desencadear um distúrbio de perfusão no tecido muscular, levando à hipoxia e, consequentemente, ao menor aporte de substratos para o músculo, como a adenosina trifosfato (ATP) e a creatina-fosfato (PCr).

Testes de capacidade aeróbia têm sido usados para acompanhar a evolução dos *status* de saúde desses pacientes. Um trabalho mostrou uma associação significativa entre o VO_2pico e a força muscular com a atividade da doença[37]. O VO_2pico e a força muscular de pacientes com DMJ em remissão são maiores do que em pacientes em atividade; no entanto, ainda permanecem menores quando comparados com valores de referência de crianças saudáveis[38].

Autores que analisaram a musculatura de pacientes com DMJ viram, pela ressonância magnética, que mesmo após a resolução do processo inflamatório, os pacientes mantinham a deficiência bioenergética no músculo[36]. Especula-se que um programa de exercício físico poderia melhorar a capacidade muscular e aeróbia desses pacientes.

De fato, um estudo de caso revelou que um programa supervisionado de treinamento físico foi eficaz e seguro para uma criança com DMJ[39]. O protocolo de treinamento teve a duração de 16 semanas, era composto por 3 séries de 8 a 12 repetições máximas (RM) de exercícios de força para os grandes grupos musculares e 30 minutos de exercício aeróbio na esteira a 70% do VO_2pico. A paciente respondeu de forma similar à sua irmã gêmea homozigótica saudável, houve melhora significativa nas forças dinâmica e isométrica e no condicionamento aeróbio. Embora o treinamento físico tenha sido incapaz de reverter por completo os déficits de capacidade física, essa foi a primeira evidência de que o exercício regular pode ser efetivo e bem tolerado por uma criança com DMJ.

Um protocolo similar de treinamento foi testado em uma coorte de crianças com DMJ[40]. Os pacientes apresentaram aumento de capacidade aeróbia, tolerância ao esforço, força muscular, capacidade funcional e qualidade de vida. Além disso, foram observados aumento das massas óssea e magra. Não houve piora das provas de atividade inflamatória e enzimas musculares, sugerindo que o treinamento físico pode ser indicado, de forma segura, como tratamento adjuvante em pacientes com DMJ.

Fibromialgia juvenil

Existe apenas um trabalho publicado utilizando exercícios físicos supervisionados em pacientes com fibromialgia juvenil. Nele, os pacientes foram randomizados em dois grupos: um com exercícios aeróbios e outro com *qigong* (exercícios chineses). Ambos os grupos obtiveram melhora quanto a função aeróbia e a redução do número de pontos dolorosos[41].

Uma vez que vários trabalhos já mostraram o efeito benéfico e a segurança do exercício físico em pacientes adultos com fibromialgia, assim como em crianças saudáveis e em crianças com outras patologias, faz-se obrigatória a orientação de um tratamento multidisciplinar, incluindo além da medicação, da psicoterapia e da educação familiar e da criança, um programa de exercícios para melhorar a aptidão física, diminuir a dor e o estresse e melhorar a qualidade do sono.

PROGRAMA DE EXERCÍCIO FÍSICO

Os padrões específicos de envolvimento articular em cada doença devem ser considerados na prescrição e no monitoramento da progressão do exercício. Embora sejam escassos os estudos voltados para as doenças reumatológicas pediátricas e um programa de exercícios físicos dirigidos aos portadores dessas doenças, algumas recomendações devem ser consideradas (Quadro 14.1)[42].

AVALIAÇÃO PRÉ-PARTICIPAÇÃO ESPORTIVA

Antes de iniciar um programa específico de exercício físico para crianças com doenças crônicas reumatológicas, deve-se fazer uma avaliação da capacidade funcional, incluindo avaliação da capacidade cardiorrespiratória (teste ergoespirométrico) e avaliação da força muscular, pois é a partir delas que a prescrição do treinamento físico passa a ter maior individualidade e especificidade.

Avaliação da capacidade cardiorrespiratória

No Laboratório de Condicionamento em Doenças Reumatológicas da Disciplina de Reumatologia do HCFMUSP, a avaliação da capacidade cardiorrespiratória é realizada pela avaliação ergoespirométrica, que tem grande importância na avaliação funcional, pois a possibilidade de determinar a capacidade aeróbia máxima (VO_2pico), definida como a capacidade de o organismo em captar, transportar e utilizar oxigênio em nível periférico, é feita por este método (Figura 14.1).

Um dos aspectos de maior relevância da ergoespirometria é a discriminação dos diferentes momentos metabólicos durante o exercício progressivo máximo. O

Quadro 14.1 Recomendações para prescrição de exercícios nas doenças reumatológicas
Inclusão de aquecimento e desaquecimento adequado para minimizar o risco de lesão
Permitir variações nos exercícios de acordo com a atividade da doença e *status* das articulações
Os exercícios devem ser seguros, confortáveis e de simples execução
Oferecer o mínimo estresse mecânico a uma articulação afetada
Promover postura e alinhamento articular corretos durante a execução do movimento
Não induzir dor ou atividade durante ou imediatamente após a execução
Permitir o uso de *splints* e outras medidas de proteção articular
Não aumentar ou induzir desproporções musculares em determinadas articulações
Almejar a intensidade e a duração do exercício recomendado para condicionamento físico
Oferecer uma forma barata, conveniente e disponível de exercícios
Promover socialização e apoio ao paciente

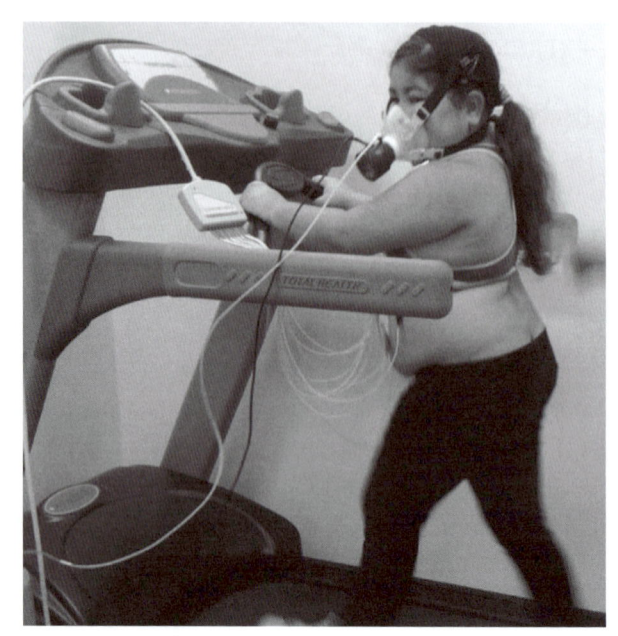

Figura 14.1 Avaliação ergoespirométrica sendo realizada em uma criança com lúpus eritematoso sistêmico.

intervalo entre o repouso e o limiar anaeróbico ventilatório é uma fase predominantemente aeróbia. Com a manutenção do esforço, passa-se para uma segunda fase, na qual se inicia a acidose metabólica compensada. Essa fase se caracteriza pelo intervalo entre o limiar anaeróbio ventilatório e o ponto de compensação respiratório. Após esse ponto, inicia-se a terceira fase, na qual o organismo entra em acidose metabólica descompensada e chega à exaustão. Esses parâmetros são importantes para a prescrição da intensidade do exercício aeróbio: usa-se a frquência cardíaca atingida em cada um desses pontos para orientar os pacientes a se exercitarem entre os limiares anaeróbio e ponto de compensação respiratória e não acima desse ponto para não entrarem em exaustão.

Além da análise ventilatória e metabólica associada ao esforço físico, também se torna necessária a análise eletrocardiográfica durante a avaliação da resposta cardiovascular em esforço.

Para o controle da intensidade do treinamento físico cardiorrespiratório é utilizada a frequência cardíaca (FC) correspondente ao limiar anaeróbio ventilatório e ponto de compensação respiratória. Esses momentos metabólicos são considerados pontos de transição entre o metabolismo aeróbio (dependente do oxigênio molecular) e anaeróbio (metabolismo do ácido lático), que são, respectivamente, os limites inferior e superior do exercício físico cardiorrespiratório (Figura 14.2).

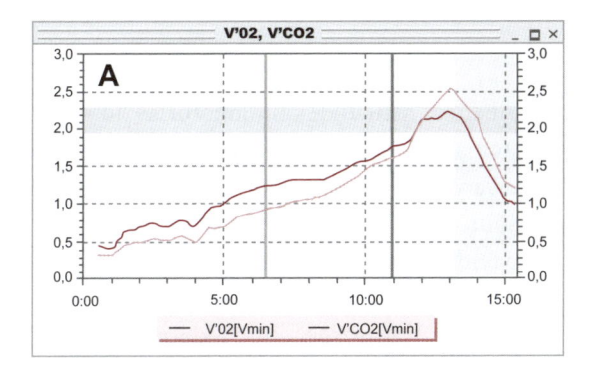

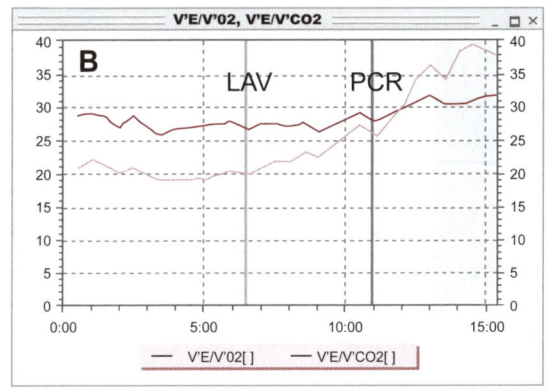

Figura 14.2 (A) Análise do comportamento do consumo de oxigênio (VO_2) e da produção de dióxido de carbono (VCO_2) durante uma avaliação ergoespirométrica. (B) Análise dos limiares ventilatórios de uma criança com lúpus eritematoso sistêmico. LAV: limiar anaeróbio ventilatório; PCR: ponto de compensação respiratória.

Avaliação da força muscular

A avaliação da força muscular torna-se necessária visto que as doenças crônicas reumatológicas pediátricas estão associadas com fraqueza muscular (diminuição da resistência muscular), tendo como consequência a fadiga. No Laboratório de Condicionamento em Doenças Reumatológicas da Disciplina de Reumatologia do HCFMUSP, a avaliação da força muscular é realizada por meio de um teste de repetição máxima (RM). Nesse tipo de avaliação, inicialmente o paciente é submetido a um "aquecimento" com 5 a 10 repetições, usando-se um peso leve (40 a 60% da percepção de 1 RM). Após 1 minuto de intervalo, é feito um novo aquecimento com 3 a 5 repetições, dessa vez com peso moderado (60 a 80% da percepção de 1 RM). Após 2 minutos de intervalo, o paciente deverá realizar 3 a 4 tentativas para estimar a carga máxima, com 3 a 5 minutos de descanso entre cada tentativa. Normalmente, é utilizada uma cadeira extensora para a avaliação da força muscular[42].

CONCLUSÕES

Os pacientes com doenças articulares inflamatórias ou degenerativas estão aptos a participar de programas de treinamento físico de forma regular, com o objetivo de melhorar os sistemas cardiovascular e respiratório, a força muscular, a flexibilidade e o *status* geral da saúde.

O aumento da capacidade aeróbia, da flexibilidade, da resistência e da força muscular está associado com melhora da função articular, diminuição da dor, diminuição dos sintomas de depressão e ansiedade, além de trazer benefícios para as atividades diárias e para o convívio social. No entanto, ainda não existem trabalhos na literatura mostrando que um programa de exercícios físicos interfira de forma positiva na evolução da doença nas patologias reumatológicas, assim como já está bem estabelecido nas doenças cardiovasculares e dislipidemias, entre outras.

REFERÊNCIAS BIBLIOGRÁFICAS

1. Haskel WL, Lee IM, Pate RP, Powell KE, Blair SN, Franklin BA, et al. Physical activity an public health: update recommendations for adults from the American College Sports Medicin and the American Heart Association. Med Sci Sports Exerc. 2007;39(8):1423-34.
2. Oded Bar-Or, Rowland TW, editors. Pediatric exercise medicine: from Physiology principals to health care application. Illinois: Human Kinetics; 2004.
3. Pedersen BK, Saltin B. Evidence for Prescribing exercise as therapy in chronic Disease. Scand J Med Sci Sport. 2006:16(Suppl 1):3-63.
4. Minor MA, Sanford MK. The role of physical therapy and physical modalities in pain management. Rheum Dis Clin North Am. 1999;25(1):233-48.
5. McArdle WD, Katch FI, Katch VL. Treinamento para potência anaeróbica e aeróbica. In: McCardle DW, Katch FI, Katch VL, editors. Fisiologia do exercício: energia, nutrição e desempenho humano. Rio de Janeiro: Guanabara-Koogan; 1998. p. 373-93.
6. Brukner P, Khan K. Principles of injury prevention. In: Clinical Sports Medicine. 2nd ed. Austrália: McGraw-Hill; 2001. p. 84-108.
7. McArdle WD, Katch FI, Katch VL. Avaliação da composição corporal. In: McCardle DW, Katch FI, Katch VL, editors. Fisiologia do Exercício: energia, nutrição e desempenho humano. Rio de Janeiro: Guanabara-Koogan; 1998. p. 513-27.
8. Malina R, Bouchard C. Growth, maturation, and physical activity. Champaign: Human Kinects Books; 1991.
9. Boisseau N, Delamarche P. Metabolic and hormonal responses to exercise in children and Adolescents. Sports Med. 2000;30(6):405-22.
10. Prado DM, Dias RG, Trombetta IC. Cardiovascular, ventilatory, and metabolic parameters during exercise: differences between children and adults. Arq Bras Cardiol. 2006;87(4):e149-e155.
11. Falgairette G, Bedu M, Fellmann N, Van-Praagh E, Coudert J. Bio-energetic profile in 144 boys aged from 6 to 15 years with special reference to sexual maturation. Eur J Appl Physiol. 1991;62(3):151-6.
12. Ohuchi H, Kato Y, Tasato H, Arakaki Y, Kamiya T. Ventilatory response and arterial blood gases during exercise in children. Pediatr Res. 1999;45(3):389-96.
13. Turley K. Cardiovascular responses to exercise in children. Sports Med. 1997;24(4):241-57.

14. Pinto AJ, Yazigi Solis M, de Sá Pinto AL, Silva CA, Maluf Elias Sallum A, Roschel H, et al. Physical (in)activity and its influence on disease-related features, physical capacity, and health-related quality of life in a cohort of chronic juvenile dermatomyositis patients. Semin Arthritis Rheum. 2016;46(1):64-70

15. Pinto AJ, Miyake CN, Benatti FB, Silva CA, Sallum AM, Borba E, et al. Reduced aerobic capacity and quality of life in physically inactive patients with systemic lupus erythematosus with mild/inactive disease. Arthritis Care Res (Hoboken). 2016;68(12):1780-6.

16. Pinto AJ, Benatti FB, Roschel H, de Sá Pinto AL, Silva CA, Sallum AM, et al. Poor muscle strength and function in physically inactive childhood-onset systemic lupus erythematosus despite very mild disease. Rev Bras Reumatol. 2016;S0482-5004(16)30049-3.

17. Van Brussel M, Lelieveld OTHM, Van der Net J, Engelbert RHH, Helders PJM, Takken T. Aerobic and anaerobic exercise capacity with juvenile idiopathic arthritis. Arthritis Rheum. 2007;57(6):891-7.

18. Lelieveld OTHM, Van Brussel M, Takken T, Van Weert E, Van Leeuwen MA, Armbrust W. Aerobic and anaerobic exercise capacity in adolescents with juvenile idiopathic arthritis. Arthristis Rheum. 2007;57(6):898-904.

19. Klepper SE. Exercise and fitness in children with arthritis: evidence of benefits exercise and physical activity. Arthristis Rheum. 2003;49(3):435-43.

20. Singh-Grewal D, Wright V, Bar-Or O, Feldman BM. Pilot study of fitness: training and exercise testing in polyarticular childhood arthritis. Arthristis Rheum. 2006:55(3):364-72.

21. Gazarian M, Feldman BM, Benson LN, Gilday DL, Laxer RM, Silverman ED. Assessmentof myocardial perfusion and function in childhood systemic lupus erythematosus. J Pediatr. 1998;132(1):109-16.

22. Hayata AL, Borba EF, Bonfa E, Kochen JA, Goldenstain-Schaienberg C. The frequency of high/moderate lipoprotein rick factor for coronary artery disease is significant in juvenile-onset systemic lupus erythematosus. Lupus. 2005;14(8):613-7.

23. Ayán C, Martin V. Systemic lupus erythematosus and exercise. Lupus. 2007;16(1):5-9.

24. Omdal R, Mellgren SI, Koldingsnes W, Jacobsen EA, Husby G. Fatigue in patients with systemic lupus erythematosus: lack of associations to serum cytokines, antiphospholipid antibodies, or other disease characteristics. J Rheumatol. 2002;29(3):482-6.

25. Tench C, Bentley D, Vleck V, McCurdie I, White P, D'Cruz D. Aerobic fitness, fatigue and physical disability in systemic lupus erythematosus. J Rheumatol. 2002;29(3):474-81.

26. Taylor J, Skan J, Eerb N, Carruthers D, Bowman S, Gordon C, et al. Lupus patients with fatigue – is there a link with fibromyalgia syndrome? Rheumatology. 2000;39(6):620-3.

27. Houghton KM, Tucker LB, Potts JE, Mckenzie DC. Fitness, fatigue, disease activity and quality of life in pedriatric lupus. Arthristis Rheum. 2008;59(4):537-45.

28. Tench C, McCurdie I, White PD, D'Cruz DP. The prevalence and associations of fatigue in systemic lupus erythematosus. Rheumatology. 2000;39(11):1249-54.

29. Robb-Nucholson LC, Daltroy L, Eaton H, Wright E, Hartley LH, Schur PH, et al. Effects of aerobic conditioning in lupus fatigue: a pilot study. Br J Rheumatol. 1989;28(6):500-5.

30. De Carvalho M, Sato E, Tebextrini A, Heidecher RT, Schenkman S, Neto TL. Effects of supervised cardiovascular training programe on exercise tolerance, aerobic capacity and quality of life in patients with systemic lupus erythematosus. Arthritis Rheum. 2005;53(6):838-44.

31. Clarke-Jenssen A, Fredriksen P, Lilleby L, Menhosoel A. Effects of supervised aerobic exercise in patients with systemic lupus erythematosus: a pilot study. Arthritis Rheum. 2005;53(2):308-12.

32. Prado DM, Gualano B, Pinto AL, Sallum AM, Perondi MB, Roschel H, Silva CA. Exercise in a child with systemic lupus erythematosus and antiphospholipid syndrome. Med Sci Sports Exerc. 2011;43(12):2221-3.

33. Prado DM, Benatti FB, de Sá-Pinto AL, Hayashi AP, Gualano B, Pereira RM, et al. Exercise training in childhood-onset systemic lupus erythematosus: a controlled randomized trial. Arthritis Res Ther. 2013;15(2):R46.

34. Constantin T, Ponyl A, Orban I, Molnar K, Drefalvi B, Dicso F, et al. National registry of patients with juvenile idiophatic inflammatory myopathies in Hungary: clinical characteristics and disease course of 44 patients with juvenile dermatomyositis. Autoimmunity. 2006;39(3):223-32.
35. Newman ED, Kurland RJ. P-31 magnetic resonance spectroscopy in polymyiositis and dermatomyositis: altered energy utilization during exercise. Arthritis Rheum. 1992;35(2):199-203.
36. Park JH, Niermann KJ, Ryder NM, Nelson AE, Das A, Lawton AR, et al. Muscle abnormalities in juvenile dematomyositis pacients: P-31 magnetc resonance spectroscopy studies. Arthristis Rheum. 2000;43(10):2359-67.
37. Hicks JE, Drinkard B, Summers RM, Rider RG. Decreased aerobic capacity in children wiyh juvenile dermatomyositis. Arthritis Rheum. 2002;47(2):118-23.
38. Takken T, Van der Net J, Engelbert RHH, Pater S, Helders PJM. Responsiveness of exercise parameters in children with inflammatory myositis. Arthristis Rheum. 2008;59(1):59-64.
39. Omori C, Prado DML, Gualano B, Sallum AE, Pinto ALS, Roschel H, et al. Responsiveness to exercise training in juvenile dermatomyositis: a twin study. BMC Musculoskelet Disord. 2010;11(1):270.
40. Omori C, Silva CA, Sallum AE, Pereira RM, Roschel H, Pinto ALS, et al. Important role of the exercise training in juvenile dermatomyositis. Arthritis Care Res (Hoboken). 2012;64(8):1186-94.
41. Stephens S, Feldman BM, Bradley N, Schneiderman J, Wright V, Singh-Grewal D, et al. Feasibility and effectiveness of an aerobic exercise program in children with fibromyalgia: results of a randomized controlled pilot trial. Arthritis Rheum. 2008;59(10):1399-406.
42. Westby MD. A health professional's guide to exercise prescription for people with arthritis: A review of aerobic fitness activities. Arthritis Rheum. 2001;45(6):501-11.

Critérios diagnósticos e escores de avaliação em reumatologia pediátrica

15

Clarissa Carvalho de Miranda Valões
Glaucia Vanessa Novak
Juliana Barbosa Brunelli
Clovis Artur Almeida da Silva

ARTRITE IDIOPÁTICA JUVENIL

Critérios para classificação da artrite reumatoide juvenil de acordo com o American College of Rheumatology (ACR)[1]

- Idade de início antes dos 16 anos
- Presença de artrite em uma ou mais articulações
- Duração da doença: 6 semanas ou mais
- Forma de início (definida nos primeiros 6 meses de doença)
  - Poliartrite ≥ 5
  - Oligoarticular < 5
  - Artrite sistêmica associada à febre característica
- Excluir outras causas

Critérios para classificação da artrite idiopática juvenil de acordo com a International League of Associations for Rheumatology (ILAR)[2]

Artrite sistêmica
Artrite em uma ou mais articulações, associada ou precedida por febre por pelo menos 2 semanas, diária em pelo menos 3 dias, com um ou mais dos seguintes critérios • Exantema evanescente • Linfadenopatia generalizada • Hepatomegalia ou esplenomegalia • Serosite (pericardite e/ou pleurite e/ou peritonite)
Exclusões • Psoríase ou histórico de psoríase no paciente ou em parente de primeiro grau • Artrite em paciente do sexo masculino, HLA B27 positivo, com início após 6 anos de idade • Espondilite anquilosante, artrite relacionada à entesite, sacroileíte com doença intestinal inflamatória, síndrome de Reiter, uveíte anterior ou histórico de uma dessas doenças em parente de primeiro grau • Presença de fator reumatoide IgM em duas ocasiões no intervalo mínimo de 3 meses

Artrite poliarticular fator reumatoide negativo

Artrite em 5 ou mais articulações nos primeiros 6 meses de doença

Fator reumatoide IgM negativo

Exclusões
- Psoríase ou histórico de psoríase no paciente ou em parente de primeiro grau
- Artrite em paciente do sexo masculino, HLA B27 positivo, com início após 6 anos de idade
- Espondilite anquilosante, artrite relacionada à entesite, sacroileíte com doença intestinal inflamatória, síndrome de Reiter, uveíte anterior ou histórico de uma dessas doenças em parente de primeiro grau
- Presença de fator reumatoide IgM em duas ocasiões no intervalo mínimo de 3 meses
- Presença de artrite idiopática juvenil sistêmica

Artrite poliarticular fator reumatoide positivo

Artrite em 5 ou mais articulações nos primeiros 6 meses

Fator reumatoide IgM positivo 2 vezes com intervalo mínimo de 3 meses

Exclusões
- Psoríase ou histórico de psoríase no paciente ou em parente de primeiro grau
- Artrite em paciente do sexo masculino, HLA B27 positivo, com início após 6 anos de idade
- Espondilite anquilosante, artrite relacionada à entesite, sacroileíte com doença intestinal inflamatória, síndrome de Reiter, uveíte anterior ou histórico de uma dessas doenças em parente de primeiro grau
- Presença de artrite idiopática juvenil sistêmica

Artrite oligoarticular

Artrite em 4 ou mais articulações nos primeiros 6 meses de doença
- Persistente: nunca em mais de 4 articulações
- Estendida: mais de 4 articulações após 6 meses

Exclusões
- Psoríase ou histórico de psoríase no paciente ou em parente de primeiro grau
- Artrite em paciente do sexo masculino, HLA B27 positivo, com início após 6 anos de idade
- Espondilite anquilosante, artrite relacionada à entesite, sacroileíte com doença intestinal inflamatória, síndrome de Reiter, uveíte anterior ou histórico de uma dessas doenças em parente de primeiro grau
- Presença de fator reumatoide IgM em duas ocasiões no intervalo mínimo de 3 meses
- Presença de artrite idiopática juvenil sistêmica

Artrite relacionada à entesite

Artrite e entesite ou

Artrite ou entesite com pelo menos 2 articulações afetadas
- Dor sacroilíaca e/ou dor inflamatória em coluna lombossacral
- HLA B27 positivo
- Uveíte anterior aguda
- Artrite em meninos com menos de 6 anos de idade
- História familiar em parente de primeiro grau: espondilite anquilosante, artrite relaciona à entesite, sacroileíte com doença inflamatória intestinal, síndrome de Reiter ou uveíte anterior aguda

Exclusões
- Psoríase ou história de psoríase no paciente ou em parente de primeiro grau
- Presença de fator reumatoide IgM em duas ocasiões no intervalo mínimo de 3 meses
- Presença de artrite idiopática juvenil sistêmica

Artrite psoriásica
Artrite + psoríase ou
Artrite + pelo menos 2 articulações • Dactilite • Onicólise/*nail pitting* • Parente de primeiro grau com psoríase
Exclusões • Artrite em paciente do sexo masculino, HLA B27 positivo, com início após 6 anos de idade • Espondilite anquilosante, artrite relacionada à entesite, sacroileíte com doença intestinal inflamatória, síndrome de Reiter, uveíte anterior ou histórico de uma dessas doenças em parente de primeiro grau • Presença de fator reumatoide IgM em duas ocasiões no intervalo mínimo de 3 meses • Presença de artrite idiopática juvenil sistêmica

Artrite indiferenciada
Sem critérios para nenhuma categoria ou
Critérios para 2 ou mais categorias

SÍNDROME DE ATIVAÇÃO MACROFÁGICA NA ARTRITE IDIOPÁTICA JUVENIL

Critérios de classificação para síndrome de ativação macrofágica (SAM) na artrite idiopática juvenil[3]
Febre em paciente com diagnóstico ou suspeita de artrite idiopática juvenil forma sistêmica
Febre + ferritina > 684 ng/mL mais 2 dos critérios a seguir • Plaquetas < 181.000/mm³ • TGO/AST > 48 U/L • Triglicérides > 156 mg/dL • Fibrinogênio < 360 mg/dL

LÚPUS ERITEMATOSO SISTÊMICO JUVENIL

Critérios de classificação para lúpus eritematoso sistêmico juvenil conforme do ACR, 1997[4]	
Presença de 4 dos 11 critérios relacionados	
1. Eritema malar fixo	Eritema fixo, plano ou elevado. Poupa as dobras nasolabiais – asa de borboleta
2. Lúpus discoide	Placa eritematosa com descamação, obstrução folicular e cicatrização atrófica
3. Fotossensibilidade	Eritema desencadeado por exposição solar, relatado pelo paciente ou observado pelo médico
4. Úlcera de mucosa nasal/oral	Geralmente indolor, observada pelo médico
5. Artrite	Não erosiva, em 2 ou mais articulações periféricas
6. Serosites	Pleurite (histórico de dor pleurítica ou atrito pleural auscultado pelo médico ou evidência de derrame pleural) ou pericardite (documentada por eletrocardiograma, atrito ou derrame pericárdico)
7. Alterações renais	Proteinúria > 0,5 g em 24 horas ou presença de cilindros (hemáticos, granulares, tubulares ou mistos)
8. Alterações no sistema nervoso central	Convulsão ou psicose, na ausência de outras causas

(continua)

Critérios de classificação para lúpus eritematoso sistêmico juvenil conforme do ACR, 1997[4] (continuação)

9. Alterações hematológicas	Anemia hemolítica com reticulocitose Leucopenia < 4.000/mm³ Linfopenia < 1.500/mm³ Plaquetopenia < 100.000/mm³ Em 2 ou mais ocasiões, na ausência de causas medicamentosas
10. Alterações imunológicas	Anticorpo Anti-dsDNA positivo, ou Anticorpo Anti-Sm positivo, ou Antifosfolípides positivo: • Anticorpo anticardiolipina IgM ou IgG positivo • Anticoagulante lúpico positivo • VDRL falso-positivo
11. FAN positivo	Títulos anormais por imunofluorescência ou teste equivalente a qualquer momento e na ausência de drogas associadas ao lúpus induzido por drogas

Critérios de Classificação para lúpus eritematoso sistêmico juvenil do Systemic Lupus International Collaborating Clinics (SLICC), 2012[5]

Presença de 4 critérios, sendo pelo menos 1 clínico e 1 imunológico ou biópsia renal com nefrite lúpica (padrão *full house*) na presença de FAN ou anticorpo anti-DNA

Critérios clínicos

1. Lúpus cutâneo ativo	*Rash* malar, lúpus bolhoso, fotossensibilidade, *rash* maculopapular
2. Lúpus cutâneo crônico	Lúpus discoide, lúpus hipertrófico/verrucoso, paniculite
3. Úlceras orais/nasais	Orais em palato
4. Alopecia não escarificante	Queda de cabelo difusa ou fragilidade capilar, com quebra dos fios
5. Sinovite	Duas ou mais articulações com: • Edema • Artralgia + rigidez matinal ≥ 30 minutos
6. Serosites	Pleurite típica > 1 dia/derrame pleural ou atrito pleural Dor pericárdica > 1 dia/derrame pericárdico ou atrito pericárdico ou pericardite em eletrocardiograma
7. Envolvimento renal	Proteinúria > 0,5 g/24 horas/relação proteína/creatinina > 0,5 Cilindros hemáticos
8. Envolvimento neuropsiquiátrico	Convulsão, psicose, mononeurite *multiplex*, mielite, neuropatia periférica ou craniana, estado confusional agudo
9. Anemia hemolítica autoimune	
10. Leucopenia ou linfopenia	Leucopenia < 4.000/mm³ Linfopenia < 1.500/mm³
11. Plaquetopenia	Plaquetopenia < 100.000/mm³

Critérios imunológicos

1. FAN positivo	Maior que limite de referência
2. Anti-dsDNA	IFI/*Crithidia* > limite de referência ELISA > 2 vezes limite de referência
3. Anti-Sm	Positivo

(continua)

Critérios de Classificação para lúpus eritematoso sistêmico juvenil do Systemic Lupus International Collaborating Clinics (SLICC), 2012[5] *(continuação)*

Presença de 4 critérios, sendo pelo menos 1 clínico e 1 imunológico ou biópsia renal com nefrite lúpica (padrão *full house*) na presença de FAN ou anticorpo anti-DNA

Critérios imunológicos	
4. Anticorpo antifosfolípide positivo	Anticoagulante lúpico positivo Anticardiolipina IgG/IgM/IgA positivo Anti-Beta 2-glicoproteína I positivo
5. Diminuição de complemento	C3, C4 ou CH50
6. *Coombs* direto positivo	Na ausência de anemia hemolítica autoimune

Critérios de classificação para síndrome de ativação macrofágica no lúpus eritematoso sistêmico juvenil[6]

Presença de 1 critério clínico e 2 laboratoriais

Clínicos
- Febre > 38°C
- Hepatomegalia > 3 cm, rebordo costal direito
- Esplenomegalia > 3 cm, rebordo costal esquerdo
- Manifestações hemorrágicas
- Disfunção do sistema nervoso central

Laboratoriais
- Bicitopenia (Hb < 9,0 g/dL ou leucopenia < 4.000/mm³ ou plaquetopenia < 150.000/mm³
- TGO/AST > 40 U/L
- DHL > 567 U/L
- Triglicérides > 178 mg/dL
- Ferritina > 500 mg/L
- Hipofibrinogenemia < 1,5 gm/L

Classificação da nefrite lúpica de Acordo a International Society of Nephrology/Renal Pathology Society, 2003[7]

Classificação	Alterações	Histologia
Classe I	Lesões mesangiais mínimas	MO normal com depósitos mesangiais na IF
Classe II	Lesão mesangial	MO com hipercelularidade mesangial pura em qualquer grau ou expansão da matriz mesangial, com depósitos imunes no mesângio. ME/IF com poucos depósitos subepiteliais/subendoteliais
Classe III	GN proliferativa focal	GN focal ativa ou inativa, segmentar ou global, endo ou extracapilar envolvendo < 50% dos glomérulos, com depósitos imunes subendoteliais com ou sem alterações mesangiais. Classificada em: A, A/C, C e inativa
Classe IV	GN proliferativa difusa	GN difusa: classe III ≥ 50% glomérulos: • Difusa segmentar (IV-S): lesões segmentares (menos da metade do tufo) • Difusa global (IV-G) lesões globais (mais que a metade do tufo) Classificada em: A, A/C e C
Classe V	GN membranosa	Depósitos imunes subepiteliais globais ou segmentares ou suas sequelas morfológicas à MO e IF/ME, com ou sem alterações mesangiais. Pode ocorrer em combinação com as classes III ou IV
Classe VI	Esclerose	Esclerose glomerular global em ≥ 90% sem atividade residual

A: ativa; A/C: ativa/crônica; C: crônica; GN: glomerulonefrite; IF: imunofluorescência; ME: microscopia eletrônica; MO: microscopia óptica.

Critérios de atividade do lúpus eritematoso juvenil pelo Systemic Lupus Erythematosus Disease Activity Index (SLEDAI)[8]

Definição	Peso
Convulsão (início recente, excluir infecções, drogas, distúrbios metabólicos)	8
Psicose (alucinações, incoerência, pensamento desorganizado, catatonia)	8
Síndrome orgânico-cerebral (orientação, memória, julgamento e atenção com 2 dos critérios a seguir: fala incoerente, insônia, sonolência, hipo/hiperatividade motora)	8
Alterações visuais (corpos cetoides, hemorragia retiniana, coroidite ou neurite óptica; excluir infecção, drogas, hipertensão arterial sistêmica)	8
Alterações nervos cranianos (neuropatia motora/sensorial)	8
Cefaleia (importante, persistente, enxaqueca, irresponsiva a narcóticos)	8
Acidente vascular encefálico (excluir aterosclerose)	8
Vasculites (úlcera, gangrena, nódulo doloroso, infarto periungueal, biópsia ou angiografia compatível)	8
Artrites (mais do que duas articulações)	4
Miosites (fraqueza muscular proximal com: ↑ enzimas musculares, EMG ou biópsia compatível)	4
Cilindros urinários (granulares/hemáticos)	4
Hematúria (> 5 hemácias/cp; excluir cálculos/infecções)	4
Proteinúria (> 500 mg/24 horas)	4
Leucocitúria (> 5 leucócitos/campo; excluir infecções)	4
Eritema malar (início recente)	2
Alopecia (perda de cabelo local ou difusa)	2
Úlceras de mucosas (início recente: oral/nasal)	2
Pleurite (dor + atrito, derrame pleural, espessamento)	2
Pericardite (dor + atrito, alterações ECG ou ECO)	2
C3/C4/CH50 ↓	2
↑ Anticorpos anti-DNA	2
Febre (> 38ºC; excluir infecções)	1
Plaquetopenia (< 100.000 plaquetas/mm³; excluir drogas)	1
Leucopenia (< 3.000 leucócitos/mm³; excluir drogas)	1
Total	**105**

ECG: eletrocardiograma; ECO: eletroencefalograma; EMG: eletromiografia.

SÍNDROME DO ANTICORPO ANTIFOSFOLÍPIDE

Critério de Sapporo revisado (critérios de Sydney)[9]

Presença de um critério clínico e um laboratorial

Critérios clínicos	
1. Trombose vascular	≥ 1 episódio clínico de trombose arterial/venosa/pequenos vasos em qualquer tecido/órgão, confirmado por critério validado

(continua)

Critério de Sapporo revisado (critérios de Sydney)[9] *(continuação)*	
Presença de um critério clínico e um laboratorial	
Critérios clínicos	
2. Morbidade gestacional	• ≥ 3 abortos consecutivos < 10 semanas • ≥ 1 morte fetal ≥ 10 semanas • ≥ 1 RNPT < 34 semanas por eclâmpsia/pré-eclâmpsia ou insuficiência placentária
Critérios laboratoriais	
1. Anticoagulante lúpico	Positivo > 2 vezes com intervalo mínimo de 12 semanas
2. Anticardiolipina IgM/IgG	Valores > 40 GPL ou MPL, realizado > 2 vezes com intervalo mínimo de 12 semanas
3. Antibeta 2-glicoproteína-I	Valores > p99, realizado > 2 vezes com intervalo mínimo de 12 semanas

RNPT: recém-nascido pré-termo.

SÍNDROME DO ANTICORPO ANTIFOSFOLÍPIDE CATASTRÓFICA

Critérios[10]
Diagnóstico definitivo: presença de 4 critérios
Diagnóstico provável: apenas 2 órgãos; ou sem confirmação laboratorial; ou sem confirmação histopatológica; ou desenvolvimento de manifestações por mais de 7 dias e menos de 1 mês
1. Evidência de envolvimento ≥ 3 órgãos/sistemas/tecidos
2. Desenvolvimento de manifestações simultaneamente em menos de 1 semana
3. Confirmação histopatológica de oclusão de pequeno vaso em pelo menos um órgão/tecido
4. Confirmação laboratorial de anticorpo antifosfolípide

DERMATOMIOSITE JUVENIL E POLIMIOSITE JUVENIL

Critérios de Bohan e Peter[11,12]	
Lesões cutâneas	Sinal de heliotropo e/ou sinal de Gottron
Fraqueza muscular	Simétrica da musculatura proximal
Elevação de uma ou mais enzimas musculares	Creatina quinase (CK), aldolase, transaminase glutâmico-oxalacética (TGO), transaminase glutâmico-pirúvica (TGP) e desidrogenase láctica (DHL)
Eletroneuromiografia	Demonstração de miopatia e denervação com potenciais de unidades motoras curtas, polifásicas e pequenas fibrilações, ondas positivas, irritabilidade insercional, descargas de alta frequência e repetitivas
Biópsia muscular com miopatia inflamatória	Necrose das fibras musculares tipo I e II, fagocitose, degeneração e regeneração das fibras com variação no calibre, infiltrado inflamatório mononuclear frequentemente perivasculares

Dermatomiosite juvenil
• Diagnóstico definitivo: lesão cutânea característica mais 3 critérios
• Diagnóstico provável: lesão cutânea característica mais 1 critério

Polimiosite juvenil

- Ausência de lesões cutâneas
- Diagnóstico provável: presença de 3 critérios
- Diagnóstico definitivo: presença de 4 critérios

Escala de Avaliação da Força Muscular em Dermatomiosite Juvenil conforme a Childhood Myositis Assessment Scale (CMAS)[13]

Elevação da cabeça (flexão do pescoço)	0 = Incapaz 1 = 1 a 9 segundos 2 = 10 a 29 segundos 3 = 30 a 59 segundos 4 = 10 a 119 segundos 5 = a partir de 2 minutos
Elevação das pernas/alcançar e tocar objetos	0 = incapaz de elevar a perna acima da mesa de exame 1 = capaz de elevar a perna, mas não consegue tocar a mão do examinador 2 = capaz de elevar a perna e tocar a mão do examinador
Duração da manobra de pernas elevadas e estendidas	0 = incapaz 1 = 1 a 9 segundos 2 = 10 a 29 segundos 3 = 30 a 59 segundos 4 = 10 a 119 segundos 5 = a partir de 2 minutos
Virar de bruços – do decúbito dorsal ao ventral	0 = incapaz. Tem dificuldade até para virar de lado, capaz de liberar os braços do tronco parcialmente ou incapaz de liberar o braço 1 = vira-se de lado com relativa facilidade, mas não consegue liberar os braços do tronco e não consegue assumir o decúbito ventral completo 2 = vira-se de lado facilmente, tem alguma dificuldade para liberar os braços do tronco, mas libera-os completamente e assume o decúbito ventral
Abdominais/flexão do tronco	+1 = mãos nas coxas, com contrabalanço +1 = mãos no peito, com contrabalanço +1 = mãos na nuca, com contrabalanço +1 = mãos nas coxas, sem contrabalanço +1 = mãos no peito, sem contrabalanço +1 = mãos na nuca, sem contrabalanço
Sentar-se – do decúbito dorsal à posição sentada	0 = incapaz de sentar-se sem ajuda 1 = muita dificuldade. Muito lento, esforça-se e quase não consegue 2 = alguma dificuldade. Capaz de fazer, mas lentamente e com certo esforço 3 = nenhuma dificuldade
Elevação dos braços estendidos	0 = não consegue elevar os punhos ate o nível da articulação acromioclavicular (AC) 1 = consegue elevar os punhos acima da articulação AC, mas não acima do topo da cabeça 2 = consegue elevar os punhos acima do topo da cabeça, mas não consegue elevar os braços com extensão completa dos cotovelos 3 = eleva os braços completamente estendidos acima da cabeça
Elevação dos braços/duração	0 = incapaz 1 = 1 a 9 segundos 2 = 10 a 29 segundos 3 = 30 a 59 segundos 4 = 1 a 2 minutos 5 = a partir de 2 minutos

(continua)

Escala de Avaliação da Força Muscular em Dermatomiosite Juvenil conforme a Childhood Myositis Assessment Scale (CMAS)[13] *(continuação)*

Sentar-se no chão	0 = incapaz. Temeroso até de tentar, mesmo com o apoio de uma cadeira 1 = muita dificuldade. Consegue, mas precisa de apoio da cadeira durante a descida. Incapaz de fazer o exercício sem o apoio de uma cadeira 2 = alguma dificuldade. Consegue, estando em pé, abaixar-se e sentar no chão, mas tem alguma dificuldade na descida. Pode fazer a manobra de Gower. Abaixa-se lenta ou apreensivamente, pode não ter controle completo do equilíbrio para assumir a posição sentada 3 = nenhuma dificuldade. Não requer nenhuma manobra compensatória
Posição de quatro/engatinhar	0 = incapaz de partir do decúbito ventral para a posição de quatro 1 = capaz de assumir e manter a posição de quatro com muita dificuldade. Incapaz de elevar a cabeça e olhar para a frente 2 = capaz de manter a posição de quatro com o dorso estendido e a cabeça elevada, mas não consegue arrastar para engatinhar para a frente 3 = capaz de manter a posição de quatro, olhar para a frente e engatinhar 4 = mantém o equilíbrio enquanto eleva e estende uma perna
Levantar-se do chão	0 = incapaz, mesmo se for permitido usar a cadeira como apoio 1 = muita dificuldade. Capaz de levantar-se, mas precisa apoiar-se na cadeira 2 = dificuldade moderada. Capaz de levantar-se sem o apoio da cadeira, mas precisa apoiar uma ou ambas as mãos nas coxas/joelhos ou no chão 3 = pouca dificuldade. Não necessita de apoio das mãos nos joelhos, coxas ou no chão, mas mostra alguma dificuldade durante a subida 4 = nenhuma dificuldade
Levantar-se da cadeira	0 = incapaz de levantar-se da cadeira, mesmo se for permitido apoiar as mãos nas laterais do assento 1 = muita dificuldade. Capaz, mas necessita apoio das mãos nas laterais do assento 2 = dificuldade moderada. Capaz, mas apoia as mãos nos joelhos/coxas. Não precisa apoiar-se nas laterais do assento 3 = pouca dificuldade. Não necessita de apoio das mãos nas laterais do assento, joelhos ou coxas, mas tem alguma dificuldade durante a subida
Subir um degrau no banquinho ou escadinha	0 = incapaz 1 = muita dificuldade. Capaz, mas necessita apoiar as mãos na mesa de exame 2 = alguma dificuldade. Não necessita apoiar na mesa de exame, mas apoia as mãos nos joelhos/coxa 3 = capaz. Não necessita apoiar na mesa de exame, ou colocar as mãos nos joelhos/coxas
Apanhar um objeto no chão	0 = incapaz de curvar-se e abaixar para apanhar o objeto no chão. 1 = muita dificuldade. Capaz, mas precisa muito do apoio das mãos nos joelhos/coxas 2 = alguma dificuldade (mas não excessiva). Precisa de um apoio mínimo das mãos sobre os joelhos/coxas, com um pouco de lentidão 3 = nenhuma dificuldade. Não requer nenhuma manobra compensatória

Pontuação máxima = 51

Escala de Avaliação da Força Muscular Utilizada na Dermatomiosite Juvenil ou Polimiosite Juvenil conforme o Manual Muscle Testing (MMT)[14,15]

Pontuação para a avaliação da força muscular

	Função do músculo	Escala de 0 a 10
Ausência de movimento	Nenhuma contração (ou fasciculação) palpável	0
	Tendões tornam-se proeminentes ou tênue contração muscular palpável	
Teste do movimentos	**Movimentos no plano horizontal**	
	Movimenta-se com amplitude parcial dos movimentos	1
	Movimenta-se com amplitude total dos movimentos	2
	Apresenta amplitude total dos movimentos contra resistência ou apresenta amplitude dos movimentos total contra a pressão	3
	Posição antigravitacional	
	Movimentos antigravitacionais com amplitude parcial	3
Teste das posições	Liberação gradual da posição testada	4
	Permanece na posição testada (sem nenhuma pressão)	5
	Permanece na posição testada contra uma pressão leve	6
	Permanece na posição testada contra uma pressão leve a moderada	7
	Permanece na posição testada contra uma pressão moderada	8
	Permanece na posição testada contra uma pressão moderada a intensa	9
	Permanece na posição testada contra uma pressão intensa	10

Pontuação máxima = 80

Padronização dos comandos para o teste de avaliação da força muscular manual (MMT)

- Flexores do pescoço: (deitado de costas) levantar a cabeça acima da mesa e segurar. Em seguida, segurar firme enquanto o instrutor empurra para baixo, não deixar baixar a cabeça e segurar o mais fortemente que puder

- Deltoide médio: segurar o braço para cima (demonstrar), e o instrutor empurra para abaixar o braço do paciente. Não deixar cair, segurar o mais fortemente que puder

- Bíceps braquial: "brincar de braço de ferro" (flexionar o cotovelo para demonstrar). O paciente deve dobrar (flexionar) o cotovelo e impedir o instrutor de puxar para baixo, segurar firme e não deixar o braço abaixar

- Extensores dos punhos: estender completamente os punhos mantendo a posição enquanto o instrutor puxa a mão do paciente para baixo, que deve não deixar a sua mão abaixar. Mostrar força

- *Gluteus maximus*: deitar de barriga para baixo e dobrar os joelhos. Em seguida, tentar elevar a perna toda para cima (demonstrar passivamente). Segurar a perna nesta posição, enquanto o instrutor a empurra para baixo. Segurar firme e não deixar empurrar

- *Gluteus medius*: solicitar que o paciente se deite de lado (esquerdo). Levanta a perna mantendo os joelhos completamente estendidos? Agora segurar firmemente a perna no ar enquanto o instrutor tenta empurrar a perna para baixo. Segurar firme e com muita força

- Quadríceps: sentado com apoio, chutar a perna para o alto e a mantê-la elevada com os joelhos estendidos. Segurar firmemente nessa posição enquanto o instrutor tenta abaixar e dobrar o joelho do paciente. Ser forte e manter a perna estendida no ar

- Dorsiflexores dos tornozelos: dobrar (flexionar) o pé para cima (demonstrar) e segurá-lo enquanto o instrutor tenta empurrá-lo para baixo. Não deixar empurrá-lo para baixo

SÍNDROME DE SJÖGREN

Critérios diagnósticos propostos[16]	
Presença de 4 ou mais critérios (com pelo menos 1 critério laboratorial)	
Sintomas clínicos	
1. Oral	Boca seca, parotidite de repetição, aumento da parótida
2. Ocular	Conjuntivite recorrente (não alérgica/infecciosa), ceratoconjuntivite
3. Outras mucosas	Vaginite recorrente
4. Sistêmicos	Febre de origem desconhecida, artralgias não inflamatórias, paralisia hipocalêmica, dor abdominal
Anormalidades imunológicas	
Anti-Ro, anti-La, altos níveis de FAN, FR	
Outras anormalidades laboratoriais e investigações adicionais	
1. Bioquímica	Aumento da amilase sérica
2. Hematológica	Leucopenia, aumento VHS
3. Imunológica	Hiperimunoglobulinemia
4. Nefrológica	Acidose tubular renal
5. Prova histológica	Infiltração linfocítica de glândulas salivares ou outros órgãos
6. Documentação objetiva de secura ocular	Teste de Rosa-Bengala, teste de Schirmer
7. Documentação objetiva de envolvimento da parótida	Sialografia

Excluir outras doenças autoimunes para diagnóstico de síndrome de Sjögren primária.

ESCLERODERMIA SISTÊMICA

Critérios de classificação[17]
Presença do critério maior (obrigatório) mais pelo menos 2 critérios menores
Critério maior
Esclerose/endurecimento da pele em região proximal das articulações MCF
Critérios menores
Pele
▪ Esclerodactilia
Vascular periférico
▪ Fenômeno de Raynaud
▪ Anormalidades nos capilares periungueais
▪ Úlceras nas pontas dos dedos
Trato gastrointestinal
▪ Disfagia
▪ RGE
Renal
▪ Crise renal
▪ HAS de início recente

(continua)

Critérios de classificação[17] *(continuação)*

Cardíaco
- Arritmias
- Insuficiência cardíaca

Respiratório
- Fibrose pulmonar (radiografia ou tomografia computadorizada de alta resolução)
- DLCO (prova de difusão de monóxido de carbono)
- Hipertensão arterial pulmonar

Musculoesquelético
- Atrito por fricção de tendão
- Artrite
- Miosite

Neurológico
- Neuropatia
- Síndrome do túnel do carpo

Sorologias
- Anticorpo antinuclear
- Autoanticorpos seletivos de ES (anticentrômero, antitopoisomerase-1, antifibrilarina, anti-PM-Scl, anti-RNA polimerase I ou II)

ES: esclerodermia sistêmica; HAS: hipertensão arterial sistêmica; MCF: metacarpofalangeana; RGE: refluxo gastroesofágico.

ESCLERODERMIA LOCALIZADA

Critérios de classificação[18]

Grupo	Subtipo	Descrição
1. Morfeia circunscrita	a. Superficial	Limitada à epiderme e à derme, alteração de pigmentação Únicas/múltiplas
	b. Profunda	Envolve subcutâneo, fáscia, pode envolver músculo Únicas/múltiplas
2. Esclerodermia linear	a. Tronco/membro	Derme, SC, às vezes músculo e ossos
	b. Cabeça	Em golpe de sabre Síndrome de Parry-Romberg (perda de tecido do lado afetado)
3. Morfeia generalizada		Inicia como placas individuais (4 ou +, > 3 cm) que se tornam confluentes e envolvem pelo menos 2 dos 7 locais (cabeça/pescoço, MSD, MSE, MIE, MID, tronco anterior, tronco posterior)
4. Morfeia panesclerótica		Envolvimento circunferencial do membro afetando pele, SC, músculo, osso. Pode envolver outras áreas do corpo, sem afetar órgãos internos
5. Morfeia mista		Combinação de dois ou mais dos subtipos citados

MID: membro inferior direito; MIE: membro inferior esquerdo; MSD: membro superior direito; MSE: membro superior esquerdo; SC: subcutânea.

DOENÇA MISTA DO TECIDO CONJUNTIVO (DMTC)

Critério de Kasukawa[19]

Presença de pelo menos 1 sintoma comum, mais anti-RNP e 1 ou mais sintomas de 2 ou mais doenças (lúpus eritematoso sistêmico juvenil, esclerodermia, polimiosite juvenil)

Sintomas comuns
1. Fenômeno de Raynaud
2. Dedos edemaciados

Anti-RNP

Sintomas

1. Lúpus eritematoso sistêmico	• Poliartrite • Adenopatia • *Rash* malar • Pericardite/pleurite • Leucopenia/trombocitopenia
2. Esclerose sistêmica	• Esclerodactilia • Fibrose pulmonar/prova de função pulmonar com distúrbio restritivo/diminuição da capacidade de difusão de monóxido de carbono • Hipomotilidade/dilatação esofágica
3. Polimiosite	• Fraqueza muscular • Elevação de enzimas musculares • Alterações na eletromiografia

Características clínicas

Sinais clínicos de pelo menos 2 das seguintes doenças	• Artrite idiopática juvenil • Lúpus eritematoso sistêmico • Dermatomiosite • Esclerodermia
Achados sorológicos	• Altos títulos de anti-RNP • Anti-U1RNA
Presença de HLA-DR4 ou DR2	

VASCULITES

Púrpura de Henoch-Schönlein (EULAR/PRINTO/PRES)[20]

Púrpura + pelo menos 1 critério	Púrpura palpável/petéquias, com predominância em membros inferiores
• Dor abdominal	Em cólica, difusa e aguda, pode incluir intussuscepção e sangramento do trato gastrointestinal
• Histopatologia	Vasculite leucocitoclástica com depósito de IgA/glomerulonefrite proliferativa com depósito de IgA
• Artrite/artralgia	Artrite aguda com edema ou dor + limitação Artralgia aguda
• Envolvimento renal	Proteinúria > 0,3 g/24 horas Hematúria > 5 hemácias/campo ou cilindros hemáticos

Poliarterite nodosa sistêmica (EULAR/PRINTO/PRES)[20]

Histopatologia ou	Vasculite necrosante em artéria de pequeno/médio calibre
Achado angiográfico + 1 critério:	Aneurisma, estenose ou oclusão de artéria de pequeno/médio calibre
• Envolvimento cutâneo	Livedo reticular, nódulos subcutâneos, infartos cutâneos superficiais/profundos
• Mialgia ou fraqueza muscular	Dor muscular ou fraqueza muscular
• Hipertensão arterial sistêmica	Pressão arterial sistólica ou pressão arterial diastólica > p95 para a estatura
• Neuropatia periférica	Neuropatia sensorial em bota/luva Mononeurite motora *multiplex*
• Envolvimento renal	Proteinúria > 0,3 g/24 horas Hematúria > 5 hemácias/campo ou cilindros hemáticos Diminuição da função renal

Granulomatose de Wegener (EULAR/PRINTO/PRES)[20]

Pelo menos 3 dos seguintes critérios

• Histopatologia	Inflamação granulomatosa dentro da parede arterial/perivascular/extravascular
• Envolvimento de via aérea superior	Rinorreia purulenta ou sanguinolenta crônica/recorrente Perfuração septal ou nariz em sela Sinusite crônica/recorrente
• Envolvimento laringotraquebrônquico	Estenose subglótica, traqueal ou brônquica
• Envolvimento pulmonar	Radiografia ou tomografia computadorizada com nódulos, cavidades ou infiltrado fixo
• ANCA (anticorpos anticitoplasma de neutrófilos)	ANCA positivo por imunofluorescência ou ELISA (MPO/p ou PR3/c)
• Envolvimento renal	Proteinúria > 0,3 g/24 horas Hematúria > 5 hemácias/campo ou cilindros hemáticos Glomerulonefrite necrosante pauci-imune

Arterite de Takayasu (EULAR/PRINTO/PRES)[20]

Achado angiográfico mais 1 critério	Angiografia da aorta e principais ramos e pulmonares com aneurisma/dilatação, estreitamento, oclusão ou espessamento da parede arterial
• Déficit de pulso ou claudicação	Ausência/diminuição/assimetria de pulso arterial periférico Dor muscular induzida por atividade física
• Discrepância de pressão arterial	Discrepância na pressão arterial dos 4 membros > 10 mmHg
• Sopros	Sopros audíveis ou frêmito palpável em grandes vasos
• Hipertensão arterial sistêmica	Pressão arterial sistólica ou diastólica > p95 para estatura
• Provas de fase aguda	VHS > 20 mm/1ª hora ou PCR > valor de referência

Doença de Behçet (International Study Group for Behçet's Disease)[21]

Úlceras orais recorrentes mais 2 critérios	Aftas ou ulcerações herpetiformes que recorrem pelo menos 3 vezes em 12 meses
• Úlceras genitais recorrentes	Ulceração aftoide ou cicatriz
• Lesão ocular	Uveíte anterior/posterior Células no vítreo no exame com lâmpada de fenda Vasculite retiniana
• Lesões cutâneas	Eritema nodoso, pseudofoliculite, lesões papulopustulares ou nódulos acneiformes
• Teste de patergia	Reação cutânea após punção ou picada com agulha após 24 a 48 horas

Doença de Kawasaki[22]

Febre ≥ 5 dias mais 4 dos seguintes critérios

Hiperemia conjuntival bilateral	Não purulenta
Alterações de mucosa de orofaringe	Eritema labial, fissura labial, eritema difuso em orofaringe e/ou língua em framboesa
Alterações de extremidades	Edema indurado de mãos e pés, eritema palmoplantar e/ou descamação periungueal
Exantema polimorfo	Em tronco, não vesicular
Linfadenopatia cervical	> 1,5 cm

SARCOIDOSE

Critérios[23]

Associada à mutação NOD2
(Síndrome de Blau e sarcoidose de início precoce)

Tríade clássica: dermatite, poliartrite e uveíte

1. Envolvimento cutâneo	• Eritema maculopapular rosado, evolui para amarronzado, áreas extensoras, descamação fina inicial • Nódulos subcutâneo em membros inferiores, pouco dolorosos, resolução sem atrofia
2. Doença articular	• Tenossinovite com efusão importante • Poliartrite aditiva • Camptodactilia (contratura em flexão da interfalangeana proximal)
3. Doença ocular	• Iridociclite granulomatosa e uveíte posterior podem evoluir para panuveíte destrutiva • Prognóstico ruim: nódulos em íris, sinéquia, catarata, aumento da pressão intraocular
4. Envolvimento visceral	• Nefrite granulomatosa/intersticial, insuficiência renal crônica • Vasculite de pequenos vasos • Pneumonite intersticial • Linfadenite • Pericardite • Parotidite • Febre prolongada no início e nas recorrências

(continua)

Critérios[23] (continuação)

Sem mutação NOD2	
1. Paniculite, uveíte e granulomatose sistêmica	• Envolvimento sistêmico grave • Febre prolongada • Paniculite • Hepatoesplenomegalia • Inflamação granulomatosa: articulações, olhos, órgãos internos e sistema nervoso central
2. Sarcoidose pediátrica	• Sintomas sistêmicos (mal-estar, perda de peso, febre) • Envolvimento pulmonar • Linfadenopatia hilar e periférica • Hepatoesplenomegalia • Pele: eritema nodoso, exantema maculopapular • Uveíte • Sistema nervoso central: convulsões em pré-púberes/paralisia de nervos cranianos em adultos
Parâmetros laboratoriais	
Aumento de VHS/PCR	Atividade clínica
Hemograma	Normal Anemia leve, leucopenia, linfopenia
Hipergamaglobulinemia	Ausência de autoanticorpos
Elevação enzima conversora de angiotensina	Não consistente, valores de referência com elevação
Hipercalcemia Hipercalciúria	Maior produção de 1,25 diidroxivitamina D
Patologia	
Padrão-ouro	Granuloma não caseoso epitelioide de células gigantes
Teste genético	
Mutação NOD2	Ainda não é diagnóstica

OSTEOMIELITE CRÔNICA MULTIFOCAL RECORRENTE (CRMO)

Critérios de CRMO[24]

Diagnóstico: 2 critérios maiores ou 1 maior mais 3 menores

Critérios maiores

1. Lesão óssea esclerótica ou osteolítica em radiografias

2. Lesões ósseas multifocais

3. Pustulose palmoplantar ou psoríase

4. Biópsia óssea estéril com sinais de inflamação ou necrose

Critérios menores

1. Hemograma normal

2. Aumento leve/moderado de VHS e PCR

3. Curso > 6 meses

4. Hiperostose

5. Outra doença autoimune associada

6. Antecedente familiares de 1º ou 2º grau com doença autoimune

FEBRE REUMÁTICA

Critérios de Jones[25]

Presença de 2 critérios maiores ou 1 maior + 2 menores + evidência de infecção por estreptococo grupo A (cultura de orofaringe, teste rápido, elevação de antiestreptolisina O (ASLO) acima de duas vezes o valor de referência	
Maiores	**Menores**
Cardite	Febre
Poliartrite migratória	Artralgia
Coreia de Sydeham	Elevação VHS, PCR
Eritema marginado	Eletrocardiograma com intervalo PR prolongado
Nódulos subcutâneos	FR prévia/cardite reumática prévia

Profilaxia secundária[26]

Penicilina benzatina 1.200.000 UI, IM, 21/21 dias	
FR sem cardite	Até 21 anos ou 5 anos após o último surto
Com cardite sem sequela	Até 25 anos ou 10 anos após o último surto
Cardite crônica	Até 40 anos ou toda a vida
Valva artificial	Toda a vida

Observações: alérgico penicilina: sulfadiazina 500 mg/dia < 30 kg/1 g/dia > 30 kg; alérgico a penicilina/sulfadiazina: eritromicina 250 mg 2 x/dia.

Critérios de Jones, revisão 2015[27]

População de baixo risco	
• Incidência < 2/100.000 escolares por ano • Prevalência da cardite reumática < 1/1.000 por ano	
Presença de 2 critérios maiores ou 1 maior + 2 menores + evidência de infecção por estreptococo grupo A (cultura de orofaringe, teste rápido, elevação ASLO mais de duas vezes o valor de referência	
Maiores	**Menores**
Cardite (clínica ou subclínica)	Febre
Poliartrite	Poliartralgia
Coreia de Sydeham	Elevação VHS, PCR
Eritema marginado	Eletrocardiograma com intervalo PR prolongado
Nódulos subcutâneos	Febre reumática prévia/cardite reumática prévia
População de moderado/alto risco (como o Brasil)	
• Não pertencentes à população de baixo risco	
Presença de 2 critérios maiores ou 1 maior + 2 menores + evidência de infecção por estreptococo grupo A (cultura de orofaringe, teste rápido, elevação ASLO mais de duas vezes o valor de referência	

(continua)

Critérios de Jones, revisão 2015[27] *(continuação)*

População de moderado/alto risco (como o Brasil)	
Maiores	**Menores**
Cardite (clínica ou subclínica)	Febre
Artrite (poliartrite, poliartralgia e/ou monoartrite)	Monoartralgia
Coreia de Sydeham	Elevação VHS, PCR
Eritema marginado	Eletrocardiograma com intervalo PR prolongado
Nódulos subcutâneos	FR prévia/cardite reumática prévia

FIBROMIALGIA JUVENIL

Critérios ACR 1990[28]

1. Dor generalizada (hemicorpos direito e esquerdo, acima e abaixo da cintura e axial) presente por ≥ 3 meses

2. Dor (não sensibilidade) à palpação digital com pressão de 4 kg/cm^2 em 11 dos 18 pontos*:
   - Occipital: dor na inserção do músculo suboccipital
   - Cervical inferior: na parte anterior do espaço intertransverso de C5-C7
   - Trapézio: no ponto médio do bordo superior
   - Segunda costela: na lateral da segunda articulação costocondral no bordo superior da costela
   - Escápula: bordo medial logo acima da espinha da escápula
   - Epicôndilo lateral: 2 cm abaixo do epicôndilo
   - Glúteo: quadrante superior externo
   - Grande trocanter: 1 cm posterior à proeminência trocantérica
   - Joelhos: no coxim gorduroso medial, 1 cm acima da linha articular

Avaliar 3 a 4 pontos-controle (região frontal, dorso do antebraço, unha do polegar).

Critérios Diagnósticos de Yunus e Mais, 1985[29]

Requer:
- Todos os critérios maiores e 3 menores, ou
- Os 3 primeiros critérios maiores, 4 pontos dolorosos e 5 critérios menores

Critérios maiores	Critérios menores
1. Dor musculoesquelética generalizada envolvendo três ou mais áreas (esquerda, direita, acima e abaixo da cintura) por ≥ 3 meses	• Fadiga
	• Cefaleia
2. Ausência de causa subjacente	• Síndrome do intestino irritável
	• Sensação subjetiva de edema de partes moles
3. Exames laboratoriais normais	
	• Parestesias
	• Alteração do sono
	• Ansiedade ou tensão crônica
4. 5 ou + pontos sensíveis, entre os 18 do critério do ACR (1990)	• Dor afetada pelo clima
	• Dor afetada pela ansiedade e pelo estresse
	• Dor afetada por atividades

HIPERMOBILIDADE ARTICULAR

Critérios de Beighton[23]

Presença de 6 dos seguintes critérios (cada lado equivale a 1 critério, exceto critério 5):

1. Hiperextensão do 5º dedo das mãos ≥ 90º

2. Hiperextensão do cotovelo > 10º

3. Oposição do polegar até a face flexora dos antebraços

4. Hiperextensão do joelho > 10º

5. Flexão do tronco, com joelhos em extensão, apoiando as palmas das mãos no chão

DOR RECORRENTE EM MEMBROS (DOR DE CRESCIMENTO)

Sinais de alerta para outros diagnósticos[30]

- Dor localizada

- Dor intensa, persistente e noturna

- Manifestações sistêmicas (febre, astenia, perda de peso)

- Dor à palpação muscular/óssea

- Fraqueza muscular

- Alteração da marcha

- Outras alterações da história clínica e do exame físico

Características da dor recorrente em membros[30]

- Membros inferiores (coxa, face anterior da tíbia, cavo poplíteo, panturrilhas)

- Bilateral ou alternando os membros

- Vespertina ou noturna

- Fatores de piora: frio, atividade física e distúrbios emocionais

- Fatores de melhora: calor, massagem e repouso

- Associada a quadro de cefaleia ou dor abdominal recorrente 70%

- História familiar em 50% dos pacientes

OSTEOPOROSE

Diagnóstico[23]

1. História de fratura clinicamente significativa (definida como 2 ou mais fraturas de extremidades superiores, 1 ou mais fraturas de extremidade inferior, ou fratura de vértebra)

2. Redução da densidade mineral óssea, definido como Z-escore menor ou igual a -2 desvio-padrão (DP)

Densitometria óssea de coluna lombar e corpo total
Z-escore

Z < -2 DP: baixa densidade óssea para idade cronológica
-1 DP < Z > -2 DP: massa óssea adequada para idade

REFERÊNCIAS BIBLIOGRÁFICAS

1. Cassidy JT, Levinson JE, Bass JC, Baum J, Brewer EJ Jr., Fink CW, et al. A study of classification criteria for a diagnosis of juvenile rheumatoid arthritis. Arthritis Rheum. 1986;29(2):274-81.
2. Petty RE, Southwood TR, Manners P, Baum J, Glass DN, Goldenberg J, et al. International League of Associations for Rheumatology. J Rheumatol classification of juvenile idiopathic arthritis: second revision, Edmonton, 2001. J Rheumatol. 2004;31(2):390-2.
3. Ravelli A, Minoia F, Davì S, Horne A, Bovis F, Pistorio A, et al. 2016 Classification Criteria for Macrophage Activation Syndrome Complicating Systemic Juvenile Idiopathic Arthritis: A European League Against Rheumatism/American College of Rheumatology/Paediatric Rheumatology International Trials Organisation Collaborative Initiative. Ann Rheum Dis. 2016;75(3):481-9.
4. Hochberg MC. Updating the American College of Rheumatology revised criteria for the classification of systemic lupus erythematosus. Arthritis Rheum. 1997;40(9):1725.
5. Petri M, Orbai AM, Alarcón GS, Gordon C, Merrill JT, Fortin PR, et al. Derivation and validation of the Systemic Lupus International Collaborating Clinics classification criteria for systemic lupus erythematosus. Arthritis Rheum. 2012;64(8):2677-86.
6. Parodi A, Davì S, Pringe AB, Pistorio A, Ruperto N, Magni-Manzoni S, et al. A macrophage activation syndrome in juvenile systemic lupus erythematosus: a multinational multicenter study of thirty-eight patients. Arthritis Rheum 2009;60:3388-99.
7. Weening JJ, D'Agati VD, Schwartz MM, Seshan SV, Alpers CE, Appel GB, et al. The classification of glomerulonephritis in systemic lupus erythematosus revisited.J Am Soc Nephrol. 2004;15(2):241-50.
8. Bombardier C, Gladman DD, Urowitz MB, Caron D, Chang CH. Derivation of the SLEDAI. A disease activity index for lupus patients. The Committee on Prognosis Studies in SLE. Arthritis Rheum. 1992;35(6):630-40.
9. Miyakis S, Lockshin MD, Atsumi T. International consensus statement on an update of the classification criteria for definite antiphospholipid syndrome (APS) J Thromb Haemost. 2006;4(2):295-306.
10. Cervera R, Rodríguez-Pintó I, Colafrancesco S, Conti F, Valesini G, Rosário C, et al. International consensus statement on an update of the classification criteria for definite antiphospholipid syndrome (APS). J Thromb Haemost. 2006;4(2):295-306.
11. Bohan A, Peter JB. Polymyositis and dermatomyositis (first of two parts). N Engl J Med. 1975;292(7):344-7.
12. Bohan A, Peter JB. Polymyositis and dermatomyositis (second of two parts). N Engl J Med. 1975;292(8):403-7.
13. Lovell DJ, Lindsley CB, Rennebohm RM, Ballinger SH, Bowyer SL, Giannini EH, et al. Development of validated disease activity and damage indices for the juvenile idiopathic inflammatory myopathies. II. The Childhood Myositis Assessment Scale (CMAS): a quantitative tool for the evaluation of muscle function. The Juvenile Dermatomyositis Disease Activity Collaborative Study Group. Arthritis Rheum. 1999;42(10):2213-9.
14. Rider LG, Koziol D, Giannini EH, Jain MS, Smith MR, Whitney-Mahoney K, et al. Validation of manual muscle testing and a subset of eight muscles for adult and juvenile idiopathic inflammatory myopathies. Arthritis Care Res (Hoboken). 2010;62(4):465-72.

15. Kendall FP, McCreary EK, Provance PG, Rodgers MM, Romani WA. Muscles, testing and functions with posture and pain. 5th ed. Baltimore: Williams & Wilkins; 2005.

16. Bartůnková J, Sedivá A, Vencovský J, Tesar V. Primary Sjögren's syndrome in children and adolescents: proposal for diagnostic criteria. Clin Exp Rheumatol. 1999;17(3):381-6.

17. Zulian F, Woo P, Athreya BH, Laxer RM, Medsger TA Jr, Lehman TJ, et al. The Pediatric Rheumatology European Society/American College of Rheumatology/European League against Rheumatism provisional classification criteria for juvenile systemic sclerosis. Arthritis Rheum. 2007;57(2):203-12.

18. Laxer RM, Zulian F. Localized scleroderma. Curr Opin Rheumatol. 2006;18(6):606-13.

19. Amigues JM, Cantagrel A, Abbal M, Mazieres B. Comparative study of 4 diagnosis criteria sets for mixed connective tissue disease in patients with anti-RNP antibodies. Autoimmunity Group of the Hospitals of Toulouse. J Rheumatol. 1996;23(12):2055-62.

20. Ruperto N, Ozen S, Pistorio A, Dolezalova P, Brogan P, Cabral DA, et al. EULAR/PRINTO/PRES criteria for Henoch-Schönlein purpura, childhood polyarteritis nodosa, childhood Wegener granulomatosis and childhood Takayasu arteritis: Ankara 2008. Part I: Overall methodology and clinical characterisation. Ann Rheum Dis. 2010;69(5):790-7.

21. International Study Group for Behçet's Disease. Criteria for diagnosis of Behçet's disease. Lancet. 1990;335(8697):1078-80.

22. McCrindle BW, Rowley AH, Newburger JW, Burns JC, Bolger AF, Gewitz M, et al. Diagnosis, treatment, and long-term management of Kawasaki disease: a scientific statement for health professionals from the American Heart Association. Circulation. 2017;135(17):e927-99.

23. Petty RE, Laxer RM, Lindsley CB. Textbook of pediatric rheumatology. 7th ed. Philadelphia: Elsevier; 2016.

24. Jansson AF, Muller TH, Gliera L, Ankerst DP, Wintergerst U, Belohradsky BH, et al. Clinical score for nonbacterial osteitis in children and adults. Arthritis Rheum. 2009;60(4):1152-9.

25. Dajani AS, Ayoub E, Bierman FZ, Besno AL, Denny FW, Durack DT, et al. Guideline for diagnosis of rheumatic fever: Jones Criteria, 1992 update. JAMA. 1992;288(15):2069-73.

26. Sociedade Brasileira de Cardiologia. Brazilian Guidelines for the diagnosis, treatment and prevention of rheumatic fever. Arq Bras Cardiol. 2009;93(3 Suppl 4):3-18.

27. Gewitz MH, Baltimore RS, Tani LY, Sable CA, Shulman ST, Carapetis J, et al. Revision of the Jones Criteria for the diagnosis of acute rheumatic fever in the era of Doppler echocardiography: a scientific statement from the american heart association. Circulation. 2015;131(20):1806-18.

28. Wolfe F, Smythe HA, Yunus MB, Bennett RM, Bombardier C, Goldenberg DL, et al. The American College of Rheumatology 1990 criteria for the classification of fibromyalgia: report of the multicenter criteria comitte. Arthritis Rheum. 1990;33(2):160-72.

29. Yunus MB, Mais AT. Juvenile primary fibromyalgia syndrome: a clinical study of thirty patients and matched normal controls. Arthriris Rheum. 1985;28:138-45.

30. Zuccolotto SM, Sucupira AC, Silva CA. Dores recorrentes nos membros inferiores. In: Sucupira AC, Bricks LF, Kobinger ME, Saito MI, Zuccolotto SM, editors. Pediatria em consultório. 4ª ed. São Paulo: Sarvier; 2000. p. 468-91.

16 Tratamento em reumatologia pediátrica

Nádia Emi Aikawa
Clovis Artur Almeida da Silva

Após ler este capítulo, você estará apto a:

1. Reconhecer as principais terapias utilizadas para as doenças reumatológicas.
2. Conhecer as principais indicações dos anti-inflamatórios não hormonais imunossupressores e agentes biológicos para as doenças reumatológicas.

INTRODUÇÃO

As principais terapias utilizadas para as doenças reumáticas da faixa etária pediátrica são anti-inflamatórios não hormonais (ácido acetilsalicílico [AAS], naproxeno, ibuprofeno, indometacina e tolmetina), corticosteroides (prednisona, prednisolona, pulsoterapia com metilprednisolona e hexacetonida de triancinolona intra-articular), drogas de ação lenta ou drogas de base (antimaláricos, D-penicilamina, metotrexato, leflunomida e sulfasalazina), imunossupressores (ciclofosfamida, ciclosporina, clorambucil, azatioprina e micofenolato de mofetila), agentes biológicos (etanercepte, infliximabe, adalimumabe, abatacepte, tocilizumabe, canaquinumabe e rituximabe), gamaglobulina endovenosa e transplante autólogo de medula óssea. As doses dos principais medicamentos estão apresentadas nas Tabelas 16.1 e 16.2.

ANTI-INFLAMATÓRIOS NÃO HORMONAIS

Os anti-inflamatórios não hormonais (AINH) incluem drogas com atuação no metabolismo do ácido araquidônico, inibindo a ação das ciclo-oxigenases (COX-1 e COX-2), bloqueando a produção de prostaglandinas e tromboxano, sem inibir a via das lipoxigenases[1-5].

Tabela 16.1 Anti-inflamatórios não hormonais comumente usados em crianças e adolescentes com doenças reumáticas

AINH	Dose (mg/kg/dia)	Dose máxima (mg/dia)	Fracionamento (vezes ao dia)
Ácido acetilsalicílico	Dose anti-inflamatória 80 a 100 (< 25 kg) Dose antiplaquetária 3 a 5	2.500	4
Naproxeno	10 a 20	1.000	2
Ibuprofeno	30 a 50	2.400	3 a 4
Cetoprofeno	2 a 4	300	3 a 4
Indometacina	1 a 3	150	3 a 4
Tolmetina	15 a 30	1.800	3 a 4
Diclofenaco	2 a 3	150	3
Meloxicam	0,25	15	1
Piroxicam	0,2 a 0,3	20	1

Tabela 16.2 Drogas antirreumáticas modificadoras da doença (DMARD), imunossupressores e agentes biológicos usados em crianças e adolescentes com doenças reumáticas

Droga	Via	Dose (mg/kg/dia)	Eventos adversos
DMARD			
Metotrexato	Oral, subcutânea, intramuscular, endovenosa	Inicialmente 10 mg/m² 1 x/semana, até 15 mg/m² ou 0,3 a 0,6 mg/kg/semana Máxima 30 mg/m² ou até 1 mg/kg/semana	Úlceras orais, toxicidade GI e hepática, supressão medular, infecções, fibroses pulmonar e hepática
Hidroxicloroquina	Oral	6,5 mg/kg/dia até o máximo de 400 mg/dia	Retino e neuropatias
Sulfassalazina	Oral	Inicialmente 12,5 mg/kg/dia (máximo de 500 mg) em dose única Dose de manutenção: 30 a 50 mg/kg/dia em 2 ou 3 tomadas até 2 g/dia por um ano ou mais	Exantema, citopenia, síndrome de ativação macrofágica na forma sistêmica
Leflunomida	Oral	< 20 kg – dose inicial 100 mg/dia por 1 dia Dose de manutenção: 10 mg/dias alternados 20 a 40 kg – dose inicial 100 mg/dia por 2 dias. Dose de manutenção: 10 mg/dia 40 kg – dose inicial 100 mg/dia por 3 dias. Dose de manutenção: 20 mg/dia	Toxicidades GI e hepática, exantema, alopécia reversível, perda de peso
Talidomida	Oral	2,5 a 4 mg/kg/dia (máximo 400 mg)	Embriopatia, neuropatia periférica e xerostomia
Imunossupressores			
Azatioprina	Oral	0,25 a 2,5 mg/kg/dia 2 x/dia	Toxicidades GI e hepática, supressão medular, infecções, úlceras de mucosa e malignidade
Micofenolato de mofetila	Oral	Dose inicial de 250 mg 12/12 horas até o máximo de 1 g 12/12 horas	Toxicidade GI, citopenias e infecções oportunísticas

(continua)

Tabela 16.2 Drogas antirreumáticas modificadoras da doença (DMARD), imunossupressores e agentes biológicos usados em crianças e adolescentes com doenças reumáticas *(continuação)*

Droga	Via	Dose (mg/kg/dia)	Eventos adversos
DMARD			
Ciclofosfamida	Oral Endovenosa	0,5 a 2 mg/kg/dia via oral diária, ou 0,5 a 1 g/m² via IV	Intolerância GI, úlceras orais, alopécia, infecção, supressão medular, cistite hemorrágica, azoospermia, supressão ovariana, tumor
Clorambucil	Oral Endovenosa	0,1 a 0,2 mg/kg/dia	Tumores (leucemia), infertilidade masculina, trombocitopenia e infecções
Ciclosporina	Oral	3 a 5 mg/kg/dia	Insuficiência renal, hipertensão arterial e hipertrofia de gengiva
Agentes biológicos			
Etanercepte	Subcutânea	0,8 mg/kg (máximo 50 mg) 1 x/semana	Reações locais, infecções, reativação de tuberculose
Infliximabe	Endovenosa	3 a 5 mg/kg em 0, 2 e 6 semanas e a cada 8 semanas	Infecções graves e oportunistas, reativação de tuberculose
Adalimumabe	Subcutânea	24 mg/m² a cada 2 semanas	Reações locais, infecções, reativação de tuberculose
Rituximabe	Endovenosa	375 mg/m²/semana em 4 doses ou 750 mg/m²/dose (máx. 1 g) em 2 doses, intervalo de 15 dias	Infecções graves e oportunistas
Abatacepte	Endovenosa	10 mg/kg (máximo 1 g) 0, 15 e 29 dias e, depois, a cada 4 semanas	Cefaleia, náuseas, tonturas, infecções de vias aéreas superiores
Tocilizumabe	Endovenosa	AIJ poliarticular: < 30 kg: 10 mg/kg, cada 4 semanas ≥ 30 kg: 8 mg/kg, cada 4 semanas AIJ sistêmica: < 30 kg: 12 mg/kg, cada 2 semanas ≥ 30 kg: 8 mg/kg, cada 2 semanas	Reações de hipersensibilidade, infecções, tuberculose, elevações de transaminases, neutropenia, plaquetopenia, dislipidemia

GI: gastrointestinal; AIJ: artrite idiopática juvenil.

Os AINH liberados pela Food and Drug Administratation (FDA), dos Estados Unidos, para uso pediátrico, particularmente para artrite crônicas e disponíveis no Brasil, são AAS, indometacina, ibuprofeno e naproxeno[2-5]. Um aspecto relevante a ser considerado é que a associação de dois ou mais AINH não deve ser utilizada, pois aumenta significativamente os eventos adversos.

As crianças e adolescentes habitualmente toleram bem os AINH, que vêm a ser utilizados preferencialmente em doses menores e curto período[2,4,5]. Os eventos adversos gastrointestinais são os mais frequentes, mas são geralmente mais leves. Podem ser encontrados dor abdominal difusa, vômitos, diarreia, obstipação, sangue oculto nas fezes e, raramente, hematêmese e perfuração intestinal. Gastrites, erosões antrais e úlceras são evidenciadas em 75% das crianças em uso de AINH por mais de 2 meses.

A realização de biópsia gástrica e/ou duodenal por via endoscópica em crianças usando AINH evidenciou gastrites e/ou duodenites em 93% dos casos, e a associação de endoscopia e biópsia mostrou lesões gastrointestinais em 100%, sendo que o *Helicobacter pylori* esteve presente em 21%. Liphaus et al.[3] realizaram endoscopia digestiva alta, biópsia gástrica e/ou duodenal e pesquisa do *Helicobacter pylori* em 12 pacientes com artrite idiopática juvenil (AIJ). Apenas dois pacientes queixavam-se de dor abdominal (17%) e um apresentou hematêmese. Por sua vez, dez pacientes (83%) apresentaram lesões macroscópicas ao exame endoscópico e em três foi vista mais de uma alteração[3]. Pode ser associado ranitidina ou omeprazol, particularmente nos casos que usarão AINH por período superior a um mês.

A relação entre AAS e síndrome de Reye, na presença de varicela ou *influenza*, é fortemente estabelecida. Assim, recomenda-se a suspensão da droga em pacientes que tiverem contato direto com estas doenças pelo tempo equivalente ao período de incubação[2,5].

As indicações de AINH para crianças e adolescentes se restringem principalmente às doenças reumatológicas, como febre reumática (FR), lúpus eritematoso sistêmico juvenil (LESJ), vasculites primárias [como a púrpura de Henoch-Schönlein (PHS) e a síndrome de Kawasaki (SK)] e AIJ[4].

Na FR, os AINH são indicados para controle da artrite e da febre, sendo utilizados particularmente naproxeno, por 2 a 4 semanas. O tempo do tratamento é geralmente calculado com base na duração do surto articular (entre 1 e 2 semanas) e não na regressão dos sinais e sintomas, que é, habitualmente, bastante rápida (1 a 2 dias)[4].

No LESJ, os AINH devem ser raramente utilizados pelo risco de nefrotoxicidade. O naproxeno, por curto período, pode auxiliar no controle da febre, da artrite, da miosite e das serosites. O ibuprofeno é contraindicado para pacientes com LESJ, pelo risco de ocasionar meningite asséptica. O AAS é utilizado por pacientes com a síndrome antifosfolípide, em doses inibidoras da agregação plaquetária (3 a 5 mg/kg/dia)[4].

A PHS com presença de artrite e/ou edema subcutâneo doloroso responde adequadamente ao uso de AINH, como naproxeno ou ibuprofeno, utilizados em 1 a 2 semanas. Deve ser utilizado pelo menor tempo possível, pelo risco de nefrotoxicidade. O uso de salicilatos deve ser evitado pela possibilidade de agravar ou desencadear alterações gástricas e ainda por promover disfunção plaquetária[4].

Na SK, é indicado o uso de AINH associado à gamaglobulina endovenosa. O AAS é utilizado em doses de 100 mg/kg/dia até o controle da febre e início da plaquetose, com posterior redução da dose inibidora da agregação plaquetária. Esse AINH deve ser prescrito em doses inibidoras da agregação plaquetária (3 a 5 mg/

kg/dia), até a velocidade de hemossedimentação (VHS) e contagem de plaquetas se normalizarem. O AAS deve ser mantido nos casos com aneurismas, estenoses ou tortuosidades nos vasos coronarianos. Nos pacientes com hepatite secundária à SK, deve-se evitar o AAS e pode-se indicar ibuprofeno[4].

Os AINH representam a opção terapêutica inicial para crianças com AIJ[4]. A atividade articular é adequadamente controlada com AINH em 60% das crianças e adolescentes com AIJ, com tempo médio de resposta de um a três meses. O naproxeno é o mais usado nos pacientes com AIJ, particularmente na forma oligoarticular, com dose diária de 10 a 20 mg/kg/dia dividida em 2 vezes. Ibuprofeno é utilizado na dose de 30 a 50 mg/kg/dia, dividida em 4 vezes ao dia, com excelente eficácia na febre da forma sistêmica da AIJ. Indometacina é utilizada na dose de 1 a 3 mg/kg/dia, dividida em 4 vezes, sendo indicada também no controle da febre da forma sistêmica. Outros AINH têm sido também utilizados e incluem tolmetina sódica (dose de 15 a 30 mg/kg/dia, fracionada em 4 vezes), piroxicam (dose única diária de 0,3 mg/kg/dia) e diclofenaco (doses de 2 a 3 mg/kg/dia, fracionadas em 2 a 3 vezes)[2,6].

CORTICOSTEROIDES

Os corticosteroides são medicamentos frequentemente utilizados nas doenças reumáticas autoimunes pediátricas. A introdução deve ser sempre realizada nos diagnósticos confirmados, evitando-se utilizá-lo nos pacientes com dor recorrente em membros, artralgia ou mesmo para artrite de causa ainda não identificada, pela possibilidade de mascarar os sinais/sintomas de uma neoplasia ou infecção aguda (como artrite séptica, osteomielite), retardando o diagnóstico e aumentando a morbidade e mortalidade.

Essas drogas representam os mais potentes anti-inflamatórios, e o uso crônico está associado a eventos adversos significativos, especialmente retardo ou supressão do crescimento, amenorreia, síndrome de Cushing, infecções, hipertensão arterial, úlcera gastroduodenal, necrose asséptica, catarata, glaucoma, obesidade, dislipoproteinemia e osteoporose. Antes da utilização, deve-se excluir a possibilidade de tuberculose e estrongiloidíase.

As principais indicações dos corticosteroides para crianças e adolescentes com doenças reumáticas são FR, AIJ, LESJ, dermatomiosite juvenil (DMJ) e vasculites primárias (como PHS e SK).

A FR é ainda a principal causa de cardiopatia crônica adquirida nos indivíduos com menos de 20 anos. A cardite ocorre em 40 a 60% dos casos e é responsável pela sequela definitiva e permanente da doença (valvulites), com alta morbidade e mortalidade. As válvulas mais acometidas são a mitral e a aórtica. A pericardite e a miocardite geralmente ocorrem associadas à valvulite. Os corticosteroides são utilizados nas cardites leves, moderadas e graves. O corticosteroide preferencialmente utilizado é a prednisona/prednisolona. A dose inicial é 2 mg/kg/dia (máximo 60 mg), fracionado em 3 a 4 vezes ao dia, por 2 semanas, seguido por dose única por mais 2 semanas. Após o primeiro mês, deve-se reduzir progressivamente a dose até a retirada completa, por mais 2 meses. O tempo total de tratamento com prednisona é de 3 meses, o que corresponde ao tempo médio de duração do surto de cardite. A pulsoterapia com metilprednisolona (30 mg/kg/dia, máximo de 1 g/dia, repetido por 3 dias) pode ser utilizada nos casos de cardite grave, com insuficiência cardíaca e ruptura de cordoalhas tendíneas[7]. A prednisona também pode ser utilizada para a coreia de Sydenham. Em um estudo duplo-cego, controlado por placebo e randomizado, a utilização de prednisona (1 mg/kg/dia em 1 mês, seguido por redução progressiva em mais 1 mês) diminuiu a intensidade e a duração dos movimentos coreicos, sem associação com eventos adversos significativos[8].

A AIJ é a principal causa de artrite crônica na infância e na adolescência. As indicações dos corticosteroides na AIJ são: pericardite, miocardite, vasculite, doença ativa (febril com artrites ativas) e síndrome de ativação macrofágica. Esses são utilizados por várias vias de administração, ressaltando a prednisona (0,5 a 2 mg/kg/dia), a pulsoterapia com metilprednisolona e a injeção articular com hexacetonida de triancinolona (20 a 40 mg por articulação). Pulsoterapia com metilprednisolona tem sido benéfica a curto prazo, e possibilita a redução da dose de prednisona oral em crianças e adolescentes com forma sistêmica. O uso tópico de corticosteroide é indicado na presença de uveíte anterior e o uso intra-articular, em alguns casos, geralmente de comprometimento pauciarticular (com envolvimento de quatro ou menos articulações) não responsivos aos AINH[9].

O LESJ é uma doença autoimune e sistêmica que acomete diversos órgãos, caracterizado por períodos de exacerbação e remissão. A prednisona ou a prednisolona são os corticosteroides de escolha para uso oral para todos os pacientes, na dose inicial de 0,5 a 2 mg/kg/dia, dependendo das manifestações clínicas. Doses altas de prednisona (1 a 2 mg/kg/dia) são utilizadas no controle da crise aguda, envolvimento neuropsiquiátrico, anemia hemolítica autoimune, plaquetopenia, miocardite, hemorragia pulmonar e nefrite. Doses baixas de prednisona ($\leq$ 0,5 mg/kg/dia) são indicadas para o controle da febre, vasculites, artrite, pericardite e pleurite. A pulsoterapia com metilprednisolona é utilizada em situações de gravidade, como nefrite, envolvimento neuropsiquiátrico, plaquetopenia aguda, anemia hemolítica autoimune, hemorragia pulmonar etc. O tratamento local com corticosteroide também pode ser utilizado, particularmente no lúpus discoide. Os corticosteroides tópicos não fluorados, como hidrocortisona a 1%, são aplicados 3 a 4 vezes ao dia diretamente na lesão, por 2 semanas. Acetonida de triancinolona em forma de pasta dental emoliente (orabase) pode ser usada nas lesões de mucosa oral, em 2 a 3 doses ao dia, nos pacientes com vasculites de mucosa e úlceras orais[10,11].

A DMJ é a principal causa de miopatia inflamatória na faixa etária pediátrica. A prednisona/prednisolona é a droga de escolha, na dose inicial de 2 mg/kg/dia via oral fracionada, por período de 4 a 6 semanas. Após este período, dose única por 4 a 6 semanas e retirada progressiva em 1 a 3 anos. A pulsoterapia com metilprednisolona endovenosa é utilizada como droga de segunda linha quando não se obtiver boa resposta inicial à prednisona ou nos pacientes que apresentam uma doença grave inicial[12].

A PHS ou nefrite por IgA é a principal vasculite da infância. O tratamento da PHS deve ser dirigido para identificação e remoção dos possíveis agentes etiológicos envolvidos: infecções, alimentos, drogas, estresse, vacinas etc. As lesões cutâneas, habitualmente, não respondem a AINH e anti-histamínicos. A ranitidina (5 mg/kg/dia) pode ser indicada para pacientes com PHS e sintomas gastrointestinais, com redução significativa da dor abdominal e sangramentos digestivos. As manifestações articulares e cutâneas são rapidamente controladas com a utilização dos corticosteroides. Entretanto esses são indicados para os casos mais graves, especialmente quando existe comprometimento gastrointestinal (dor abdominal intensa, sangramento e/ou invaginação intestinal), com melhor eficácia relacionada à introdução precoce da droga. Os corticosteroides também são indicados no caso de nefrite grave, particularmente nas glomerulonefrites com crescentes (habitualmente com síndrome nefrótica, síndrome nefrítica ou insuficiência renal aguda). Outras indicações dos corticosteroides para PHS são quando há orquiepididimite, hemorragia pulmonar ou envolvimento neuropsiquiátrico. Os corticosteroides utilizados são prednisona ou prednisolona nas doses de 1 a 2 mg/kg/dia por 7 dias, com posterior redução em 2 a 4 semanas; pulsoterapias com metilprednisolona nas doses 30 mg/kg/dia por 3 dias, para os pacientes que necessitem de administração via endovenosa[13].

A SK é a segunda vasculite mais frequente em crianças. O tratamento inicial inclui gamaglobulina endovenosa (GGE) e AAS. Após o uso da GGE, o aparecimento dos aneurismas/estenoses coronarianas foi reduzido para 5 a 7%, especialmente quando administrada nos primeiros 10 dias da doença. É recomendada a dose endovenosa de 2 g/kg, em infusão contínua de 6 a 10 horas. O AAS é usado no período inicial da doença em doses anti-inflamatórias (80 a 100 mg/kg/dia divididas em 4 doses). Após o desaparecimento da febre e o aumento das plaquetas, reduz-se a dose para antiagregante plaquetária (3 a 5 mg/kg/dia). De 10 a 30% dos pacientes não respondem a essas terapêuticas, com manutenção da febre, devendo ser indicada uma dose adicional da gamaglobulina (1 g/kg). Em caso de manutenção da febre após 72 horas, prescrever pulsoterapia endovenosa com metilprednisolona (30 mg/kg/dia por 3 dias consecutivos)[14].

Os corticosteroides também têm sido utilizados para vasculites raras na faixa etária pediátrica, como arterite de Takayasu, poliarterite nodosa e vasculites granulomatosas[13].

Os eventos adversos dos corticosteroides na reumatologia pediátrica podem ser minimizados utilizando-se a menor dose possível, curto período e, preferencialmente, em dose única diária. Esses medicamentos estão associados com maior dano cumulativo e irreversível em diversas doenças.

DROGAS ANTIRREUMÁTICAS DE AÇÃO LENTA OU DROGAS DE BASE

Consideradas eficazes no tratamento de doenças como a AIJ, acredita-se que este grupo de drogas modifique favoravelmente a progressão das doenças articulares, inibindo-a, como nos casos de erosões ósseas e anquiloses[15]. Aproximadamente 70% das crianças e adolescentes com AIJ, que não respondem aos AINH isoladamente, necessitam de associação com drogas de base para o controle da doença. A resposta clínica associada ao uso das drogas de base é lenta e ocorre após semanas ou meses (3 a 6 meses). Para o metotrexato (MTX) esse tempo é menor, habitualmente entre 2 e 8 semanas[15].

As indicações de drogas de base na AIJ são: forma grave, ativa, não responsiva ao uso de AINH, com presença de erosões articulares (iniciais e evolutivas) e corticodependência[9].

Nos últimos anos, vários estudos têm utilizado drogas de base em crianças e adolescentes com AIJ. Os sais de ouro oral (auranofina), em estudo duplo-cego, randomizado, multicêntrico, não evidenciaram eficácia clínica[15-17]. Sulfassalazina na dose de 30 a 50 mg/kg/dia é segura e apresenta boa eficácia em crianças e adolescentes com AIJ, devendo ser sumariamente evitada em pacientes com forma sistêmica por maior risco de síndrome de ativação macrofágica[18]. Entre as drogas estudadas pelo grupo de estudos colaborativos em reumatologia pediátrica, o MTX ($10\ mg/m^2/$semana) mostrou os melhores resultados quando comparado a hidroxicloroquina (6 mg/kg/dia) e D-penicilamina (10 mg/kg/dia), com redução superior a 50% nos parâmetros de avaliação da gravidade da doença em crianças e adolescentes com AIJ[19].

O MTX é a droga de base de escolha para crianças e adolescentes com AIJ não responsivas aos AINH; em doses baixas, de 10 a 15 $mg/m^2/$semana, via oral, o MTX constitui um tratamento seguro e eficaz[20]. Doses altas, superiores a 15 $mg/m^2/$semana, têm sido utilizadas, e devem ser administradas preferencialmente por aplicação intramuscular[20]. Na prática clínica, podem-se utilizar doses intramusculares de MTX de até 30 $mg/m^2/$semana, apesar de um estudo controlado não evidenciar diferenças estatísticas no controle da doença com o aumento da dose acima de 15 $mg/m^2/$semana[20].

No LESJ, o MTX tem importância no controle da artrite e acometimento cutâneo refratários à corticoterapia e aos antimaláricos (estes últimos sempre recomendados para todos os pacientes com LESJ, se não houver contraindicação, independentemente do órgão ou sistema acometido)[10,11]. Na DMJ, a maior experiência é com o MTX, principal droga utilizada após a corticoterapia[12].

A leflunomida tem sido indicada para pacientes com AIJ curso poliarticular ativo e tem eficácia comparada à do MTX. Nos pacientes com peso inferior a 20 kg, a dose utilizada inicialmente é de 100 mg por 1 dia e, em seguida, 10 mg em dias alternados; nos pacientes com peso entre 20 e 40 kg, a dose utilizada inicialmente é de 100 mg por 2 dias consecutivos e, em seguida, 10 mg diários; e para pacientes com peso superior a 40 kg, a dose utilizada inicialmente é de 100 mg por 3 dias consecutivos e, em seguida, 20 mg diários[21].

Os antimaláricos para pacientes com LESJ ajudam no controle geral da doença (manifestações cutâneas e articulares etc.), na redução da dose dos glicocorticosteroides e na reversão das alterações dos lipídeos plasmáticos induzidos pela corticoterapia, na diminuição dos antifosfolípides. Estão sempre recomendados para todos os pacientes com LESJ, se não houver contraindicação, independentemente do órgão ou sistema acometido.

Uma avaliação oftalmológica, incluindo acuidade visual, fundo de olho e teste de visão para cores, deverá ser realizada periodicamente (a cada 6 meses), por conta da toxicidade dessa droga para a retina. Em casos de exantemas ou vasculites resistentes, como os frequentemente encontrados na DMJ[9], pode ser utilizado sulfato de hidroxicloroquina, em doses de 5 a 7 mg/kg/dia ou difosfato de cloroquina, 5 a 7 mg/kg/dia, benéfica no exantema fotossensível[10,11].

A D-penicilamina era utilizada na esclerodermia sistêmica para o comprometimento cutâneo precoce e rapidamente progressivo e para o comprometimento pulmonar, com dose inicial de 5 mg/kg/dia, podendo ser aumentada gradativamente até 10 mg/kg/dia. Colchicina também pode ser empregada na esclerodermia para tratamento do comprometimento cutâneo, com descrição de parada da progressão das lesões em alguns casos, e é considerada droga de escolha para tratamento da febre familiar do Mediterrâneo (FFM). Inicia-se com dose de 1 mg/dia, podendo ser aumentada até 2 mg (acima de 1 mg dividida em 2 tomadas). Os eventos adversos, como diarreia e náuseas, são transitórios e controláveis[22].

IMUNOSSUPRESSORES

Os imunossupressores ou drogas citotóxicas, como azatioprina, ciclofosfamida e ciclosporina, têm sido raramente utilizados em crianças com AIJ de início sistêmico grave e corticorresistentes ou para pacientes que não responderam às drogas de base[23].

A ciclofosfamida endovenosa é indicada no caso de LESJ e de outras vasculites para tratamento da nefrite grave, do comprometimento cutâneo, da doença neuropsiquiátrica, da doença pulmonar, da anemia hemolítica autoimune e da trombocitopenia não controladas com corticosteroides. Pode ser administrada por via oral na dose de 1 a 2 mg/kg ou na forma de pulso endovenoso intermitente[10,11].

Azatioprina é usada na dose de 1,5 a 2,5 mg/kg, via oral, para tratamento de LESJ, AIJ e DMJ. Eventos adversos incluem toxicidades gastrointestinal e hepática, supressão medular, suscetibilidade às infecções, úlceras de mucosa e raramente risco de malignidade[9,11].

A ciclosporina A tem sido utilizada na AIJ[24] e é a droga de escolha para pacientes com síndrome de ativação macrofágica não responsivos aos corticosteroides[25]. No LESJ, constitui alternativa de tratamento para os casos com doença grave, como glomerulonefrite proliferativa ou membranosa refratárias[10,11]. Assim como pode ser utilizada em casos refratários com DMJ, no entanto, deve-se ter cuidado com eventos adversos, particularmente hipertensão arterial, infecções e insuficiência renal[12].

O clorambucil é o imunossupressor recomendado para o tratamento da amiloidose, rara complicação que ocorre principalmente em pacientes com AIJ sistêmica e com FFM[26].

O micofenolato de mofetila (MMF) é uma droga imunossupressora comumente usada em transplantes de órgãos e que vem sido utilizada para tratamento de doenças autoimunes, incluindo o LESJ[27,28]. Pode ser usado nas fases de indução e manutenção da nefrite lúpica.

AGENTES BIOLÓGICOS

Atualmente, existem cinco classes de agentes biológicos utilizados no tratamento de doenças reumatológicas pediátricas: bloqueadores de TNF (etanercepte, infliximabe e adalimumabe), moduladores seletivos da coestimulação (abatacepte), antagonistas de IL-6 (tocilizumabe), antagonista de IL-1 (canaquinumabe) e depletores de células B (rituximabe)[29-36]. Até o momento, etanercepte, adalimumabe, abatacepte, tocilizumabe e canaquinumabe são liberados pela FDA e pela Agência Nacional de Vigilância Sanitária (Anvisa) para uso em crianças e adolescentes com AIJ, assim como estão disponíveis para uso em pacientes com AIJ no Brasil.

Etanercepte, uma proteína de fusão dimérica contendo o receptor p75 de TNF, foi o primeiro agente biológico aprovado para uso em reumatopediatria. Um estudo clínico multicêntrico, randomizado, placebo-controlado com etanercepte utilizada por pacientes com AIJ curso poliarticular demonstrou a eficácia (resposta ACR Pedi30 acima de 70%) e segurança a longo prazo da droga[36].

Adalimumabe é um anticorpo monoclonal anti-TNF, completamente humanizado. Um estudo duplo-cego, randomizado, placebo-controlado utilizando adalimumabe com ou sem MTX em pacientes com AIJ poliarticular atingiu resposta ACR Pedi30 de 94% em pacientes em uso associado de MTX e 74% em pacientes sem MTX[37]. Adalimumabe foi utilizado por 18 crianças com uveíte anterior crônica, sendo 17 por AIJ e um paciente idiopático. O tratamento com adalimumabe foi eficaz em 16 deles (81% de eficácia em relação à artrite e 88% de eficácia em relação à uveíte)[30].

Estudo clínico multicêntrico, randomizado, duplo-cego, placebo-controlado, com infliximabe em dose inicial de 3 mg/kg, associado à MTX, em 122 crianças com AIJ poliarticular persistente mostrou que um número significativamente maior de pacientes no grupo infliximabe atingiu uma resposta de ACR Pedi30 comparado ao grupo-placebo (63,8% *versus* 49,2%) na semana 14. Na semana 52, ACR Pedi50 e ACR Pedi70 foram atingidos em 69,6 e 51,8%[29].

Abatacepte é uma proteína de fusão solúvel de CTLA-4 com a porção Fc da IgG que se liga a CD80/CD86 e inibe o sinal coestimulatório para a ativação de células T. Um estudo randomizado duplo-cego, placebo-controlado de abatacepte para o tratamento de crianças e adolescentes com AIJ intolerantes ou refratários a pelo menos um DMARD mostrou a taxa de resposta ACR Pedi30 de 72%. Abatacepte foi bem tolerado a longo prazo[35].

A eficácia da terapia anti-TNF na AIJ forma sistêmica é bastante limitada, uma vez que, nestes pacientes, além do TNF-alfa, outras citocinas estão também envolvidas na patogênese, como IL-6 e IL-1.

Tocilizumabe é o anticorpo monoclonal antirreceptor de IL-6. Um ensaio randomizado de tocilizumabe para AIJ sistêmica mostrou que após 12 semanas, o grupo tocilizumabe alcançou resposta ACR Pedi30 adaptada de 85% dos pacientes *versus* 24% no grupo-placebo. Cerca de metade dos pacientes no grupo de tratamento pôde suspender os glicocorticoides[38].

Rituximabe tem sido proposto tanto para o tratamento das manifestações renais quanto das extrarrenais do LESJ. Estudo com 18 pacientes refratários a tratamentos convencionais mostrou melhora dos escores de atividade clínica, dos anticorpos anti-DNA, da função renal e da proteinúria em 93% dos pacientes[31]. Rituximabe foi também utilizado em três pacientes com doença cutânea persistente apesar do uso de imunossupressores, com melhora do quadro[32]. A experiência com 10 pacientes com doenças autoimunes pediátricas graves e refratárias, incluindo AIJ, LESJ, DMJ, vasculite e síndrome de Evans, mostrou infecções graves em 3 deles, e um evoluiu para óbito[33].

Canaquinumabe é um anticorpo monoclonal humano anti-IL-1. Um estudo randomizado duplo-cego, placebo-controlado de canaquinumabe em pacientes AIJ sistêmica com características sistêmicas ativas demonstrou resposta ACR Pedi30 adaptado de 84% após uma dose única de canaquinumabe comparado com 10% no grupo-placebo. A resposta terapêutica foi mantida na fase de retirada[39].

As contraindicações dos agentes biológicos para crianças são as mesmas que para adultos, destacando-se especialmente a tuberculose e outras infecções. Precisa-se ter um cuidado maior antes de introduzir um agente biológico, avaliando a epidemiologia da criança, observando-a em casa ou na escola, solicitando o teste de Mantoux e sempre pedindo radiografias de tórax.

GAMAGLOBULINA ENDOVENOSA

A GGE mensal em crianças com AIJ (1 g/kg/dia em 2 dias consecutivos por mês) tem sido utilizada em casos não responsivos a terapêuticas habituais, particularmente na forma sistêmica e na síndrome de ativação macrofágica[24]. Mesmo com o custo extremamente elevado, a administração é segura, com raríssimos eventos adversos.

No LESJ, é indicada nos casos de trombocitopenia ou anemia hemolítica autoimune refratárias aos outros tipos de tratamento. Em casos de LES grave, principalmente com doença neuropsiquiátrica e que não responderam a outros tratamentos, a GGE poderá representar um último recurso terapêutico[10,11].

Na DMJ, a GGE em altas doses tem sido usada em pacientes que não responderam à terapêutica convencional ou que apresentaram eventos adversos com outros tratamentos. Outra indicação seria nos casos graves, de evolução rapidamente progressiva, com intensa fraqueza muscular e/ou outras manifestações de risco, como disfagia ou insuficiência respiratória[12].

OUTRAS MODALIDADES TERAPÊUTICAS

A plasmaférese tem sido indicada para crianças ou adolescentes com LESJ e púrpura trombocitopênica trombótica e síndrome de ativação macrofágica que não responderam a outras terapias[24].

A talidomida pode ser alternativa para a forma sistêmica da AIJ refratária aos imunossupressores e agentes biológicos[40].

O transplante autólogo de medula óssea resultou em remissão completa mantida em 15 de 22 pacientes com AIJ. Entretanto, o procedimento foi associado à alta morbidade e mortalidade pela imunossupressão celular grave. Foram evidenciados óbitos de pacientes com síndrome de ativação macrofágica[41].

CONCLUSÕES

As principais terapias utilizadas nas doenças reumáticas na criança e no adolescente são AINH, corticosteroides, drogas de ação lenta ou drogas de base, imunossupressores, agentes biológicos, gamaglobulina endovenosa e transplante autólogo de medula óssea.

Essas terapêuticas devem ser utilizadas criteriosamente pelo especialista pediátrico, indicadas de acordo as principais doenças reumatológicas pediátricas e com diagnóstico etiológico definido, bem como conhecimento da dose e dos eventos adversos de cada um dos medicamentos a serem prescritos.

REFERÊNCIAS BIBLIOGRÁFICAS

1. Clark DW, Layton D, Shakir SA. Do some inhibitors of COX-2 increase the risk of thromboembolic events? Linking pharmacology with pharmacoepidemiology. Drug Saf. 2004;27(7):427-56.
2. Hollingworth P. The use of non-steroidal anti-inflamatory drugs in paediatric rheumatic diseases. Br J Rheumatol. 1993;32(1):73-7.
3. Liphaus BL, Campos LM, Vicente TCM, Araújo LM, Silva CAA, Sogabe T, et al. Endoscopia digestiva alta de crianças portadoras de doença reumática. Fase 1 - frequência das alterações. Rev Bras Reumatol. 1995;35(Supl.):S14.
4. Bricks LF, Silva CA. Recomendações para o uso de anti-inflamatórios não hormonais em pediatria. Pediatria (São Paulo). 2005;27(2):114-25.
5. Bricks LF, Silva CA. Toxicidade dos antiinflamatórios não-hormonais. Pediatria (São Paulo). 2005;27(2):181-93.
6. Giannini EH, Cawkell GD. Drugs treatment in children with juvenile rheumatoid arthritis. Pediatr Clin North Am. 1995;42(5):1099-125.
7. Hilário MOE, Andrade JL, Gasparian AB, Carvalho AC, Andrade CT, Len CA. The value of echocardiography in the diagnosis and follow up or rheumatic carditis in children and adolescents: a 2 year prospective study. J Rheumatol. 2000;27(4):1082-6.
8. Paz JA, Silva CA, Marques-Dias MJ. Randomized double-blind study with prednisone in Sydenham's chorea. Pediatr Neurol. 2006;34(4):264-9.
9. Silva CAA, Kiss MHB. Manifestações extra-articulares iniciais em 80 pacientes com artrite reumatoide juvenil (ARJ) forma sistêmica. Pediatria (São Paulo). 1998;20(2):83-92.
10. Silva CAA. Lúpus eritematoso sistêmico juvenil. In: Grisi S, Escobar AM, editors. Prática pediátrica. São Paulo: Atheneu; 2000. p. 655-9.
11. Silva CAA. Lúpus eritematoso sistêmico na criança e adolescente. In: Cossermelli W, editors. Terapêutica em reumatologia. São Paulo: Lemos Editorial; 2000. p. 379-44.
12. Sallum AM, Kiss MH, Sachetti S, Resende MB, Moutinho KC, Carvalho MS, et al. Juvenile dermatomyositis. Clinical, laboratorial, histological, therapeutical and evolutive parameters of 35 patients. Arq Neuropsiquiatr. 2002;60(4):889-99.
13. Silva CAA, Campos LMMA, Liphaus BL, Kiss MHB. Púrpura de Henoch-Schönlein na criança e adolescente. Rev Bras Reumatol. 2000;40(3):128-36.
14. Silva AAE, Maeno Y, Hashmi A, Smallborn JE, Silverman ED, McCrindle BM. Cardiovascular risk factors after Kawasaki disease: a case-control study. J Pediatr. 2001;138(3):400-5.
15. Gabriel CA, Levinson JE. Advanced drug therapy in juvenile rheumatoid arthritis. Arthritis Rheum. 1990;33(4):587-90.

16. Levy ML, Barron KS, Eichenfield A, Honig PJ. Auranofin therapy for juvenile rheumatoid arthritis: results of the five-year open label trial. J Rhematol. 1991;18(8):1240-2.
17. Giannini EH, Brewer EJ, Kuzmina N, Shaikov A, Wallin B. Auranofin in the treatment of juvenile rheumatoid arthritis. Arthritis Rheum. 1990;33(4):466-76.
18. Imundo F, Jacobs JC. Sulfasalazine therapy for juvenile rheumatoid arthritis. J Rheumatol. 1996;23(2):360-6.
19. Giannini EH, Brewer EJ, Kuzmina N, Shaikov A, Maximov A, Vorontsov I. Methotrexate in resistant juvenile rheumatoid arthritis. N Engl J Med. 1992;326(16):1047-9.
20. Ruperto N, Murray KJ, Gerloni V, Wulffraat N, de Oliveira SK, Falcini F, et al. Pediatric Rheumatology International Trials Organization. A randomized trial of parenteral methotrexate comparing an intermediate dose with a higher dose in children with juvenile idiopathic arthritis who failed to respond to standard doses of methotrexate. Arthritis Rheum. 2004;50(7):2191-201.
21. Silverman E, Mouy R, Spiegel L, Jung LK, Saurenmann RK, Lahdenne P, et al. Leflunomide in juvenile rheumatoid arthritis (JRA) Investigator Group. Leflunomide or methotrexate for juvenile rheumatoid arthritis. N Engl J Med. 2005;352(16):1655-6.
22. Zulian F, Cassidy JT. The systemic sclerodermas and related disorders. In: Cassidy JT, Petty RE, Laxer RM, Lindsley CB, editors. Textbook of rheumatology. 5th ed. Philadelphia: Elsevier Saunders; 2005. p. 442-71.
23. Schaller JG. Aggressive treatment in childhood rheumatic diseases. Clin Exp Rheumatol. 1994;12(Suppl):97-105.
24. Ruperto N, Ravelli A, Castell E, Gerloni V, Haefner R, Malattia C, et al. Pediatric Rheumatology Collaborative Study Group (PRCSG); Paediatric Rheumatology International Trials Organisation (PRINTO). Cyclosporine A in juvenile idiopathic arthritis. Results of the PRCSG/PRINTO phase IV post marketing surveillance study. Clin Exp Rheumatol. 200624(5):599-605.
25. Silva CA, Silva CH, Robazzi TC, Lotito AP, Mendroni Junior A, Jacob CM, et al. Macrophage activation syndrome associated with systemic juvenile idiopathic arthritis. J Pediatr (Rio J). 2004;80(6):517-22.
26. Oliveira SK. Amiloidose. In: Oliveira SK, Azevedo EC, editors. Reumatologia pediátrica. 2ª ed. Rio de Janeiro: Revinter; 2001. p. 172-3.
27. Suehiro RM, Liphaus BL, Facó MM, Campos LM, Silva CAA. Uso de micofenolato mofetil em pacientes com lúpus eritematoso sistêmico juvenil e nefrite refratária. Rev Bras Reumatol. 2004;44(5):390-6.
28. Figueiredo CP, Guedes LKN, Christmann RB, Gonçalves CR, Bonfá E, Borba EF. Eficácia do micofenolato mofetil na nefrite lúpica membranosa: experiência após um ano de uso. Rev Bras Reumatol. 2003;43(Supl):S1.
29. Gartlehner G, Hansen RA, Jonas BL, Thieda P, Lohr KN. Biologics for the treatment of juvenile idiopathic arthritis: a systematic review and critical analysis of the evidence. Clin Rheumatol. 2008;27(1):67-76.
30. Ruperto N, Lovell DJ, Cuttica R, Wilkinson N, Woo P, Espada G, et al. Paediatric Rheumatology International Trials Organisation; Pediatric Rheumatology Collaborative Study Group. A randomized, placebo-controlled trial of infliximab plus methotrexate for the treatment of polyarticular-course juvenile rheumatoid arthritis. Arthritis Rheum. 2007;56(9):3096-106.
31. Biester S, Deuter C, Michels H, Haefner R, Kuemmerle-Deschner J, Doycheva D, et al. Adalimumab in the therapy of uveitis in childhood. Br J Ophthalmol. 2007;91(3):319-24.
32. Nwobi O, Abitbol CL, Chandar J, Seeherunvong W, Zilleruelo G. Rituximab therapy for juvenileonset systemic lupus erythematosus. Pediatr Nephrol. 2008;23(3):413-9.
33. Dinh HV, McCormack C, Hall S, Prince HM. Rituximab for the treatment of the skin manifestations of dermatomyositis: a report of 3 cases. J Am Acad Dermatol. 2007;56(1):148-53.

34. El-Hallak M, Binstadt BA, Leichtner AM, Bennett CM, Neufeld EJ, Fuhlbrigge RC, et al. Clinical effects and safety of rituximab for treatment of refractory pediatric autoimmune diseases. J Pediatr. 2007;150(4):376-82.
35. Ruperto N, Lovell DJ, Quartier P, Paz E, Rubio-Pérez N, Silva CA, et al.; Paediatric Rheumatology International Trials Organization and the Pediatric Rheumatology Collaborative Study Group. Long-term safety and efficacy of abatacept in children with juvenile idiopathic arthritis. Arthritis Rheum. 2010;62(6):1792-802.
36. Lovell DJ, Reiff A, Jones OY, Schneider R, Nocton J, Stein LD, et al. Pediatric Rheumatology Collaborative Study Group. Long-term safety and efficacy of etanercept in children with polyarticular-course juvenile rheumatoid arthritis. Arthritis Rheum. 2006;54(6):1987-94.
37. Lovell DJ, Ruperto N, Goodman S, Reiff A, Jung L, Jarosova K, et al.; Pediatric Rheumatology Collaborative Study Group; Pediatric Rheumatology International Trials Organisation. Adalimumab with or without methotrexate in juvenile rheumatoid arthritis. N Engl J Med. 2008;359(8):810-20.
38. De Benedetti F, Brunner HI, Ruperto N, Kenwright A, Wright S, Calvo I, et al.; PRINTO; PR-CSG. Randomized trial of tocilizumab in systemic juvenile idiopathic arthritis. N Engl J Med. 2012;367(25):2385-95.
39. Ruperto N, Brunner HI, Quartier P, Constantin T, Wulffraat N, Horneff G, et al.; PRINTO; PRCSG. Two randomized trials of canakinumab in systemic juvenile idiopathic arthritis. N Engl J Med. 2012;367(25):2396-406.
40. Lehman TJ, Schechter SJ, Sundel RP, Oliveira SK, Huttenlocher A, Onel KB. Thalidomide for severe systemic onset juvenile rheumatoid arthritis: A multicenter study. J Pediatr. 2004;145(6):856-7.
41. Brinkman DM, de Kleer IM, ten Cate R, van Rossum MA, Bekkering WP, Fasth A, et al. Autologous stem cell transplantation in children with severe progressive systemic or polyarticular juvenile idiopathic arthritis: long-term follow-up of a prospective clinical trial. Arthritis Rheum. 2007;56(7):2410-21.

Índice remissivo

Encarte – imagens coloridas

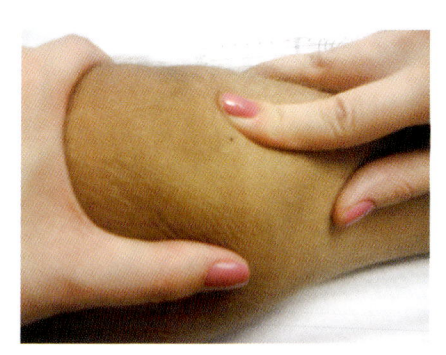

Figura 1.1 Sinal da tecla para detecção de derrame articular no joelho. Nota-se o volume do derrame abaixo da patela.

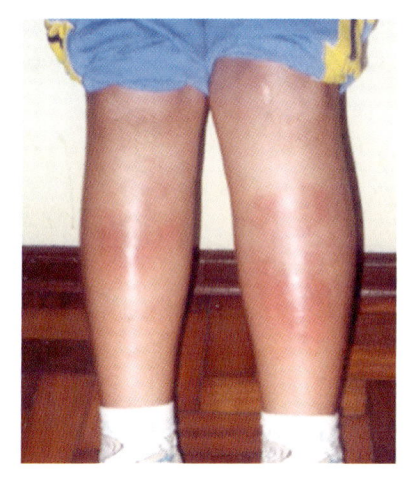

Figura 1.2 Nódulos eritematosos e dolorosos nos membros inferiores compatível com eritema nodoso.

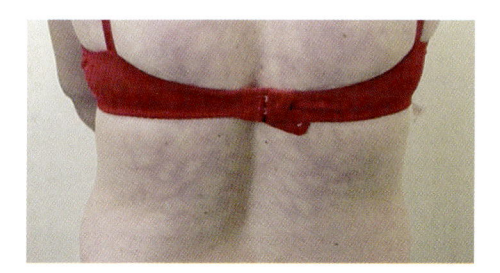

Figura 1.3 Livedo reticular nas costas.

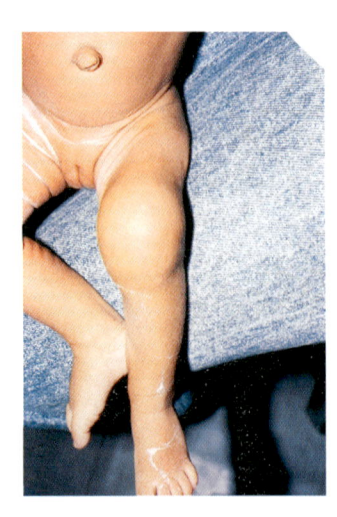

Figura 5.2 Monoartrite séptica.

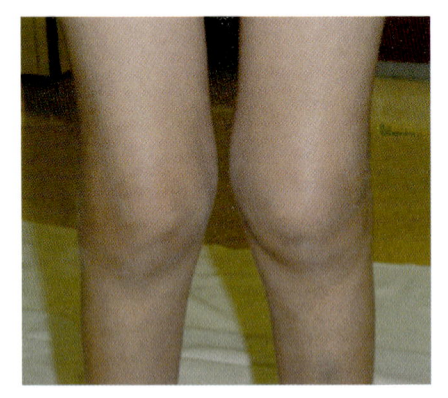

Figura 6.2 Artrite crônica de joelhos em paciente com artrite idiopática juvenil.

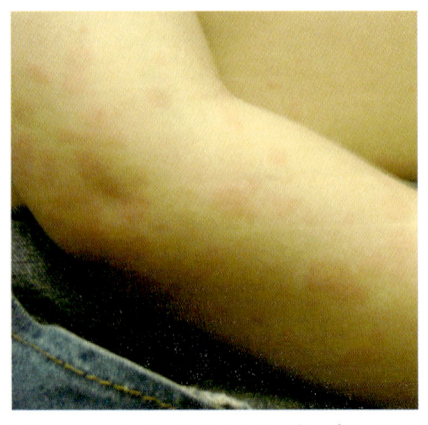

Figura 6.3 Exantema reumatoide em paciente com artrite idiopática juvenil sistêmica.

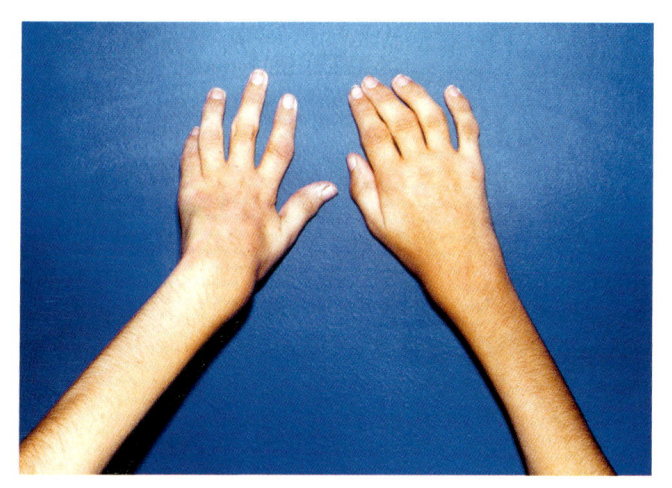

Figura 6.4 Deformidades articulares na artrite idiopática juvenil.

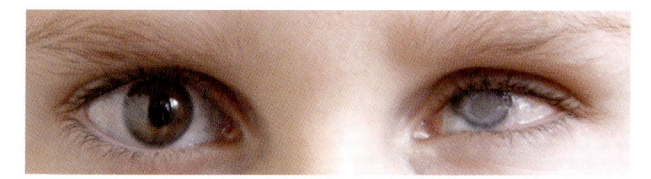

Figura 6.5 Uveíte em paciente com artrite idiopática juvenil pauciarticular.

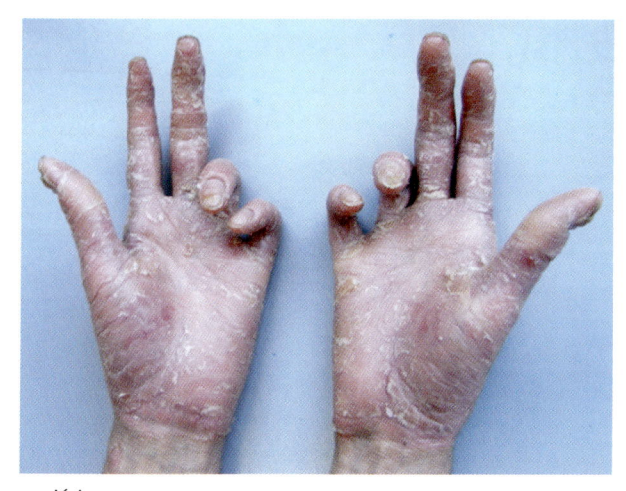

Figura 6.6 Artrite psoriásica.

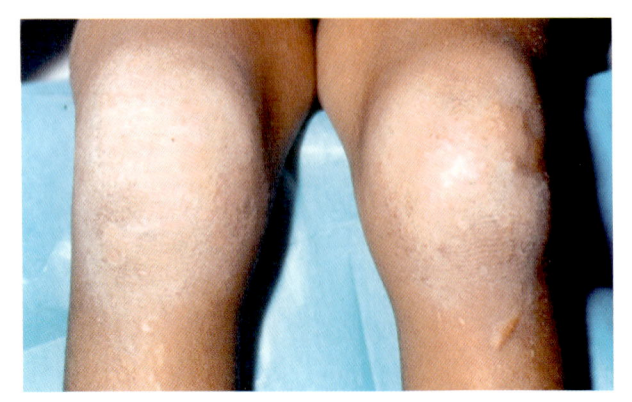

Figura 8.2 Artrite da febre reumática.

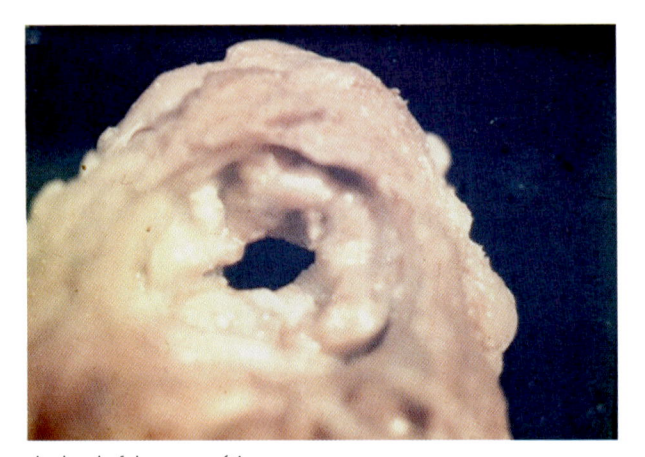

Figura 8.3 Lesão valvular da febre reumática.

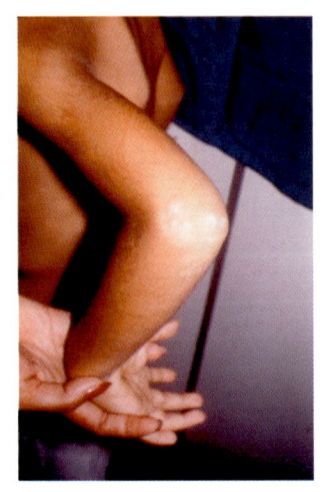

Figura 8.4 Nódulos subcutâneos da febre reumática.

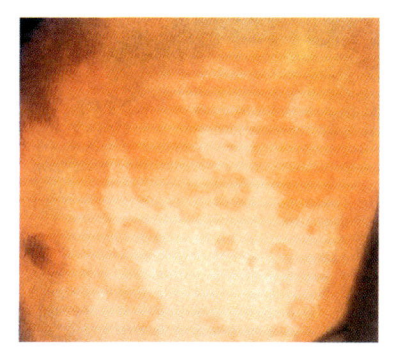

Figura 8.5 Eritema marginado da febre reumática.

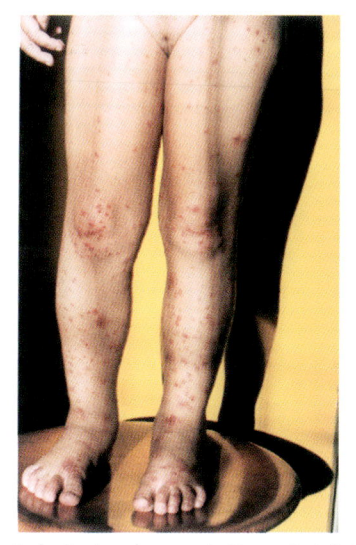

Figura 9.1 Lesões purpúricas palpáveis da púrpura de Henoch-Schönlein.

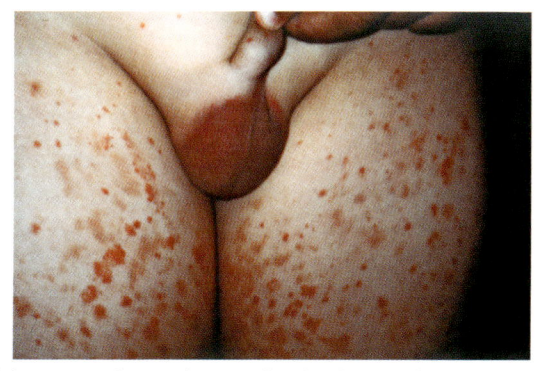

Figura 9.2 Orquiepididimite na púrpura de Henoch-Schönlein.

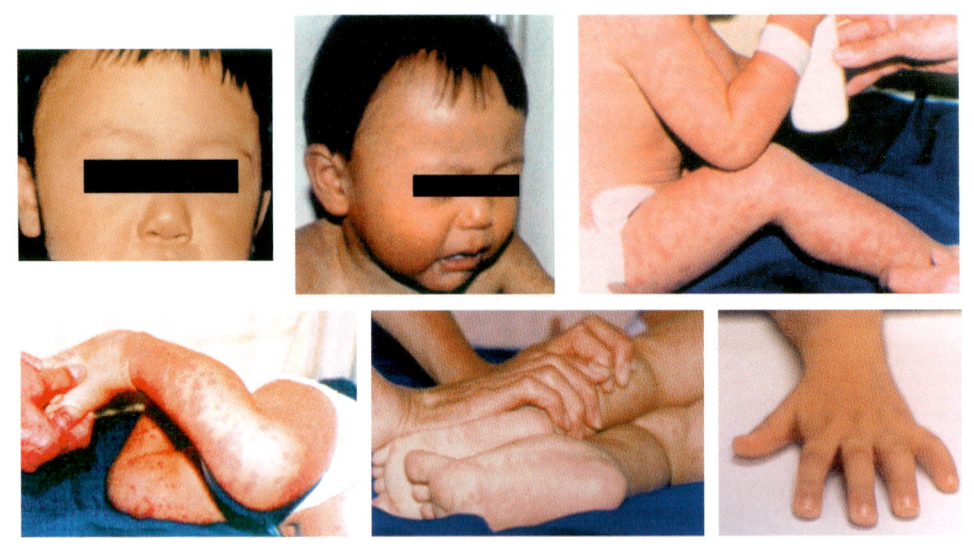

Figura 9.3 Critérios clínicos da doença de Kawasaki.

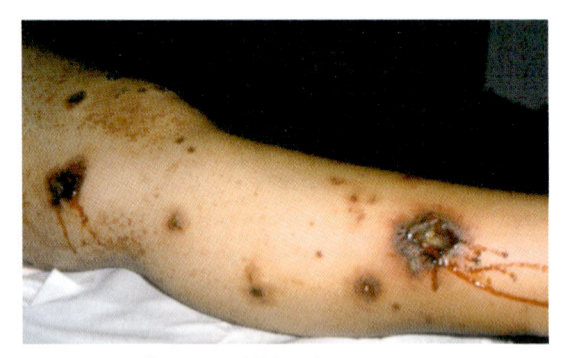

Figura 9.6 Nódulos subcutâneos e úlceras na PAN cutânea.

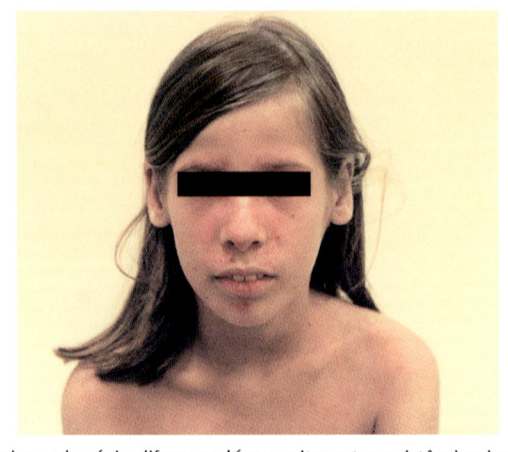

Figura 10.1 Eritema malar e alopécia difusa no lúpus eritematoso sistêmico juvenil.

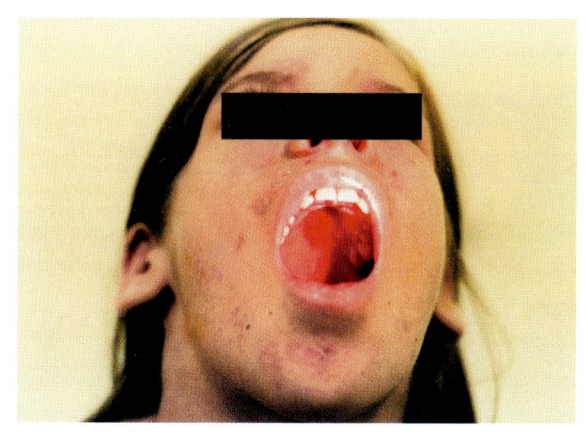

Figura 10.2 Lesão vasculítica em palato duro no lúpus eritematoso sistêmico juvenil.

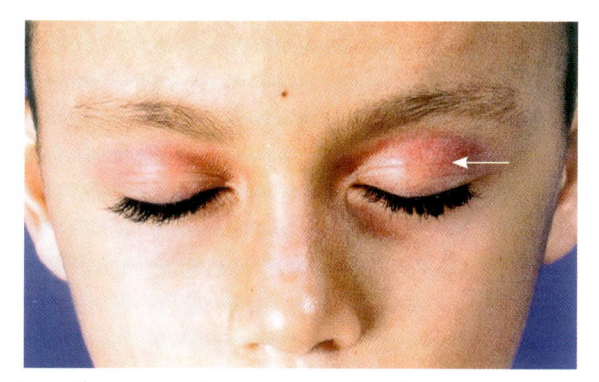

Figura 11.1 Coloração violácea em região periorbitária (sinal do heliotropo).

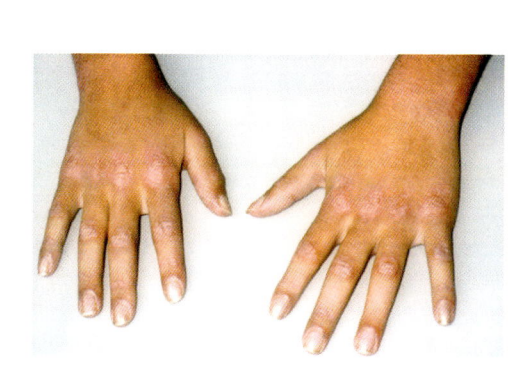

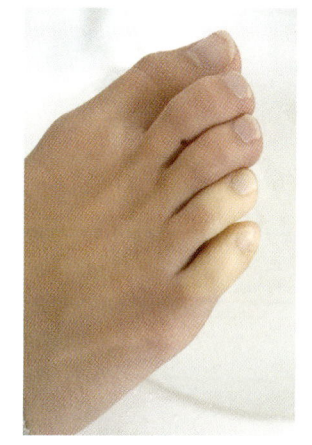

Figura 11.2 Pápulas eritemato-descamativas sobre as articulações interfalangeanas proximais das mãos (sinal de Gottron).

Figura 12.1 Fenômeno de Raynaud.

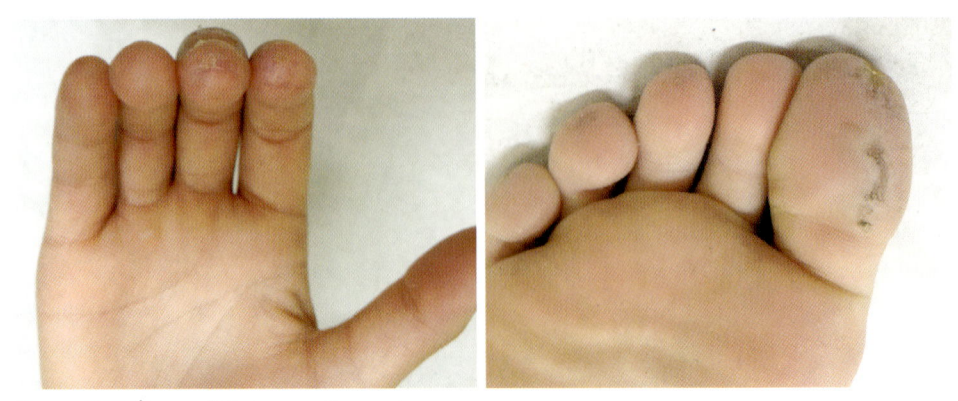

Figura 12.2 Úlceras digitais em mãos e pés.

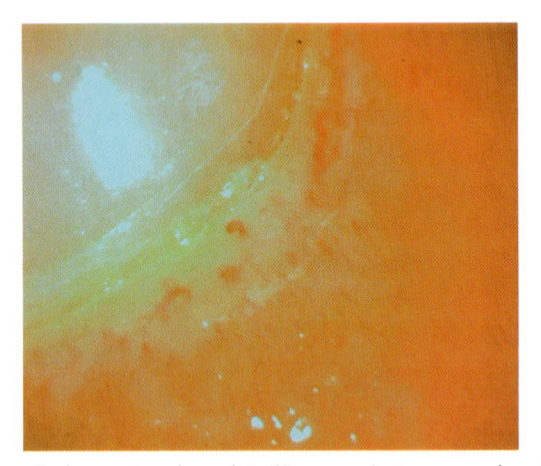

Figura 12.3 Capilaroscopia demonstrando padrão SD em paciente com esclerodermia sistêmica.

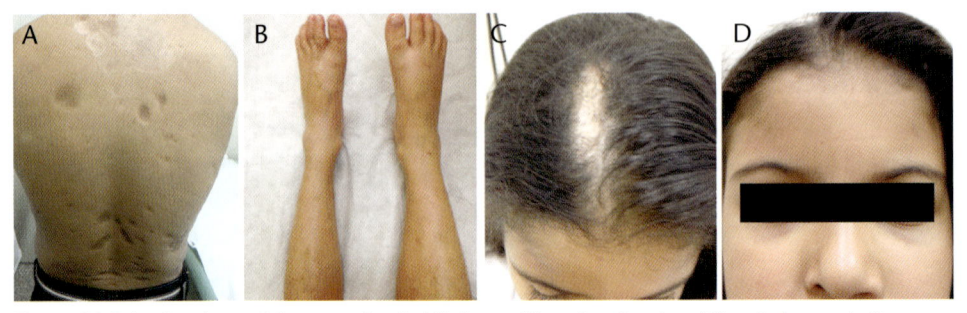

Figura 12.5 Lesões de morfeia generalizada (A), linear (B), golpe de sabre (C) e síndrome de Parry-
-Romberg (D).